医圣济苍生

仲景精神与湖湘文化

何清湖

孙相如

主编

YISHENG
JI
CANGSHENG

湖南科学技术出版社

·长沙·

医圣

济苍生

《医圣》编撰委员会

主　编：何清湖　　孙相如

副主编：葛晓舒　　刘　蔚　　王国佐　　陈小平　　孙贵香

编　委：

王久源	王　丹	王国佐	邓婧溪	叶培汉	田家璇
刘　扬	刘　芸	刘　娟	刘　蔚	孙相如	孙贵香
严暄暄	苏联军	杨　洁	杨　鍇	肖碧跃	吴若霞
吴　娟	邱丽婷	何清湖	邹旭峰	张冀东	陈小平
陈　元	陈安妮	易亚乔	周　兴	周　舸	胡以仁
胡宗仁	郜文辉	俞　月	顾　羽	黄文静	黄　莹
葛晓舒					

序言

　　民族的复兴、事业的发展、学术的进步，关键都在于追本溯源、立根铸魂！所以，习近平总书记严正要求《把中国文明历史研究引向深入，增强历史自觉、坚定文化自信》（载2022年7月16日，第14期《求是》杂志），明确指出：要推动中华优秀传统文化创造性转化、创新性发展，为民族复兴立根铸魂；坚持守正创新，推动中华优秀传统文化同社会主义社会相适应，更好构筑中国力量、中国精神、中国效率。毋庸置疑，没有泱泱华夏文明，也就没有我们今天独树一帜的中国特色。因之，习近平总书记所重视与支持的"中华文明探源工程"，既是传承创新工程，亦是中华民族立根铸魂的工程。而探源中华文明，其要旨在于传承中华文化之精神。《医圣济苍生——仲景精神与湖湘文化》一书正是基于这一要旨而考镜湖湘文化源流、辨章中医理论学术和临床经验而撰著的一部探源与创新之作。

　　2021年5月12日，习近平总书记在河南省南阳市考察调研时，特地来到医圣祠，了解出生南阳而立碑篆名"长沙太守张仲景"的生平，高度肯定其对中医药发展作出的贡献。为什么一位生活在1800余年前的中医人至今仍有着巨大的社会人文影响力与临床实践指导价值呢？窥一斑而知全豹：2020年以来，一场席卷全球的新冠疫情波动起伏肆虐至今，给全球百姓生命健康及财产安全造成了不可估量的危害与损失。时至今日，我国在抗击疫情过程中所取得的阶段性成果，主要得益于党和政府的正确领导和中国人民群众无私无畏的奉献，而其中一个重要的因素，是中国医疗卫生体系所独有的中西医结合医学优势。在中医学与西医学取长补短、优势互补的配合下，我国疫情的发病率、病重率及死亡率都得到了很快的控制。值得一提的是，在国家中医药管理局的领导下，疫情暴发之初便凭着抗疫的瞩目成果，亮出了抗疫的中医利剑——"中医国家队"向世界推广了抗疫"三方三药"！而其中，不仅清肺排毒汤由源自《伤寒论》的五首经方化裁组合而成，而且宣肺败毒方、化湿败毒方、连花清瘟胶囊、金花清感颗粒中均有来自《伤寒论》的经方作为主要成分。而《伤寒论》便源自医圣张仲景之手，因该书的经典性、实用性、有效性，张仲景被后世医家尊为"医圣"，其著作则被誉为"方书之祖"，其声誉则远播五洲四海，日、韩等国至今仍以其方制成医疗保健产品销往全球。值得我们思考的是，是什么精神、什么力量铸就了张仲景的崇高历史地位？为何其理论能够穿透岁月而传承至今、历久弥新？

医圣张仲景祖籍河南南阳，举孝廉官至长沙太守，而任太守期间开创了惠泽民众的"坐堂行医"，这个"堂"就是指其所坐的太守大堂。可以说张仲景处世行医的经历与长沙的地域风情相融会。"上以疗君亲之疾，下以救贫贱之厄，中以保身长全，以养其生"与"敢为天下先、能为天下先、善为天下先"的家国情怀融为一体，"勤求古训，博采众方"的治学方法与"惟楚有才，于斯为盛"遥相呼应。因此，仲景精神也就成为湖湘人文精神中不可磨灭的符号，而湖湘人文精神也必然在其中得到深刻体现。

习近平总书记认为中医药是"打开中华文明宝库的钥匙"！因为中医药"包含着中华民族几千年的健康养生理念及其实践经验，是中华文明的瑰宝，凝聚着中国人民和中华民族的博大智慧"，所以中医药事业发展的方向必须是"传承精华，守正创新"。遵循这一指示，以湖南医药学院校长何清湖教授及湖南中医药大学一众专家组成的研究团队，认真深入探索张仲景医术理法所蕴含的人文精神与思想内涵，结合张仲景在长沙坐堂行医的实践，深刻发掘仲景精神与湖湘文化的渊源，阐析其经典医术所蕴含的道德品质、精神思想、价值追求、思维模式等，旨在将其思想发扬光大，以期真正传其精髓、宗其思而循其行地创新与发展。在追本溯源的过程中，研究团队进一步认知习近平总书记所言："唯有精神上达到一定的高度，这个民族才能在历史的洪流中屹立不倒、奋勇向前"，仲景精神正是如此。正如仲景有言"皮之不存，毛将焉附……趋世之士，驰竞浮华，不固根本，忘躯徇物，危若冰谷"，强调生命健康的重要性，这正是"生命至上、以人为本"的理念呈现；其因"感往昔之沦丧，伤横夭之莫救"而致力医学，则是"奋发图强、逆行自救"的精神体现；其倡"勤求古训，博采众方"更是一语道出"传承精华、守正创新"之真谛；其言"观其脉证，知犯何逆，随证治之"恰是"科学求是、客观唯实"的求实认知；而其讽"观今之医，不念思求经旨，以演其所知……尽不见察，所谓窥管而已。夫欲视死别生，实为难矣"亦对当下医界有着生动的医德启示。凡此种种，又莫不与湖湘之"心忧天下、敢为人先、经世致用"等精神映照相关，且其与社会主义核心价值观乃至中国共产党执政为民的理念亦有着思想上的相通相关。

因此，研究仲景精神，不仅可以张仲景为代表，进行一次湖湘文化精神的溯源与反思，更可通过探索与阐发，为当今社会文明建设提供源自中医药学的智慧与思想。

习近平总书记启导我们："没有高度的文化自信，没有文化的繁荣兴盛，就没有中华民族伟大复兴。"本书作者群，既有中医学的专家，又有文化、哲学、历史等多个学科的学者，他们通过学科交叉、思想碰撞，以不同视角展开研究与阐发，共同探究仲景精神与湖湘文化的渊源，探源医圣张仲景的学术思维、济世精神、哲学思想及医术理验。旨在藉由此书，讲好中医故事、讲好湖湘精神，也为了讲好中国传统文化的故事。从湖湘历史的长河中，以仲景精神为代表，通过研究来汲取伟大中医学蕴含的精神力量，在传承先贤思想的同时，为中医学事业发展乃至各行各业的建设，为湖南"三高四新"建设，注入一股来自中医学的智慧与思想。

唐代韩愈《答李翊书》曰："养其根而俟其实，加其膏而希其光；根之茂者其实遂，膏之沃者其光晔。"期待《医圣济苍生——仲景精神与湖湘文化》一书有养其根、加其膏之功！爰为之序。

癸卯年新春 孙光荣

【序言作者】孙光荣，第二届国医大师，首届全国中医药杰出贡献奖获得者，首届中国中医科学院学部执行委员，北京中医药大学教授，湖南中医药大学顾问兼中医学院名誉院长。

前言

　　张仲景是中医药学数千年传承以来一位特殊的人物，纵观历史古今、中国内外，几乎没有一位医家像张仲景一般影响巨大。因为张仲景，我们中医药学历史上出现了伤寒学派、经方学派，致力传承其学术而至今绵延不绝、经久不息；因为张仲景，以日本为代表的海外医学创立医圣派、经方派，并已将其诸多方药研发为成药而在国际上长销不衰、广受欢迎；因为张仲景，天下中医不论何门何派，一定以其著作学说为中医临床的基础，而研究不断、治学不休。张仲景其人被尊为"医圣"，其作《伤寒杂病论》被奉为"方书之祖"，其所创方药被誉为"经方"也就是经典方剂之意。可以说，张仲景作为中医先贤，因为其巨大的医学影响力，已然成为中华民族的精神偶像，他在一定程度上代表了中医历史上的最高智慧，在整个中华民族文明史上勾勒了一笔浓墨重彩的医学符号。

　　在建党95周年庆祝大会的重要讲话中，习近平总书记曾经指出"文化自信，是更基础、更广泛、更深厚的自信"。而在中共中央政治局就深化中华文明探源工程进行第三十九次集体学习中，总书记习近平在主持学习时又强调："中华文明源远流长、博大精深，是中华民族独特的精神标识，是当代中国文化的根基，是维系全世界华人的精神纽带，也是中国文化创新的宝藏；在漫长的历史进程中，中华民族以自强不息的决心和意志，筚路蓝缕，跋山涉水，走过了不同于世界其他文明体的发展历程；要深入了解中华文明五千多年发展史，把中国文明历史研究引向深入，推动全党全社会增强历史自觉、坚定文化自信，坚定不移走中国特色社会主义道路，为全面建设社会主义现代化国家、实现中华民族伟大复兴而团结奋斗。"由此观之，张仲景之所以有如此巨大的医学成就，必然与其所蕴含的精神力量、文化特质密切相关。于是我们展开探索，想从张仲景的医学事迹、精神品质、思想思维、医学技艺等角度，探求这位医家的精神世界，探求其精神所蕴含的文化基因。通过探索，我们发现这位长期工作与生活在湖湘地域的河南医家，其思维、学术、品行既体现了中华民族传统文化的影响，同时与湖湘地域文化息息相通，从他身上既可在一定程度上看到诸多湖湘中医文化精神的特质，又可看到他已在湖湘中医文化的传流中打上了鲜明的仲景符号。

基于此，我与研究团队展开系列研究，从为学、为人、为医及其医学思维和方药技艺中探索、发现、总结、凝练且进行了适度的升华，旨在充分展现其精神，并将之与国家大政方针、当代社会思潮、现今医学境况等展开广泛联系。发现仲景精神不只是湖湘中医文化的重要符号，从某种角度来说这一精神也是湖湘文化的代表，且在今天其对于社会、时政、自然、医学等领域仍有着重要的启示意义与实践指导价值。由此，著作此书，一是为了让医圣的精神得以继续传扬而启示当代思潮；二是以其精神为引领，再度探索湖湘文化之内核，焕发湖湘文化精神新时代的意义与价值；另一方面，也想藉由仲景的智慧引导大众树立对于中华民族医学智慧、传统美德的文化信念。

作为一部著作，难免有疏漏不足，还望读者多多包涵，我们将继续完善研究，致力传承与创新中医药学的智慧与思想，致力传播与发扬中华民族优秀的传统文化。

湖南中医药大学教授
湖南医药学院院长　　何清湖

2022 年 6 月 6 日星期一

目录

1

第一篇

ZHONGJING
JINGSHEN

仲景精神
与湖湘文化

YU HUXIANG
WENHUA

一、仲景精神 的当代价值

  在中医药学数千年的发展史上，有这样一位伟人，虽不见正史载录，但无人可以否认他的医学事迹与历史地位；其身影散在于传记、杂说、野史、神话之中，踪影纷繁，但无人质疑他的伟大思想与学术贡献；他曾任一方官员，却以医名噪一世而流芳千古；他仅凭一己之力，却能承继绝学而影响至今、远播海外；其人以一世之医功而被历代后学尊为"医圣"，其著仅一部之作却被无数医家奉为"方书之祖"。他就是张机，字仲景，河南南阳人，曾举孝廉任湖南长沙太守，著有《伤寒杂病论》（后分为《伤寒论》《金匮要略》两部）一书。其医学理论的经典、临证诊断的精准、处方用药的效验，被先贤后学于无数次临床实践中反复验证，用实践检验证实了张氏伟大的医学贡献、证明了张氏超前的医学真知；也因此，正史的缺录不仅没有让张仲景的功迹埋没，反而给他披上了一层神秘的面纱，引海内外无数医学者竞相探究。

  是什么成就了张仲景的伟大？或者说张仲景的伟大体现在何

处？首先当然是他的医学理验。张氏的著作，被誉为世界范围内第一部理论指导临床的医学著作，是医学理论有验于临床的最佳典范，亦是临床实践证明理论正确的滥觞之作。无疑，其医学理验的原创性可谓石破天惊、独树一帜而前无古人。更让人称奇的是，以其医学理验为基础，不断地被后来者反反复复验证，逐步发展成为中医药学历史上最具规范性和标准化的通识，这一通识更激发了无数后来者的继承与原创。这样的影响，有人形容为"天下无医不宗仲景"，而这一点毫不夸张。

2021 年五月份，习近平总书记到河南南阳调研，专门来到东汉医学家张仲景的纪念地"医圣祠"，了解了张仲景生平、医学成就，及其发明流传至今的方药在防治新冠疫情中发挥的作用，习近平总书记强调："中医药学包含着中华民族几千年的健康养生理念及其实践经验，是中华民族的伟大创造和中国古代科学的瑰宝。要做好守正创新、传承发展工作，积极推进中医药科研和创新，注重用现代科学解读中医药学原理，推动传统中医药和现代科学相结合、相促进，推动中西医药相互补充、协调发展，为人民群众提供更加优质的健康服务"。习近平总书记对于医圣祠的考察意义非凡。这让我们开始反思，到底是什么成就了这样宏伟的医学成就？或者说，为什么张仲景能够创出伟大的医学技术。这一点，我们必须思考明白。一个跨越时代被世人奉为圭臬的原创医学，其背后必然是有着伟大的医学精神、哲学思想作为支撑，而这种精神与思想，也必然如其医学一般能穿过岁月、源远流长；这样的精神与思想哪怕世事变迁、年移代革、日新月异、科文更象也不会褪色与过时。我们无意神化张仲景，但其人其学值得我们探析与思索——他的精神与思想到底有着怎样的内涵与意义，他的精神与思想在今天又能焕发出怎样的当代价值？正所谓"善言天者，必有验于人，善言古者，必有合于今，善言人者，必有验于己"。因此，中医历史上具有崇高地位的灵魂人物张仲景，他的精神与思想必然对于今天的中医，对于今天的医学，对于今天的生活，对于今天的时事、社会、政治、自然都有着重要的启示意义，必然与当代人民的价值追求、国家的核心价值有着高度契合。所以，我们今天再次翻开历史的故纸堆，用现代的思维与视角重新审视张仲景的林林总总，让流行千年的医圣精神再次绽放新时代的光辉与华彩！

> 论曰：余每览越人入虢之诊，望齐侯之色，未尝不慨然叹其才秀也。怪当今居世之士，曾不留神医药，精究方术，上以疗君亲之疾，下以救贫贱之厄，中以保身长全，以养其生。但竞逐荣势，企踵权豪，孜孜汲汲，惟名利是务，崇饰其末，忽弃其本，华其外而悴其内。皮之不存，毛将安附焉？卒然遭邪风之气，婴非常之疾，患及祸至，而方震栗；降志屈节，钦望巫祝，告穷归天，束手受败。赍百年之寿命，持至贵之重器，委付凡医，恣其所措。咄嗟呜呼！厥身已毙，神明消灭，变为异物，幽潜重泉，徒为啼泣。痛夫！举世昏迷，莫能觉悟，不惜其命。若是轻生，彼何荣势之云哉？而进不能爱人知人，退不能爱身知己，遇灾值祸，身居厄地，蒙蒙昧昧，蠢若游魂。哀乎！趋世之士，驰竞浮华，不固根本，忘躯徇物，危若冰谷，至于是也！
>
> ——《伤寒论·原序》

1. 人命至贵，医药为务
——"以人为本，生命至上"的价值追求

2021 年 9 月 21 日，习近平总书记在第七十六届联合国大会一般性辩论上强调："我们要坚持人民至上、生命至上，呵护每个人的生命、价值、尊严。要弘扬科学精神、秉持科学态度、遵循科学规律，统筹常态化精准防控和应急处置，统筹疫情防控和经济社会发展。"在《伤寒论·原序》中，我们可以看到，张仲景开宗明义以一句"余每览越人入虢之诊，望齐侯之色，未尝不慨然叹其才秀也"，表明了个人的价值追求——像古人秦越人（扁鹊）一样治病救人、救死扶伤。紧接着，张仲景又以情真意切的口吻和生动详实的语言展开了对现状、生命与医学的阐发，我们把它总结为"人命至贵，医药为务"的精神，这一精神也体现了"以人为本、生命至上"的价值追求。

张氏分别从三个方面阐发了他对医学、对生命的见解。首先是批判，如其有言："怪当今居世之士，曾不留神医药，精究方术……但竞逐荣势，企踵权豪，孜孜汲汲，唯名利是务，崇饰其末，忽弃其本，华其外而悴其内。皮之不存，毛将安附焉……趋世之士，驰竞浮华，不固根本，忘躯徇物，危若冰谷，至于是也。"直接指出在当时的社会背景下，很多人将追名逐利当作人生要务，而忽视了对于生命、健康的维护。在张仲景看来，这是一种舍本逐末、反裘负薪的做法，以一句"皮之不存、毛将安附焉"直切要害地指明了轻视生命、忽视医学的严重性。事实上，对彼时社会乱象的批判直到今天仍不过时，在孜孜汲汲争逐名利的盲目中，在灯红酒绿骄奢淫逸的生活中，

在忘乎所以沉浸世俗的钻营中，多少人选择对健康视而不见、对疾病一拖再拖、对医学不屑一顾、对养生嗤之以鼻，从而因缺乏医学常识而贻害身体、殒命中年的实例屡见不鲜，由此可见张仲景这一见地在今天仍有重要的警示意义。因此，张仲景在批判世人以名利为务的同时，肯定了人们应以"医药为务"才是爱惜生命的根本做法，那么在张仲景看来医药学到底有怎样的医学意义呢？

由此，张仲景在文章概括与强调了医学的意义，如其言："上以疗君亲之疾，下以救贫贱之厄，中以保身长全，以养其生。"指出医学的意义有三个方面——对上，我们可以服务君主、侍奉亲人；对下，我们可以拯危救厄、扶助贫疾；对中，我们则可以维持健康、养护生命。非常简单而全面地概括了医学技术的服务意义，在某种意义上来说，基本反映了古人以中华儒家文化为基础的价值追求——既有对君主之礼，又有对亲属之孝与爱，也有对黎民之仁与义，更不忘对自身生命的珍惜。可以说，正是儒家"仁者爱人"思想的直观映射，是这一思想在医学领域的立体呈现。由此观之，在张仲景看来，医学的价值是服务与奉献，由此可知医学具有实用性、服务性甚至公益性。那么如果忽弃医学，人的生命又会面临怎样的境况呢？

基于上述，张仲景从另一方面形容刻画了医学缺位的情况下，人们所要面临的危及性命之窘境、危象。如其言："卒然遭邪风之气，婴非常之疾，患及祸至，而方震栗，降志屈节，钦望巫祝，告穷归天，束手受败，赍百年之寿命，持至贵之重器，委付凡医，恣其所措。咄嗟呜呼！厥身已毙，神明消灭，变为异物，幽潜重泉，徒为啼泣。"在张氏看来，没有什么比生命更为可贵，他将生命形容为"至贵之重器"，在他看来，对于我们自己的生命，我们是不可能将之假于他手、任人处置的。同时，他也无情地对巫祝卜筮的迷信和技术平庸的凡医进行了批判。总体来看，这一段论述言辞恳切、语气迫人、辞藻激烈。这样的表述可谓情真意切、用心良苦，而之所以有如此深刻、生动的体会，既源于张仲景的人生经历，又来自其真实的临床观察，使人在阅读中能切身感受到患者临病的危险与窘迫，可以说这样的论述实实在在地表现出张仲景对于患者因为缺乏医术而不能自救感到了深切的遗憾与忧虑。

总的来说，整个《伤寒论·原序》首段的内容是张仲景直抒胸臆的呼吁与倡导，用批判、论述与现实描述警示世人医学的重要、生命的可贵，呈现了"人命至贵，医学为务"的精神理念，而这也正是一种"以人为本，生命至上"的精神价值追求，这样的精神不仅是对《素问·宝命全形论》所言："天覆地载，万物悉备，莫贵于人"之精神的继承，更启发了后世，如孙思邈所言"人命至重，有贵千金"等认识，成为中医学千百年来仁心仁术代代相传的核心价值观念。诚如张仲景感慨曰："痛夫！举世昏迷，莫能觉悟，不惜其命，若是轻生，彼何荣势之云哉？而进不能爱人知人，退不能爱身知己，遇灾值祸，身居厄地，蒙蒙昧昧，蠢若游魂。哀乎！"这样的思想与见地，在今天仍值得我们医学者乃至普罗大众反省与贯彻。那么，张仲景重视医学的意义、爱惜生命的价值，这背后的原因是什么，仅仅是其对古代名医扁鹊的崇拜吗？显然不是！

余宗族素多，向余二百。建安纪年以来，犹未十稔，其死亡者，三分有二，伤寒十居其七。感往昔之沦丧，伤横夭之莫救……

——《伤寒论·原序》

2. 感丧奋进，图强救夭
——"甘于奉献、大爱无疆"的价值追求

2020年8月，习近平总书记在中国医师节到来之际，向全国广大医务工作者致以节日的祝贺和诚挚的慰问时表达："广大医务工作者是推动卫生健康事业发展的重要力量。新冠疫情发生以来，广大医务工作者牢记党和人民重托，义无反顾冲上疫情防控第一线，同时间赛跑，与病魔较量、顽强拼搏、日夜奋战，为抗击疫情付出了艰苦努力、作出了重大贡献，彰显了敬佑生命、救死扶伤、甘于奉献、大爱无疆的崇高精神，赢得了党和人民高度评价。"事实上，张仲景的医学生涯开始于坎坷的人生经历，他曾遭遇了常人难以承受的巨大苦难。正如其有言："余宗族素多，向余二百。建安纪年以来，犹未十稔，其死亡者三分有二，伤寒十居其七。"其中，"稔"指的是谷物成熟时间，"一稔"为一年。据此可见，张仲景原本属于一个拥有200人左右的大家族，但不到十年之间因病亡故了三分之二以上的亲人，但在如此困难的局面下，张仲景并没有纠溺于悲痛，也没有畏惧于病厄，反而是"感往昔之沦丧，伤横夭之莫救，乃勤求古训，博采众方……"致力医学、博极医源以图强救夭，此正是化悲痛为前进动力的表现，体现出面对困厄不气馁、不厌世、不悲观，反而迸发出以坚韧不拔之姿勇攀医学高峰之超人能量，而之所以迸发这样的能量，是因为医者甘于奉献、大爱无疆的价值追求，而这也正是他能在千千万遭受病厄之人中脱颖而出、致力医学的根本动能。

实际上，综观古今医家，不少人的医学历程都始于苦难而成于坚韧，如唐代名医孙思邈因"幼遭风冷，屡造医门，汤药之资，罄

尽家产"而"青衿之岁，高尚兹典；白首之年，未尝释卷"治研医学；宋代名医钱乙幼儿时期惨遭母亡父弃而致力于儿科，终成一代儿科名医，能使"幼者无横夭之苦，老者无哭子之悲"；宋代名医许叔微"予年十一，连遭家祸，父以时疫，母以气中。百日之间，并失怙恃。痛念里无良医，束手待尽，及长成人，刻意方书，誓欲以救物为心"；金元医家朱丹溪"因追念先子之内伤，伯考之瞽闷，叔考之鼻衄，幼弟之腿痛，室人之积痰，一皆殁于药之误也。心胆摧裂，痛不可追……遂朝夕钻研"；还有清代医家唐宗海"吾以先君病，故多方购求……以之治病，卒鲜成效……今先君既逝，而荆妻冯氏又得血疾，亲制方剂，竟获安全"。可见，中医药学术的推动与发展，往往与医家在经受艰难困苦之后而甘于奉献、大爱无疆的奋发图强密切相关。由此观之，真如中华民族的传续与发展，重大历史进步往往产生于重大灾难之后，历代国人在艰难困苦中历练、成长，而以张仲景为代表的中医前辈正是发扬了百折不挠、坚韧不拔的精神逆流而上、勇攀高峰推动了中医药学的进步，这样的精神是历代先贤以悲天悯人之胸怀迸发出的巨大治学动力，更是医者的初心与使命，是值得无数后学面对困难和挑战时应当坚定与发扬的价值追求，更是中医药学得以源远流长、历久弥新的精神源泉。正是在这样巨大的精神动力驱动之下，张仲景展开了艰难的治学求索之路。也正是在这样精神价值的感召下，张仲景通过极为刻苦的钻研与实践，实现了医学理论的重大突破。

> 乃勤求古训，博采众方，撰用《素问》《九卷》《八十一难》《阴阳大论》《胎胪药录》，并《平脉辨证》，为《伤寒杂病论》合十六卷，虽未能尽愈诸病，庶可以见病知源，若能寻余所集，思过半矣。
>
> ……观今之医，不念思求经旨，以演其所知，各承家技，终始顺旧。
>
> ——《伤寒论·原序》

3. 勤求古训，博采众方
——"传承精华、守正创新"的价值追求

2019年10月25日，习近平总书记对中医药工作作出重要指示，强调："要遵循中医药发展规律，传承精华，守正创新。"继承与创新是包括中医药学在内各个学科在发展过程中必然要遵循的核心精神，而对于中医药学这门传承千年的学科而言，处理好继承与创新的辩证关系尤为关键。因为我们既要继承历经千百年积累而汗牛充栋、浩若烟海的医学资料，又得结合实际不断创新来保障学科生命力，因而在2019年全国中医药大会召开之际，习近平总书记对中医药工作提出了"传承精华，守正创新"的重要指示，可以说一语切中了中医药学传承与创新的关键——继承的是精华，创新要守正。而这一点也同样是包括张仲景在内的先贤前辈在实践中所贯彻的，如其言"乃勤求古训，博采众方，撰用《素问》《九卷》《八十一难》《阴阳大论》《胎胪药录》并平脉辨证，为《伤寒杂病论》合十六卷，虽未能尽愈诸病，庶可以见病知源。"由此可见，张氏强调"勤求古训"即为"传承"之意，所谓"勤求古训"即为深入地研究以《黄帝内经》为代表的古代诸家经典原著；而其谓"博采众方"可视为"创新"，既要包容地博采各家之长，又要不拘一格地创制新方、创新用法。此外，在医学的传承上，张氏最为反对治学的"不专"与"守旧，如其曰"观今之医，不念思求经旨，以演其所知；各承家技，始终顺旧"，指出当时的医学弊象，很多医者既不能沉潜钻研经典医著，又在医学上守旧拘泥于家传技艺，这可以说对于中医药学的传承有着极大的伤害，更不利于临床医疗服务。

张氏的批判在后世医家中亦可见同样观点，如吴鞠通在《医医病书》中所言："今人不读古书，安于小就，得少便足，囿于见闻；爱简便，畏繁重；喜浅近，惧深奥，大病也。"指出医者安于现状、不思进取的医学病态；还有程钟龄《医学心悟》有言："思贵专一，不容浅尝者问津；学贵沉潜，不容浮躁者涉猎。"指出浅尝辄止、心浮气躁的治学弊端等；再如张元素有言："运气不齐，古今异轨，古方今病，不相能也，"还有费伯雄曾言"师古人之意，而不泥古人之方，乃为善学古人"又指明了创新的意义。综而观之，中医药学之所以能传承千年而与时俱进、历久弥新，正是因为以张仲景为代表的医家既能潜心继承古代中医经典，又能结合临床实践博采众长而大胆创新，虽然尊经崇古，但反对拘泥守旧。先贤们的警世名言在今天看来仍不过时，仍是中医药学在教学、临床、科研中客观存在的弊端，由此看来，想要保证中医学的生命力，我们必须延续前人的精神而贯彻"传承精华、守正创新"之旨。

> 太阳病三日，已发汗，若吐，若下，若温针，仍不解者，此为坏病，桂枝不中与之也。观其脉证，知犯何逆，随证治之。
> ——《伤寒论·辨太阳病脉证并治上第五》

4. 观其脉证，随证治之
——"客观唯实、科学求是"的价值追求

习近平总书记曾对中医的历史科学地位给予肯定与强调："中医药学包含着中华民族几千年的健康养生理念及其实践经验，是中华民族的伟大创造和中国古代科学的瑰宝。"而仲景的医学理论更是中医科学实践的立体呈现，这一精神在其著《伤寒杂病论》中得到了全面贯彻。

《伤寒杂病论》被后世誉为"方书之祖"，正是在于其经典性、实用性、先进性。以"清肺排毒汤"为核心处方的中医抗击新冠疫情方案为例，其正是在张氏经方"麻杏甘石汤""五苓散""小柴胡汤""射干麻黄汤"基础上化裁而来，足见仲景用方跨越时代的实践价值。而之所以能如此先进，就在于张仲景在临证中，虽然继承了古代典籍的理论与方药，但在实践中能不拘一格地化繁为简而直述症见与治疗，扬弃了大段的理论描述与繁复的机理阐发，可谓直指临床、求实求是。也因此，如其言"观其脉证，知犯何逆，随证治之"。道破了临证辨证论治思想的核心所在，再如辨治少阳病有言"伤寒中风，有柴胡证，但见一证便是，不必悉具"简单明了、一语中的，还有如见兼证合方、见兼症加减药物等，既体现出临证处方极强的原则性，又体现出随证、症加减用药高度的灵活性。因此，张仲景被视为中医学辨证论治的最佳典范。

在笔者看来，虽然辨证论治的中医思想自《黄帝内经》甚至更早的时候便已确立，但因为医学理论的深邃与晦涩而致使后学在继承中有所困难，但张仲景以实践为依据而生动演绎了辨证论

治的临床应用，为后世明确示范，从而成就了其医学著作不可取代的经典价值。但值得注意的是，以《黄帝内经》为代表的综合性经典理论著作固然伟大，但仲景著作之所以能在《黄帝内经》之经典之后再创巅峰，正是因为仲景以前的著作理论高深博大而不易领悟，仲景之可贵就在于其在继承基础上紧扣临床实际而由博返约、化繁为简。可以说，之所以能呈现出不同以往而更具实践价值的医学著述，正在于其能客观唯实、科学求是地直截了当阐发临床实际，这是中医学尤为可贵而必须坚持的医学精神，唯有合乎实际、认知客观且追求科学探索，才能让中医学在未来发展中立足临床而不断解决实际问题。

夫天布五行，以运万类，人禀五常，以有五藏，经络府俞，阴阳会通，玄冥幽微，变化难极，自非才高识妙，岂能探其理致哉？上古有神农、黄帝、岐伯、伯高、雷公、少俞、少师、仲文，中世有长桑、扁鹊，汉有公乘阳庆及仓公，下此以往，未之闻也……省疾问病，务在口给，相对斯须，便处汤药，按寸不及尺，握手不及足，人迎、趺阳，三部不参，动数发息，不满五十，短期未知决诊，九候曾无仿佛，明堂阙庭，尽不见察，所谓窥管而已。夫欲视死别生，实为难矣！

——《伤寒论·原序》

5. 省疾严谨，临证审慎
——"笃修医德、秉行仁术"的价值追求

2021 年 3 月 6 日，习近平总书记在看望参加政协会议的医药卫生界教育界委员时强调："广大医务工作者要恪守医德医风医道，修医德、行仁术，怀救苦之心、做苍生大医，努力为人民群众提供更加优质高效的健康服务。"医学是一门与生命、健康、疾病打交道的学问，正所谓"健康所系，性命相托"。因此，医学职业天然地对从业人员品质有着极高的要求。但事实往往不尽如人意，因为群众对于医学职业极大的需求性，也使得医生职业群体人员素质、品德、技艺参差不齐。这样的情形不只是当今医学领域的痛点，亦是历朝历代屡见不鲜的弊象。张仲景在《伤寒论·原序》的结尾就对不良医疗行为进行了痛斥，如其所说："观今之医……省疾问病，务在口给；相对斯须，便处汤药；按寸不及尺，握手不及足；人迎、趺阳，三部不参；动数发息，不满五十。短期未知决诊，九候曾无仿佛；明堂阙庭，尽不见察，所谓窥管而已。夫欲视死别生，实为难矣！"可见，张仲景是亲临观察了一些医者草率敷衍的医学行为，因此一针见血地指出很多医生仅凭三言两语完成诊断，面对患者不细察、片刻之间便迫不及待地处方用药，而至于切脉、望诊皆是草草了事、走走过场，这种行为在张仲景看来根本不可能决人生死、拯救危难。这样生动的刻画令读者身临其境而感到汗颜羞愧，足见张仲景的批判有理有据且一针见血。

身为医生，虽然我们有限的医学技术不可能解决没有穷尽的病痛疾患，但以严谨的医学作风、审慎的临证态度对待每一位病患是在临床中最起码的医德品质。医疗服务，不仅需要精湛的医学技术，也不

能缺少高尚的医学品德，医术是医德的依托，而医德亦能不断地促进医术，二者相辅相成、缺一不可，一如明代裴一中有言："学不贯今古，识不通天人，才不近仙，心不近佛者，宁耕田织布取衣食耳，断不可作医以误世。"总起来看，中医药学的发展史，亦是一部医德传承史，千百年来前贤后学的德风积累至今，身为中医人，我们理应要以更为优良的作风、高尚的品行、审慎的态度进行医疗服务，才能更好地彰显中医药学的人文情怀与仁德精神，而这样的精神价值，对于今天庞大的医疗体系、繁杂的医患关系来说，则有着重大的伦理价值。

6. 结语

今天，我们重温张仲景之医德精神，认为其精神时至今日仍有重要的价值与意义。总起来说，张仲景的医学精神有"人命至贵、医药为务，感丧奋进、图强救夭，勤求古训、博采众方，观其脉证、随证治之，省疾严谨、临证审慎"，而这些精神，也正是"甘于奉献、大爱无疆，传承精华、守正创新，客观唯实、科学求是，笃修医德、秉行仁术"的价值追求体现，我们当代中医人唯有继承这些精神并在事业发展中一以贯之，才能真正擦亮中医这块金字招牌。

千百年前，张仲景任长沙太守，每月初一、十五大开府门而义务行医，从而留下了"坐堂行医"的典故，留下了深入基层、贴心群众展开医疗服务的佳话，也留下了高妙绝伦、石破天惊的突破性、原创性医术。而我们回顾往昔才猛然发觉，他的精神与风范已经深刻地影响了这片湖湘热土，潜移默化中，湖湘大地的人文精神、医学价值、文化底蕴、思维品性也已经深刻地烙印上了仲景精神。

二、湖湘中医文化源流

　　孔子曰："智者乐水，仁者乐山；智者动，仁者静。"一方山水养一方人，北方无垠旷野塑就粗犷，南方秀美山水孕育纤丽，自然地理的鬼斧神工造就出丰富多彩的地域文化。湖湘，"秋风万里芙蓉国"非其写照，"衔远山，吞长江，浩浩汤汤，横无际涯，朝晖夕阴，气象万千"亦非其全貌，虽"四塞之国"，却凭湘水纵贯全境，赖洞庭通达长江，隔山不隔水，封闭中透露出一股活力，孕育着一枝独秀的湖湘文化。正如岳麓书院门联所云："惟楚有材，于斯为盛。"湖湘自古多名士，屈原、贾谊虽只流放至此，但其忠君爱国、忧国忧民之心怀，影响了一代代湖湘志士，从岳麓书院学子抗金，维新派谭嗣同捐躯殉国，到革命派黄兴、宋教仁、蔡锷、陈天华为光复中华而前赴后继，皆可歌可泣。究其原因，湖湘理学功莫大焉！开山鼻祖周敦颐，全盛时期"朱张会讲"，近代时期王船山、陶澍、魏源、曾国藩对其进一步发展，均主张"经世致用"以修身齐家治国平天下。

湖湘中医在湖湘文化的滋养下蓬勃发展，俗话说"秀才学医，笼中捉鸡"，湖湘儒者，或因考场失利，或因仕途不顺，承袭"不为良相，则为良医"之风，或师门传授，或亲炙，或私塾。他们有理学之根基，故多能在医学中有所成就；同时长期受理学思想影响，使他们颇具"仁""和"之性，大医精诚之德。一代代湖湘医家们为中医学发展添砖加瓦、推波助澜，在《湘医源流论》《湖湘历代名中医传略》中可窥见一斑。有鉴于此，何清湖教授曾于2007年撰文，在国内首提"湖湘中医文化"概念，并于2011年著《湖湘中医文化》一书，阐述湖湘中医文化是以湖湘文化和中医药为背景，湖湘历代医家在医疗实践中所形成的医疗品德、治学方式、学术思想、临证经验等非物质文化和湖湘中医物质文化的总和。

1. 先秦时期

　　上古时代，炎帝"宣药疗疾，遍尝百草，一日而遇七十毒"，终因误食断肠草而死，葬于长沙茶乡之尾。黄帝时代，有浮邱子种苦荬于浮邱冈，洗药于道水的记载。这些只是湖湘中医在形成、发展过程中的最早溯源，是人类医学史中的点滴记忆。

　　1973年，长沙马王堆汉墓的发掘，则改写了先秦时期湖湘医学史。共出土古医书14部，包括：《足臂十一脉灸经》《阴阳十一脉灸经》（甲本、乙本）、《脉法》《阴阳脉死候》《五十二病方》《养生方》《杂疗方》《胎产方》《却谷食气》《十问》《合阴阳》《天下至道谈》《杂禁方》《导引图》。内容涉及中医基础理论，临床内、外、妇、儿、五官各科，以及养生保健、药膳等。在现存传世医书中，有认为其成书甚至早于《黄帝内经》，且补充了先秦时期仅有理论医学，而无临证文献的空白。全部医书均不著撰人，难以认定其作者是否有湖湘医家，但是即便是其他地区的医学传入湖湘，至少也应当对湖湘地区的医学发展起过重要作用。

从出土的文献看，大部分应当是抄录中华民族的已有文献，如《老子》《易经》《战国策》等，医书亦不例外。但《五十二病方》《杂疗方》二书则具有明显的湖湘地区特征。如《五十二病方》在牝痔的治疗中，言青蒿与时菌，曰："青蒿者，荆名曰荻。""菌者，荆名曰芦茹。"显然，该书或为湖湘医家所撰，至少该书在传授过程中经过湖湘医家的整理增益，故可认为该书的成就是湖湘地区医学成就的反映。《杂疗方》有关于"蛓"伤人的防治。《五行传》谓蛓"生南越"，即南方水泽之地。防治法中有"每朝啜蒜二三颗"的记载。《说文》谓："蒜，菜之美者，云梦之荤菜也。"亦用菱芰，即菱角，《字林》云："楚人名菱，曰芰可食。"二物均产于湖区，故本书亦具浓厚的湖湘特色。据此言之，马王堆医书在一定程度上反映了湖湘地区的医学水平。

（1）最早经络学著作——《足臂十一脉灸经》《阴阳十一脉灸经》

《足臂十一脉灸经》，是迄今为止我国发现的最古老的一部经脉学著作。现存文字大部分完整。书中简要而完整地论述了全身11条经脉的生理、病理和治疗方法。分为"足"（代表下肢）与"臂"两篇。"足"篇又分足太阳脉、足少阳脉、足阳明脉、足少阴脉、足太阴脉、足厥阴脉6节及死与不死候1节。"臂"篇又分臂太阴脉、臂少阴脉、臂太阳脉、臂少阳脉、臂阳明脉5节。以上11脉均分别记述其在体表的循行路线，所主病症及用灸法治疗。

与现行的经脉学理论不同的是，《足臂十一脉灸经》只记录有

11条经脉，并且所述11脉的循行方向全是向心性的，治疗则全是灸法，只说灸××脉，没有穴位名称，更没有针治记载。病候描述简单而原始，手太阳、手阳明、手少阴三脉，每脉仅举1病，最多者如足少阳脉主16病，足太阳脉主15病。诸脉无理论和治则上的阐述，仅足厥阴脉后面有一些关于病候预后的记述，较为特殊。故可认定是我国经络学说形成的雏形。

《阴阳十一脉灸经》，因墓中有同一内容的两种写本，故又有甲本和乙本之分。甲本共37行，现存583字，和《足臂十一脉灸经》《脉法》《阴阳脉死候》《五十二病方》同抄在一张帛画上；乙本抄在另一幅帛上，上接《却谷食气》，下接《导引图》，首尾较完整，但中间缺文较多，共18行，现存793字。可相互弥补基本完整。

全书分为"阳"（代表阳经经脉）与"阴"（代表阴经经脉）两篇。十一脉排列次序，是阳脉在前，阴脉在后，不像《足臂十一脉灸经》那样以足臂分前后。阳篇又分足巨（太）阳脉、足少阳脉、足阳明脉、肩脉[相当于臂（或"手"）]太阳脉、耳脉[相当于臂（或"手"）]少阳脉、齿脉[相当于臂（或"手"）]阳明脉。阴篇又分足巨（太）阴脉、足少阴脉、足厥阴脉、臂巨阴（相当于手太阴）脉、臂少阴（相当于手少阴）脉。

论述内容较《足臂十一脉灸经》大大进步和丰富，经脉循行方向开始出现远心循行，如肩脉的"起于耳后""乘手北（背）"，太阴脉从"被胃"，最后"出内踝之上廉"。所主病从《足臂十一脉灸经》的78病，增加到147病，而且是最早记录两大类病症[即"是动病"与"所生（原作'产'，系'生'字之通假）病"]的灸法治疗。

（2）最早脉学理论——《脉法》《阴阳脉死候》

《脉法》全书仅300余字，抄录在《阴阳十一脉灸经》甲本之后，是记录医家传授弟子应用灸法和砭法的一种民间教材。书中所说"脉法"与《黄帝内经》以后历代诊断学中的诊脉法不同，它是通过灸法，呈现脉的感传现象来提高治疗效果（所谓"导脉"），以及用砭法治疗由血脉感邪所致痈肿（所谓"启脉"）的有关理论与方法。《脉法》是最早提出人体气与脉的关系和确立治病取有余而益不足的虚实补泻（寒头暖足）概念的古医籍。

《阴阳脉死候》和《脉法》一样，都是抄录在《阴阳十一脉灸经》甲本的尾部，全文约100字。论述在三阴脉和三阳脉疾病中所呈现的死亡症候及有关理论。它认为三阳脉属天气，主外、主生，三阳脉病一般不至于引起死亡，其中只有折骨裂肤才有死的可能性；三阴脉属地气，主内、主杀，其病多为腐脏烂肠，常易引起死亡。

（3）最早的医方书——《五十二病方》

《五十二病方》，因卷前有疾病标题"凡五十二"，故以此定名，共462行。分别记述了52种疾病的医疗方法，卷首列有目录。每种疾病均应作为篇目标题，记于各篇之首。除3个病名篇目缺文不详外，其余49种，涵盖内、外、妇、儿、五官各科疾病103种，现存医方283个，用药达247种之多。绝大多数是外科疾病，包括各种外伤、动物咬伤、痈肿、溃烂、肿瘤、皮肤病及痔病等；其次为内科疾病，包括癫痫、痉病、疟病、食病、疝病、瘕病、淋病及寄生虫病等；再次为儿科疾病，包括小儿癫痫、瘕疢、脐风及所谓"魃"病；至于妇科疾病，马王堆帛书整理小组将"婴儿索痉"（小儿脐风）认为是产妇子痫一类病证。全书现存291条，每条一方，个别有两方者，个方均以用药为主，包括外用、内服等法，此外尚有灸、砭、熨、熏等各种外治法及若干祝由方。书末附有卷末佚文若干，系52病篇目以外经后人续增的若干病名及医方。

《五十二病方》是迄今为止发现的最早的医方书，它真实地反映了西汉以前的临床医学和方药学发展水平。

（4）最古老的气功导引秘笈——《导引图》《却谷食气》

《导引图》是一部古代医疗体育的"导引"图谱，是我国现存最早的气功养生文献。全书共绘有 44 个不同姿态的男女，分为上下 4 层排列，每层分绘 11 图，每图各有一标题，别无文字说明，各图均用彩色绘以多种运动姿态的人形。根据能辨认出的各图标题，有的仅记病名者，如烦、颓、聋、膝痛、胠积、温病等；有记以动物形象者，如龙登、鹞背、鸟伸、熊经等。此外，各图除大多数系徒手运动外，尚有呼吸运动，及少数利用器械如盘、球、棍、袋等辅助运动者。

《却谷食气》是一部在道家思想影响下利用呼吸运动进行个人保健的书，也属于气功之类的著作。书中提出在一年四季应当有选择地在特定的自然环境中进行呼吸的方法和要求，同时也论述了各种环境中的空气名称、性质及对人体的影响。

（5）最早的房中养生学著作——《十问》《合阴阳》《天下至道谈》《养生方》《杂疗方》

《十问》是一部有关房中养生的方技书。全书分为 10 篇，各篇分别以古人问答形式编写。共有：黄帝问天师、黄帝问大成、黄帝问曹敖、黄帝问容成、尧问舜、王子巧父问彭祖、帝盘庚问耆老、禹问师癸、文挚问齐威王、王期问秦昭王等。内容主要论述房中养生、服食、呼吸吐纳及房中诸法。

《合阴阳》为房中类方技书。全书共分 9 条。集中讨论了阴阳交合即男女交媾之事，分别记述房事活动的准备、进程以及有关房事养生的意义等。

《天下至道谈》全书共分 27 条。所谓天下至道谈，顾名思义，谈的是天下至道，也就是高深的养生之道。实质上主要讨论了有关性保健的问题，即寓于房中术中的养生之道。本书内容丰富，其中对"七损八益"等问题更是作了具体详尽的描述。

《杂疗方》为古佚医方书的一种，但已残损近半。内容主要有益气补益药方、新生儿埋胞衣法，治疗"蛲"虫、蛇蝥咬方，以及阴道坐药方等，现能辨识者共 38 方。

（6）最早的养生学文献——《养生方》

《养生方》是一部以养生为主的方书，共 32 篇，前面是正文，最末是目录。本书以医方为主，其中可以辨出的至少 79 方，其主要是用于滋补强壮，增强体力。此外还有一些黑发方、健步方以及治疗偏枯、阴部肿胀等医方。书中还提供各种制药、用药方法及药名等。书末附有妇女外阴部位名称的残图。

（7）最早妇产科学文献——《胎产书》

此书基本保存完整。内容主要是有关妇女胎产的方技书。全帛的外观呈方形，其上半部的右方绘有两幅根据胎儿出生日期进行占卜命运的人形图。左方绘有选择埋葬胎儿胞衣的方位图。帛的下半部为文字部分，记有十月胚胎形成，产母调摄及 20 余首医方。

2. 汉唐时期

在这一段漫长的历史时期，湖湘地区名医名著较少，他们或医或仙，大都无医籍存世。如汉初桂阳人苏耽，相传汉文帝时得道，人称苏仙。成仙升天时曾告知其母："明年天下疾疫，庭中井水橘树，患疫者，与井水一升，橘叶一枚，饮之立愈。"之后，果然求水叶者，远至千里，应手而愈。遂留"橘井泉香"于医林，现今郴州仍有"苏仙岭"古迹，香火鼎盛，历久不衰。

晋代服石之风盛行，广炼丹药，石门县有许旌阳、葛位以炼丹闻名。许旌阳，初为旌阳令，后弃官归田，在绿草如茵的方顶山铺毡炼丹，修炼136年后成仙，举家飞升，鸡犬亦随之而去。宋时封许为妙济真君，清代张应湘有诗叹曰："一席寒毡去不留，仙踪只在此山头。几从踯躅红铺地，借问樵夫认得不？"葛位，据《石门县志·方技》载，其在石门北二十里，石屋修炼，寻以丹术授弟子郑隐，尽得其传。至今，其炼丹之地山名"葛仙"，即志葛位之迹。

唐代武陵人梁新以医术闻名，《太平广记》记载说：有一富商在船上住宿，半夜暴病而亡。等到清晨，气还未断，遂延请隔壁房里的梁新前往诊治。梁新诊后说："这是食物中毒，近三两日内是否在外边吃什么东西了？"病者的仆人说："主人很少出船，从不在别人那里吃东西。"梁新又问："平常他好吃什么食物？"仆人说："好吃竹鸡，每年不下数百只。近来又买了竹鸡，并已进食。"梁新说："竹鸡吃半夏，一定是中了半夏的毒。"梁立即让人把生姜捣碎拧成汁，撬开患者牙齿灌入口中，于是患者就苏醒了。此事被镇守江陵的崔铉得知，后推荐其到京城，名声大振，官至尚药奉御。郴州人韩宗劭，以医称著于时，曾任皇室待诏、翰林医官。令人惋惜的是，在咸通十一年八月，同昌公主因病而亡，唐懿宗悲痛不已，认为是御医医治不力，下令将韩宗劭等20多名皇家医官全部诛杀。长沙人卢佩芝，本不懂医，偶遇唐朝雷万春传授其秘方，逃荒至永绥，恰逢瘟疫流行，医家均不敢前往诊治，佩芝却朝夕往视，毫无难色，并不收诊金，人们都称赞其医德高尚。

这一时期，还有一位医家，他虽然不是湖南人，但对湖湘医学的发展却起着巨大推动的作用，那就是张仲景。张氏生于河南南阳，学医于同郡张伯祖，但历代诸多文献均记载其"官至长沙太守"，所著《伤寒杂病论》素称医方之祖，奠定了临床辨证论治的基础，中医史上临床医学文献也自此发端。因为他治守于长沙、曾行医于长沙，并创医生"坐堂"之先河，故明清时长沙建有"张公祠"，长沙、湘潭医家每以正月十八日为仲景诞辰而行集会纪念。《千金方·伤寒门》又谓："江南诸师秘仲景要方不传，所传于世者，《伤寒杂病论》十卷"。据此说，则张仲景在长沙既官且医，并留传诸多秘方秘书于此。可以推测，张仲景为长沙太守时，不仅本人以医闻名，且带动、促进了湖湘医学的发展。惜汉后长沙"诸师"未能将仲景之术发扬，所秘"仲景要方"一直未传，竟不知其内容为何了。

3. 宋元时期

时至宋元，史传名家渐盛，专著渐多，专科则以妇产、小儿科较著。以医术名者，宋代有长沙人洪蕴，13岁在开福寺出家，禅诵馀暇，兼攻医术，后游京师，以医闻名。宋太祖赵匡胤赐紫方袍，称"广利大师"。宋太宗赵匡义太平兴国年间，诏求医疗经验，洪蕴录数十处方以献。宋真宗咸平初，洪任僧官，补右街首座，转左街副僧录。洪蕴尤工切诊，每先岁时，言人生死，无不应。汤剂精，贵戚大臣生病，一般多请其诊治。都梁（今武冈）人镏洪，其学术思想尊崇刘完素之说，著有《伤寒心要》，书中论伤寒，大都以热病为主。平江汤姓女精于女科，荐入京师，曾为宋真宗皇后诊病，进药有效，被赐予金牌，称汤夫人。湘阴僧大椿精于医，荐入当朝，赐居雪峰山。九十八岁的时候，还自赞云："头秃矣，无杀人心肝；而须矣，有活人手段。身披坏纳，残云消横按扶黎，刚有断，雪峰顶上八千椿，佛果一枝大半。"衡阳刘茂先为宋翰林侍御世医戴克臣弟子，为当时儿科名家，其五世孙刘思道，由家学渊源，亦以儿科闻名于时。

元代曾世荣，精儿科，在元代颇著声誉。长沙县黎茂材，早年参军，性好读书，尤善医术。凡有患者来求治，欣然往诊，不计报酬，四十年如一日。经常说："吾以齐人志，若责其报，是售术也。"世称"笃行君子"。还有永明人徐渊，以孝顺闻名，一次山中砍柴，遇一异人，对他说："子隆眉广额，世外人也，吾有丹书，当以授予。"徐渊拜谢，此后则穷心医学，为人治病。后正值瘟疫流行，远近求治者接踵，皆获全效。

在学术上影响较大的有朱佐、刘元宾、曾世荣等。朱佐系宋代湘麓人，著《类编朱氏集验方》十五卷，是中医学较早、影响较大的方书之一。其主要学术成就，一是所搜采内容多为宋以前不传之秘籍，保留了古代医籍的重要内容；二是采收了大量经验方；三是医案部分不仅著录本人验案，还整理了前人不少案例，是撰著医案较早的著作。其医评、医说、医论、医案均对研究中医及湖湘地区医学具有重要价值。

安福县人刘元宾，从其初主邵阳县薄，后任潭州（长沙）司理来看，他大半生的时间在湖南。刘氏因母患病多年不愈，而寻求方书，习业医学，在伤寒、针灸、脉学等方面均有成就，终为一代名医。方剂学上的代表作是《神巧万全书》，宋代医家陈无择在《三因方·大医习业》中曾把刘氏及《神巧万全方》与仲景、华佗及《太平圣惠方》《名医别录》相提并论，足以证明本书在医学上的价值是非比寻常的。此外，刘氏还著有《集正历》《注解叔和脉诀》《伤寒括要》《通真子伤寒诀》《脉要新括》《脉书训解》《脉诀机要》《通真子续注脉赋》《洞天针灸经》《横天卦图》，现均未见。

元代曾世荣，幼从李月山先生习儒学，及长，从世医刘思道学医，后又继承其师五世祖先刘茂先及宋代御医戴克臣两位儿科名家的学术经验，以儿科知名于时。活人之幼无数，被誉为"活幼宗师"。其重德爱幼，把广大患儿当作自己的儿孙看待，对患儿不分贵贱贫富，全都一视同仁。凡有请召，不以昼夜寒暑，远近亲疏，富贵贫贱，闻命即赴，举切其身，药必用真，财无过望，推诚拯救，勿惮其劳。其在《活幼心书》中说："为医先要去贪嗔，用药但凭真实心，富不过求贫不倦，神明所在俨如临。"其医德高尚，治学严谨，学识渊博，经验丰富，疗效显著，深得大家的爱戴。《衡州府志》载："大德丙午，衡民不戒于火，延及二千余家，火迫世荣宅，四顾无以为计，忽飙尘中但闻人声宣呼：'此曾世荣宅！'并力进水百余器，烟止风收，而宅与书版俱得不焚。"曾世荣还在《活幼心书》中首先提倡"戒毁同道"，主张对待同道要谦虚谨慎，互相学习，不嫉妒贤能，不诽谤他医。曾世荣将其师所遗方论、诗诀等详加编次，删增补缺，又汇集其平时的论证和方剂，上探三皇前哲之遗言，下探克臣、茂先之用心，实则其心固有之理，旁求当代明医之论，于1294年撰成《活幼心书》3卷，刊行于世。此书乃曾氏毕生儿科医学经验之精华，对小儿疾病的诊疗具有很好的实用价值，是我国儿科文献的重要著作，在中医儿科医学史上具有重要地位，对后世儿科发展影响很大，并传至日本。

其余尚有宋隐士宋永寿著《产经》、永明人管子和世传《治产秘方》，平江吉撝之集有《宝童方》《联珠论》《吉氏家传》等七部。长沙郑愈著《郑愈方》，元代平江人万应雷著《医学会同》二十卷。但惜其大部分已亡佚无存。

4. 明朝时期

明代 270 余年间，湖湘地区虽然名医辈出，但学术上有突出贡献者则不多，所撰医籍存世者也较少。

这一时期以医名者，见载于《古今图书集成·医部全录·医术名流列传》中的即有："本丰城（江西）人，后家于邵阳的喻化鹏，人争迎治，或予之金，则市药以施贫家，或购秘论奇方以长其术。石门人吴中允，精医术，不论贫富，均亲诊视，不索其酬，为乡党所推重。石门人祝文琳，精岐黄术，临证善诊幽察微。炎陵县人唐祖宦，幼攻岐黄，业精于长，延者日踵于门，于财利则弗计，品行端正，一时罕有出其右者。桃源人田养德，精于医，起死回生，大江南北全活者以万计。松阳道人云游至桂阳，善起疑难病症，授徒数人，皆为名医。见载于省、府、县志者亦复不少。如郴州人王相，生平业医，专事采药以济人，活人甚众。浏阳人郑元龙，以医名于湘，可使躄者弃杖，蛊者约带，羸者控拳。来诊者，轮蹄争门，礼币接席，湖南以南，诸多达官贵人，皆以翁之至否自决其吉凶。当问其医术时，元龙回答说：'天地之气常有余，而人之气常不足；惟不足，故有余者恒乘之，而夺其舍以居，于是纵横驰突，其病百出。粗工惊之以为是人之有余也，遂从而损之；不能损天地之余，而恒损人之不足。是犹盗者凶于人之室，而执挞其主人也。吾恒厚恤其主人而治其客，是以病四至而应之恒一也。'邵阳李春台，世业医，不计诊酬，犹怜贫户，技精，就诊者众，卒后家无余资。常宁闫文佗有神医之名，黔阳丁应元以针灸术为世人所推重，沅陵易山以外科见长。芷江毛世鸿，医传四代，亦儒亦医，名重一时。长沙张滗，新化刘充沛、张圣陛，桃源冯躬甫，邵阳车大敬、沈鹤均为一代名医。桃源白士伟治痈疽有奇效而名，邵阳徐明善则以妇科见长。"

学术方面有所建树者，本草方面，明有官吏邵阳滕弘所辑《神农本草会通》十卷，是《神农本草经》较早的辑本。道州许希周少即知医，后举进士，对千余种药品之药性以骈语撰编成《药性粗评》，内容简明切用，为历代医家所称道。另有长沙杨溥撰《用药珍珠囊》、常德陈大忠撰《药性录》，惜二书已佚。脉诊方面有芷江毛世鸿《王叔和脉诀注》《李濒湖脉诀注》，靖州叶庭芝《脉学金丝灯》。临床有邵阳江道源《尊生世业》，邵阳徐明善《济生产宝》二卷，桃源冯躬甫《幼科大成》。上书除《济生产宝》外，其余医书皆未见传世。

5. 清代时期

时至清代，湖湘地区医学得到了较快发展，涌现出了一批知名医家，也有一批有影响的专著问世，特别是在诊法、方剂、喉科、痘疹方面成就较大。

于临证医名卓著者，仅见于《中医大辞典》《中医人名辞典》《湖南通志》及各州、府、县志等所载，据不完全统计，有450余家，且各科均名医辈出，形成湖湘地区名医群。

在学术上卓有建树者，诊法方面当首推邵阳周学霆《三指禅》，倡言以缓脉为平脉，且以此定有病之脉，论病脉则以浮沉迟数为四大纲，再将余22脉成对辨析，使脉学纲目了然，既脉理清晰，又便于习学记忆。方剂方面，长沙鲍相璈《验方新编》最为医界推重。

鲍感于医有难逢，药或昂贵，贫者、偏远多有束手之时，遂搜采简、便、验、廉之方汇集而成。道光以后，各时期多有翻刻、增补者，如《增订验方新编》《重订验方新编》《增广验方新编》《正续验方新编》《选录验方新编》等，开集录单方验方学术之先河。另一较具影响的是新化罗世瑶《行军方便方》，分备豫、疗伤、解救三卷。方方皆简便易行，有利于军伍途中，亦便村乡民家。堪称巨著者则有长沙僧人通文所著《易简方》三十余卷，会同杨盛芝《简易良方》三十卷，衡山桂士元《医方》数十卷，永定胡光桃《医方济世》十八卷等，惜皆未见行世。本草学方面较有影响者，当数长沙陈明曦《本草韵语》、长沙黄彝《药性粗评全注》、湘潭王闿运《神农本草》等。在时疫温病方面，长沙杨尧章著《瘟疫辨义全集》，对吴又可《温疫论》进行条分缕析，陈一己之见，有功于温病学说。湘乡朱兰台著《疫证治例》五卷，对疫病的传变、鉴别、治疗有精辟见解，用方以自立"芦根汤"为主。他如邵阳刘纪廉《治疫全书》十卷，常宁李泽《时气集要》六卷等书，惜未见行世。

在免疫接种法应用之先，儿科麻、痘二证最为险恶，湖湘诸医尤重视二证，且在学术有诸多建树，仅二证专著，有据可查者就有25种之多，尚未计见于其他综合医书内者。长沙陈宏晓《痘疹济世真诠》、衡山文起《痘科辑要》五卷、耒阳周冠《痘疹精详》十卷，已收入《湖湘名医典籍精华》丛书。其余诸书则多半未见于世。于五官科诸病中，湖湘医家尤精于白喉证治。如浏阳张绍修《时疫白喉捷要》《时疫白喉证治》为较早以白喉病证为名的专著。湘潭王裕庆《白喉辨证》，对白喉一证条分缕析，用药精详得宜。湘乡易方《喉科种福》将白喉分为数十证型，详列治法。衡山李纪方《白喉全生集》论白喉20篇，以寒热为纲，分轻重虚实，用方精当明晰。安化黄惺溪《集喉证诸方》亦多集治白喉方。以上诸书均已收入《湖湘名医典籍精华》。

而在学术上卓有成就，对中医学术贡献较大者，在学术界影响较大者，尚有衡阳熊应相，家业岐黄五十余世，精医理，尤精脉学，著有《金针三度》《三针并度》六卷。湘乡罗国纲虽居官场，仍浸淫医学五十余载，著《罗氏会约医镜》二十卷，解放后人民卫生出版社曾印行。醴陵黄朝坊精医，有"神医"之名，著《金匮启钥》三十五卷。攸县蔡贻绩由儒而精医，阅五十余年，课徒无数，著有《医学四要》十八卷。长沙郑玉坛医术精湛，学术上对《伤寒》《金匮》及临床内妇儿外科均有重大贡献，著有《彤园医书》计二十七卷。新化邹汉璜撰有《邹氏纯懿庐集》丛书，共计八种。宜章吴德汉撰《医理辑要》十三卷，湘乡陈鄂著《一见知医》六卷等，以上诸书均已收入《湖湘名医典籍精华》。

6. 民国以后

民国以后，湖湘中医发展进入百花齐放时期，加之社会变革，西学东渐，中医在西医的影响下发展、前行。湖湘涌现出一批名医，他们致力于捍卫中医，发展中医教育，开办中医医院，设立中医学校，创办中医刊物，主张中西医汇通。

岳阳人吴汉仙，为人聪明颖悟，初习举子业，17岁补博士弟子。既而废科举，乃从祖父吴南塘习医，尽得其传。曾做过军医。1928年秋，悬壶于长沙市，时值消灭中医之风盛行，吴氏毅然以捍卫中医学为己任，愤慨声讨请愿，全国景从。继而着手培育中医人才，发展中医事业，与湖南中医药界同道倡议创办湖南国医专科学校、湖南国医院和中医报刊等。为中医学的兴废继绝，作出了不可磨灭的贡献。

长沙人郑守谦，祖父辈七代行医，自幼随父学医，克绍家传。1935年后，出任湖南国医专科学校教务主任，兼授杂病、药物、方剂等课程。郑氏在学术上能博采百家之长，融会贯通，择善而从，有所创新。他明示学生："医学岂易言哉！炎黄以后作者代出，言人人殊，其下焉者，朱紫混淆，龃龉层见，使读者无所适从。如子和主攻，河间主火，东垣以专理脾胃擅长，丹溪以气血痰郁食湿分治，四家为世所崇，而其派实别。倘若偏执拘守，则学有异同，不能集思广益，讵足以符博审慎明之旨，而成望、闻、问、切之功。"

湘潭孙鼎宜，"少时承师之教，求通经致用之学"，1899年因其父"严冬得寒，庸医误以戴阳为热，竟以不起，哀痛之余，于是专宗张书，上稽《灵》《素》《难经》，下逮隋唐以来之籍"，读书不辍，未及数年，医术精湛。1905年，其世丈湘阴郭复初，"猝发疾，几殆，为处方得痊，因言于巡抚端公，咨送日本，俾参知西法"。时值中医"取缔事起"，孙氏则"愤然曰：'中法独不能活人耶？'遂拂衣归"，以医济世，活人甚众。晚年执教于湖南国医专科学校，为培养中医人才贡献毕生精力。

双峰人刘裁吾，祖父六代均系当地名医。他自幼习医，精研医籍，"上窥黄岐之书，中研长沙之论，下及《千金》《外台》，金元四家，清之叶、王，罔不食跖盈千"。又继承了祖父六代的学术经验，理验俱富，故声誉日振，远近"求治者踵相接"。1931年，悬壶长沙市，设西湖医社于西湖路，1934年兼任湖南国医专科学校教师。刘氏著述甚多，主要有《伤寒汇方》《金匮鉴别》《千金外台发挥》《金元四家节要》《景岳选瑜》《喻氏节要》《叶案选粹》《王案类编》《温热精言》《喉科扼要》《余氏医学驳议》《痉病与脑膜炎全书》《中西病理学合参》等，尤其对脑膜炎的治疗，认为本病发病之时，

"冬寒未尽，重裘未脱"，治之之法，不外"宣发太阳"或"开泄厥阴"，或者"宣发太阳"与"开泄厥阴"同时运用，确实别具匠心，有裨于后学。

邵阳人何舒，克绍家传，从叔父习医，并倡办"邵阳中医灵兰学会"，撰写中医著作，广收门徒，培育人才，为发展中医学术，维护人民卫生健康，数十年如一日，深受人民爱戴。何氏著作宏富，部分编入《何竟心医学丛书》，是湖湘地区早期中西汇通学派代表人物，其"治医学有年，既究中医，兼通西法，且精通外语，涉猎西学，从而和之"，他从临床实践着手，探索药物的中西医汇通，撰《方药研究初编》，结合西医的病名、病理、药理论述中药280种。揆之临床，亦有至理存焉。

三、仲景精神与湖湘文化

ZHONGJING JINGSHEN YU HUXIANG WENHUA

　　综观，医圣张仲景的医学事迹、医药创举、医技发明乃至其医学精神，在一定程度上来说都成为我湖湘文化不可分割的一个部分。这是因为，单就地域而言，医圣虽生于南阳，但其做官、行医的主要地域却在长沙；从学术而言，仲景虽学于河南，但其医理方技却能上承马王堆医书方证对应之蕴，而下启湖湘无数医家临床技艺的发明创见，所谓"天下无医不宗仲景"，给湖湘医学烙下深刻的"伤寒学派"印记，而湖湘中医也进一步继承发扬了仲景医道；从精神而言，正如前述，观其医学事迹、循其学验理法，我们能从中感受到仲景先师人命至贵的仁心仁术、奋进图强的不息上进、勤求古训的致力继承、博采众方的包容创新以及临证审慎的严谨风范，而这样的品格特点、精神特质既有着中华民族传统美德特质，又与湖湘文化息息相关、源流同归。

　　正如何清湖教授曾总结：综观湖湘文化，有屈原以身殉国之义，范仲淹先天下之忧之心，周敦颐、王夫之等穷究学理之志，郭嵩焘、魏源等开眼看世界之瞻，曾国藩、左宗棠等经世致用之举，毛泽东等无数湖湘先烈敢为人先而开天下太平之行，从这一系列湖湘前贤的大作为、大贡献可把其精神特质可概括为"存诚养志、崇道义理，开放包容、经世致用，忧乐天下、敢为人先"；而基于湖湘文化审视湖湘中医，有尝百草卒于长沙之尾茶乡之炎帝神农，有郴州抗疫救民传橘井泉香佳话之苏耽，有长沙太守坐堂行医而医济苍生、术传千载的医圣张仲景，有龙山采药留大医精诚精神之孙思邈，还有前述千百年来传承不绝的医风医术，近代湖湘五老、当代国医大师等，溯其源、探其迹、观其志、审其事，可以说诸位医学先贤既深受湖湘文化精神之熏陶，又在一定程度上反哺而充实渲染了湖湘文化内涵，亦形成独特的湖湘中医文化精神特质，可概括为"医德为先、心系苍生，思变求新、敢为人先，执中致和、道法自然，兼容并举、中西汇通"。

综合来看，医圣张仲景可以说已成为湖湘中医文化，甚至是湖湘文化的代表人物，其医学事迹、理法方药所呈现出的精神品格在一定程度上既有深刻的湖湘印记，同时也对湖湘中医文化乃至这一地域的人文精神烙印上了个人鲜明的风范与德质。可以说，从做学问到做人，张仲景无疑体现出"崇道义理、存诚养志"的学术特质；而在医学的临床服务与发明创见中，又可见其"心系苍生、道术相济"的品行特质与"执中致和、道法自然"的思维特质；此外，他所创的诸多方药在千百年来传承不息，其作被誉为"方书之祖"，其方被誉为"经方"（也就是经典方剂），从而体现出"理验融贯、经方致用"的技术特质。张仲景的学术特质、品行特质、思维特质、技术特质共同铸就了他的精神特质，这样的特质不仅影响着湖湘中医人、影响着历代中医传人，也是湖湘地域文化不可磨灭的杰出代表，更是中华民族宝贵的智慧结晶与精神财富。

第二篇

CHONGDAO
YILI

崇道义理
存诚养志

CUNCHENG
YANGZHI

　　张仲景生活在东汉末年，当时政治黑暗，官府横征暴敛，豪强地主疯狂兼并土地，百姓流离失所。汉末天灾人祸交集，各地爆发农民起义，统治者派兵镇压，军阀趁机割据，战火不绝。气候异常，农业凋敝，战乱肆虐，民不聊生。东汉末疫病流行，曹操的《蒿里行》诗歌有云："铠甲生虮虱，万姓以死亡，白骨露于野，千里无鸡鸣，生民百遗一，念之断人肠。"张仲景在《伤寒杂病论》序言中也提到他的家族原有 200 多人，建安纪年以来，不到十年时间，死亡了三分之二，其中死于伤寒病的占十分之七。因此张仲景"感往昔之沦丧，伤横夭之莫救"，于是他"勤求古训，博采众方"，广泛参考了《素问》《九卷》《八十一难》《阴阳大论》《胎胪药录》等著作而撰写《伤寒杂病论》十六卷，希望挽救疾病肆虐下百姓的危亡。后来此书失传，西晋王熙将伤寒与杂病分离，整理出伤寒部分单独成册，名之为《伤寒论》，突出张仲景脉法精要和辨证论治的思想。到了北宋时期，才从翰林院的"蠹简"中找到一部《金匮玉函要略方》，实际就是《伤寒杂病论》的节略本，林亿等人在校正医书时，将此书上卷伤寒部分删去，只保留中下卷杂病和妇人病等部分，下卷方剂分别附属于各科证候之下，重编为三卷，定名为《金匮要略方论》，简称《金匮要略》。这就是《伤寒杂病论》分为《伤寒论》和《金匮要略》流传于世的经过。

东汉至今几千年来，《伤寒论》疗效奇佳，被尊为医方之祖，张仲景亦被称为医圣。《伤寒论》和《金匮要略》展示了汉代中医学的卓越临床成效，其中的方剂被称为"经方"而备受后人尊崇。然而因《伤寒论》《金匮要略》以理、法、方、药实用治病为主，很少论及抽象的医学理论，因此成书以来后人对张仲景医学思想的源流一直争论不休。本章节将从六大方面探究仲景学术源流，为进一步探讨仲景学术源流提供借鉴。

1. 先秦两汉医学理论的成熟对仲景学说的影响

先秦两汉是中医理论形成的重要历史阶段。这一时期流传下来的医学著作、医家传记等，对仲景学术思想具有重要意义。近代以来许多地下文物的发掘，又为研究这一学期的医药学补充大量史料。证实从战国到两汉三国时期，我国医药学已经发展到相当的水平。《黄帝内经》是我国现存最早的医学经典，书名首见《汉书·艺文志·方技略》。据《汉书·艺文志》记载，当时有医经七家，共计216卷，可惜多已失传，仅存《黄帝内经》，其他《白氏内经》《扁鹊内经》不见他书记载。《黄帝内经》之前估计曾有更古老的医学文献。有人统计发现《黄帝内经》引用的古代医书多达21种。仅《素问·病能》提到的古医书就有《上经》《下经》《金匮》《揆度》《奇恒》《从容》《五色》等。可以说，《黄帝内经》是在各种更古老的医学文献基础上，经过战国秦汉时期医家们不断整理、增补、综合成书的。《黄帝内经》注重整体观念、重视脏腑经络、运用阴阳五行学说，与仲景学术思想有众多的相似之处。目前学界一般认为仲景学说与《黄帝内经》的直接关联性不大，但是医理上有相通之处。

《难经》也称《黄帝八十一难经》或《八十一难》，作者与成书年代说法不一。书名最早见于张仲景的《伤寒杂病论》序，为仲景重要参考书籍之一。研究者多认为此书成书于西汉末期至东汉之间。《难经》以问答形式讨论了81个医学问题，"举黄帝岐伯之要旨而推明之"。其"独取寸口"诊脉法、"三部九侯"诊脉法、奇经八脉巡行等理论，弥补了《黄帝内经》部分内容的不足，解释了《黄帝内经》的部分深奥义理。张仲景的著作中就有三部九候脉诊和寸口脉诊的影子。在仲景写书的过程中，应该参考了《难经》的脉理和医理。

《神农本草经》是我国现存最早的药物学专著。内容十分丰富，反映我国东汉以前药物学的经验与成就。该书收药365种，创药物三品分类法，概述中药学基本理论和药物的功效、主治，还是我国研究制药化学的开端。《神农本草经》集东汉以前药物学大成，系统总结秦汉以来的用药经验，是我国第一部药物学经典著作。一般认为《神农本草经》成书早于《伤寒杂病论》，其中的药物学成就对仲景学术思想有着十分重要的影响。仲景经方用药，多遵循《神农本草经》。清代名医徐大椿在《神农本草经百种录·序》中说："汉末张仲景《金匮要略》及《伤寒论》中诸方，大半皆三代以前遗法，其用药之义，与《本经》吻合无间，审病施方，应验如响。"

当代名医岳美中先生曾说仲景之书"出方剂而不言药性"，但是《神农本草经》中桂枝、茯苓、人参、干地黄、麦冬、厚朴等药物药理，与仲景经方的遣方用药极为切近，因此研究仲景经方时与《神农本草经》参照互印，往往能加深对经方和仲景原文的理解。

另外，当代学者范行准认为《金匮要略》乃班固所著《汉书·艺文志》所载十一家经方书之缩影。范氏根据现存《金匮要略》一书的内容和《汉书·艺文志·方技略》的经方家列表相参，认为现存《金匮要略》的内容，虽属不完之本，与《汉志》相比较，也不能说完全恰当和囊括无遗，尤其在量的方面，远难相比。但从两者内容部类而言，则没有太多的差异，内唯"妇人婴儿方十九卷"与"妇人妊娠（二十）、妇人产后病（二十一）、妇人杂病（二十）"相参照组中，"小儿方"不见于今本《伤寒》《金匮》。然史称时有卫汜者，少师仲景，独擅治妇孺之病，且现存《脉经》中亦载有现存《伤寒杂病论》所佚之仲景治小儿方。可见仲景"杂病"部分，亦应有"小儿方"。所以，我们如果把它们细为钩稽，则《金匮要略》一书，可说是《汉志》所载十一家经方书的缩影。

总之，距今 1 700 余年的《伤寒杂病论》，是对东汉之前中医学成就的继承和发扬，它参考了诸多中医理论经典，广博采选了各家有效方剂，确立了辨证论治的先进方法，因而在当时成为有效应对伤寒病为主的外感病的巅峰之作。

2. 先秦秦汉阴阳思想对仲景学说的影响

《伤寒杂病论》继承了先秦流行的"阴阳观"理论，并用其解析外感及杂病的病因病机。仲景三阴三阳六经病纲领与《黄帝内经》极为类似，都是当时阴阳学说渗透中医理论的结果。正如《素问·六节藏象论》曰："人迎一盛病在少阳，二盛病在太阳，三盛病在阳明""寸口一盛病在厥阴，二盛病在少阴，三盛病在太阴"。以阴阳为根本的分类辨证方法也是《伤寒论》六经辨证思想的先河。

（1）仲景学说以阴阳观念为纲

仲景学说以阴阳观念为根本展开对疾病的认识。如《金匮要略·脏腑经络先后病脉证》中载有："问曰：阳病十八，何谓也？师曰：头痛、项、腰、脊、臂、脚掣痛。阴病十八，何谓也？师曰：咳、上气、喘、哕、咽、肠鸣、胀满、心痛、拘急。"阳病的特点为在表，相对于人体内脏而论分布于体表，属于阳性的部位，这些部位的疼痛是易于辨识的，是寻而可得、视而可见的。其代表性的疾病大都已列于《伤寒论》诸篇。对这类疾病的辨识是横向分类展开的，即以阴阳二分法为根本对疾病进行认识。阴病的特点为自内而发，源自内脏的一类疾病，所有的外象均由内脏的病变而外发，这类疾病大都列于《金匮要略》诸篇。对这类疾病的认识是纵向深入的，即通过特质性的外象，进一步深入辨识其内脏所发生的病变情况。阴病阳病的纵横认识方法明显不同，这种认识深入性的细化，更有利于反映阴阳的内涵。

（2）仲景理论扎根于阴阳学说

阳病有入阴、入腑、入脏的变化，故《伤寒论》以六经为主，更多地表现为变证。阴病同样亦可兼发表病，故《金匮要略》有五脏中风中寒的论述。由此可以看出，张仲景辨证认识疾病的规律，病在表为阳病，以横向阴阳思维为根本展开对疾病的认识，辅以六淫的观念使这种认识广而有度。病由内而发为阴病，以纵向深入的脏腑观念为根本，透析疾病发生的情况更入阴阳之理，这种对疾病从表而里、由内而外、纵横交错的认识，始终扎根于阴阳学说。

（3）基于阴阳学说认识疾病

仲景学说准确把握了阴阳的属性。以阴阳指导六经和脏腑学说来展开对疾病的认识，使外感和内脏所生疾病的状况可以更加清晰地辨别。例如《金匮要略·脏腑经络先后病脉证》曰："吸而微数，其病在中焦，实也，当下之即愈，虚者不治。""患者脉浮者在前，其病在表；浮者在后，其病在里。"这种虚实、前后、表里的认识，均是阴阳思维的体现。

阳病中阴阳与六淫相结合辨治疾病的方法，在《伤寒论》条文中随处可见。太阳伤寒对《伤寒论》的认识具有代表性意义："太阳病，头痛发热，身疼腰痛，骨节疼痛，恶风无汗而喘者，麻黄汤主之。"首先从阴阳来认识，判断这种疾病在表或在里。头、身、腰、骨节这些部位相对于脏腑而言位于体表，可以反映出疾病位于表，属太阳。系列痛症结合发热、无汗、喘反映出病邪的性质为寒邪，这种寒邪的性质与风、湿、热、燥明显不同。表里是一种横向的阴阳分类，寒、热、湿、燥、风是一种纵向的六淫分类方法，纵横交错的辨识方法可以更准确地辨出太阳伤寒表证，以确立辛温发汗解表的麻黄汤方。

阴病中以脏腑观念为主的辨治方法，在《金匮要略》中亦不可胜数，仅选具有代表性的呕吐条文作以阐释："呕而胸满者，吴茱萸汤主之。""干呕吐逆，吐涎沫，半夏干姜散主之。""食已即吐者，大黄甘草汤主之。""干呕而利者，黄芩加半夏生姜汤主之。"这组疾病都是以呕吐为主症。病邪是由内而外发的，以阴阳横向思维方法对这类疾病的辨识是不相宜的。首先要从外在表现"呕吐"而深入地认识到，这种病象是与脏腑之一的胃最相关，对疾病进行初步的定位，进一步依据兼症的不同对疾病进行详细分类。兼胸满或吐涎沫有偏寒偏饮的不同，兼食已即吐或利下有邪热在胃在肠的不同。这种寒、饮、热、病性的区别，或不同脏腑定位认识方法属于脏腑分类认识方法，具有五行的属性。而在治疗应用吴茱萸汤、半夏干姜散、大黄甘草汤、黄芩加半夏生姜汤时，更有关键性的一步，即辨别疾病的虚实。这种虚实的分类方法，是阴阳辨证方法的具体应用，可见对于阴病的认识是以脏腑观念为主轴、以阴阳为根本的。阴阳与脏腑认识相结合，使疾病的治疗、方剂的应用更有准确性。

（4）基于阴阳学说治疗疾病

仲景学说对于阳病的治疗以汗为大法，或以清法，或以和法，或以温补之法，总以表和为目标。六经参照而细辨病属何经，随感邪不同而正确立方。对于阴病的治疗，依脏腑及其内结病邪的不同、外显之象不同，而选用不同的法方治疗。虚则补而正脏腑功能，实则依邪不同而逐之，总使内脏功能复常为目标。阴病和阳病作为张仲景对于疾病分类认识的大法，其立足点在于治疗，即阳病有从表而解、阴病有从内而消的不同，虽间有交错却主线明晰。阳病内容多分列于《伤寒论》各篇及《金匮要略·痉湿暍病脉证》，为外邪袭表之病化。阴病内容多列于《金匮要略》诸篇，为外象杂乱、实为脏腑由内而发诸疾。这种以阴阳横向层析方法为根本，与六淫及脏腑纵向深入性、表现特异性相结合的辨治疾病方法，是基于阴阳学说治疗疾病的具体体现。

3. 道家思想对仲景学说的影响

（1）道家思想对仲景养生思想影响

根据老子《道德经》一书，可以知晓道家思想的主要内容为：道为万物之本根；事物无论大小，都依自身的道而行；处无为，静为本；知雄守雌，知白守黑，知荣守辱；求慈勿勇，求俭勿广，求后勿先；广信于人，广爱于天下，报怨以德；不争强好胜，虚心实腹，柔弱处事；祛除贪欲，不追名利，不求外华，常知足，修内心，返璞归真。老子是通过对社会生活的实践，对事物规律、发展的认识，以自然的辩证思维方式，宏观地探讨宇宙的本源、事物的本质。

道家认为养生必须遵循自然规律，消除自身内心的邪恶与贪欲，"致虚极、守静笃"。而仲景养生学说可分为三个方面：一是避免外在有害因素的侵袭；二是净化体内环境，清心养性，饮食调理；三是减少不良社会因素如富贵名利的干扰。这些均体现了道家"顺应自然""清静无为""少私寡欲"等养生思想。

（2）道家"道法自然"思想对仲景学说的影响

预防疾病的发生是养生的关键点，人体的发病与所生活的环境息息相关。《道德经》第二十五章说："人法地，地法天，天法道，道法自然。"说明人、地、天、道都源于自然。此说为中医学所吸收，如《素问·宝命全形论》说"人以天地之气生，四时之法成"；《灵枢·岁露论》说"人与天地相参也，与阴阳相应也"，体现了天地与人的关系如影随形，自然与人融为一体。张仲景《金贵要略·脏腑经络先后病脉证第一》也提到："夫人禀五常，因风气而生长，风气虽能生万物，亦能害万物。如水能浮舟，亦能覆舟。"这里概括了人类依存于自然，生取决于自然，亡亦取决于自然。

在《伤寒论·伤寒例》中论述了伤寒病因有时节、发病有轻重，病因时节又分四时正气与时行之气。当四时之气变化正常，人体又懂得顺应，则身体安泰。若自然变化规律悖逆失常，必然会导致疾病的发生。《伤寒论·伤寒例》引用《阴阳大论》云："凡时行者，春时应暖而反大寒，夏时应热而反大凉，秋时应凉而反大热，冬时应寒而反大温，此非其时而有其气。"春本暖，夏本热，秋本凉，冬本寒，而现春反寒，夏反凉，秋反热，冬反暖。人体的内环境不能与异常的外界环境达到平衡，则灾害生。又云："是以一岁之中，长幼之病多相似者，此则时行之气也。"受外界自然环境的影响，在同一时期无论年老、年少，所患疾病是相似的。这与《内经》的五运六气有相同之意。又云："九月、十月，寒气尚微，为病则轻；十一月、十二月，寒冽已严，为病则重；正月、二月，寒冽将解，为病亦轻。"伤寒的发病也与自然气候的变化息息相关，寒气微则病轻，寒气重则病重，于此，自然气候的变化对疾病的发病、诊治、预防提供了可行的参考依据。

人体发病是取决于自然规律的变化、人体内在的调摄。体现了道家"天人相应、道法自然"的观点。发病的原因主要包括两点：①外环境稳定，而内环境却与之相悖；②外环境异常变化，打破了内环境的生存状态。与之相对，避免疾病产生的方法也有两点：①内环境与外环境相一致；②避免受环境异常变化的干扰。

《素问·生气通天论》有曰："苍天之气，清净则志意治，顺之则阳气固，虽有贼邪，弗能害也，此因时之序。"顺应自然界的规律是人体养生的基础，也是预防发病的主要方法。《素问·上古天真论》有曰："虚邪贼风，避之有时。"对于有伤害身体的外来致病因素，要避之。自然界是属于养生外在的因素，首先就要适应自然环境的变化，顺应自然界寒暑气候的变化，其次要避开外来致病因素。

（3）道家修身养性说对仲景学说的影响

《道德经》第四十六章载有："罪莫大于可欲，祸莫大于不知足，咎莫大于欲得。"不知足、欲望是灾祸的起源，道家内在养生首先要去除心中的欲望，使内心达到无知无欲的境界。第十二章："五色令人目盲，五音令人耳聋，五味令人口爽。驰骋田猎，令人心发狂；难得之货，令人行妨。是以圣人为腹不为目，故去彼取此。"过度注重外在的东西，将会迷失内心的方向。道家告诫世人，在追求外在的同时要以内心的修养为重。这就是道家"少私寡欲""清静无为"的养性之道。第五十三章："朝甚除，田甚芜，仓甚虚，服文采，带利剑，厌饮食，财货有余，是谓盗夸，非道也哉。"那些居室奢侈、衣着华丽、过食酒肉、钱财富余、贪得无厌者是不符合"道"的，更不符合养生之道。仲景生活在灾祸丛生、政治黑暗的年代，《伤寒论·序》曰："怪当今居世之士，曾不留神医药，精究方术，上以疗君亲之疾，下以救贫贱之厄，中以保身长全，以养其生。"那时的人们心态浮躁，对医术是不理睬也不重视，更不用提养生了。又曰："但竞逐荣势，企踵权豪，孜孜汲汲，惟名利是务，崇饰其末，忽弃其本，华其外而悴其内。"仲景看到的大多是贪图名利之人，求华丽弃淳朴，求虚荣弃真诚，这明显不符合养性之道，是仲景深感遗憾的。

（4）道家思想对仲景治则治法影响

《庄子·在宥》记广成子曰："我守其一，以处其和"。是说守心一处，而处于身内阴阳二气的和谐之中。庄子的守一、处和思想也是继承于老子。道家的"一"指的是事物的内在规律，是事物首要、核心的部分。道家强调大道至简，解决问题需要抓住核心要点。老子首先注意到高下、长短等矛盾对立属性的存在，并强调这种矛盾对立无处不在。他用阴阳理论概括这种矛盾对立，"万物负阴而抱阳，冲气以为和。"仲景治病强调明辨阴阳，恢复阴阳平衡则身体康健。辨证时抓首要症状，治疗时解决首要症状，同样在合并证时解决首要的症状是治疗的关键。仲景治病抓主要矛盾主要体现在两个方面：①有是证用是方；②解决首要的内在矛盾。

道家"和"的思想对仲景有一定影响，仲景在治疗上，最根本的目的就是达到阴阳平衡，其方法就是调节阴阳。调节阴阳可分为三点：①调节人与自然的阴阳；②调节人体自身的阴阳；③调节病邪与人体的阴阳。调节病邪与人体的阴阳，具体的方法是有热用寒，有寒用热，有实用泻，有虚用补，这与道家认为的"天之道，损有余而补不足"是一致的。可见仲景在治疗原则上，体现了道家"和"的观点。

4. 仲景六经辨证与《周易》哲学思想

近年来许多学者从不同角度探讨了《周易》哲学思想与《伤寒论》六经辨证体系的渊源关系，认为《伤寒论》的成书年代正是《周易》哲学思想盛行之时，熟读六经、儒士出身的张仲景将《周易》哲学观融入其医学著作是情理之事。张仲景沿用《周易》的哲学思维模式发展了《素问·热论》中对外感热病六经传变理论的论述，从而确立了六经辨证的理论体系。

（1）《伤寒论》的六经辨证与《周易》的六爻思维

《周易》中六十四卦每卦有六爻，每爻代表一"位"，六爻代表"六位"，每个"位"均表示事物发展的某个阶段，从初爻到上爻的演变说明了事物初生、渐长、始盛、渐盛、极盛和盛而转衰的整体发展过程。《伤寒论》的六经辨证中的每个病证是指外感热病所处的某个病程阶段，从三阳到三阴，疾病从浅到深、从轻到重，至厥阴而表现出病有转机，从阴出阳。六经病排列顺序的理念明显模拟了《周易》以"六爻"定位的思维模式。有学者认为《伤寒论》的六经辨证体系是以临床病例为基础，再结合《周易》的"六位"观提出各经病证的总提纲、排布顺序以及传变的规律。梁华龙等提出了两个观点，一是《伤寒论》的思辨性理论来自于《周易》，一是《伤寒论》的医学理论来源于《内经》。他们认为二者的结合确立了六经的理论基础和六经辨证思维，六经辨证即是借《周易》"六位"的概念并结合《内经》对热病的认识来说明外感热病的各个阶段和传变规律，将哲学的三阴三阳思维运用到医学实践的结果。在《伤寒论》六经辨证体系中，外感热病由最轻、最浅的太阳表证逐渐发展到少阴重证，然后才是厥阴证，而不是将病情最严重的少阴证放到最后，表示疾病在严重到了极点时会有转机，可由重转轻。这种热病的发展规律明显是受到了《周易》"六位"模式的影响，反映出事物的发展有一定的阶段性，且到一定程度会出现物穷必反的现象。

（2）《伤寒论》六经辨证体系与《易》学的"象""时"思维

"象"是《易》学中的一个重要概念。《周易》中的"八卦"象征着天地间的各种物象，例如乾代表天、坤代表地、艮代表山和震代表雷，等等；每种物象又表示着某种意义，例如火为丽、水为陷、艮为止和兑为泽，等等。

《伤寒论》六经辨证中每个证候群所显示的脉象或症状提示了病证的病位、病性和病势，从而可得知疾病的现状和推论出疾病的发展趋势及预后的情况，其意义和《易》学中的"象"概念十分类似。

有学者认为《伤寒论》论述的六经是六种"象"，病象的演进即效法于"六爻之动"；指出张仲景在确定病象时注重以时间顺序对应"六节"，病象的发生和结束与时间有一定的关系，因此表现为"时"与"象"相结合。还有学者提出《伤寒论》中的六经生理病理病证模型实际上是对卦象的模拟，例如太阳病过程中的五泻心证，阳明病和少阴病过程中的承气汤中三急下证便是模拟于"否""泰"二卦。有文献研究表明，《伤寒论》是借用了《易》

理从而确定了中医辨证施治的理论基础，其六经辨证与《周易》之六爻叠卦有着必然的内在联系，指出六经病的传变规律与寒热变化明显比拟于《周易》的卦爻象数和八卦方位的不同性质。

"时"是易学中另外一个重要元素，卦象的吉凶不但取决于"当位""应位"和"中位"，还与"时机"密切相关。易学中所强调的"时"，并不仅仅是一个单纯的时间概念，实际上概括了整个受时间、地点、环境等所制约的客观形势，表示了事物在动态发展过程中一个特定的阶段。"象"随"时"而变，而随着时间的改变，六经病证会按着一定的传变规律从三阳经传至三阴经，证候的表现也会有所变化。《伤寒论》外感热病发展传变中"时"的概念深深受到了易学中"卦时"学说的影响。《周易》的"卦时"学说可能是六经辨证的理论渊源，一卦六爻，每爻在不同的"时"皆有变化，暗示了事物发展的规律；《伤寒论》中的六经辨证显著体现了《周易》"卦时"学说中的过程论、阶段论和场景论观点。天地是阴阳最大的自然法象，而《伤寒论》中的三阴三阳与天地四时之阴阳有密切关系，指出应将太阳比拟为天，太阴比拟为地，少阳、阳明、少阴、厥阴比拟为四时，由此便可以验证医易的相通之处。《伤寒论》凭借《周易》的时空数理观阐述了人体生理、病理、证候、传变、诊断和治疗的整个过程，指出张仲景正是以《周易》太少阴阳衍化的三阴三阳六气作为立论基础，从而确立了六经辨证的体系，不仅说明了疾病传变的基本规律，更可以根据疾病的时间变化把握用药时机和数量，推测疾病的预后发展和吉凶。

《周易》认为循环往复是阴阳运动的基本方式。《易经·复》中说："反复其道，七日来复。"《伤寒论》因此确定了六经的传变日期和疾病的痊愈时限，把阴阳二气循环往复的周期定为七日，病邪由第一日始传太阳，至第六日的厥阴而止；到了第七日，人体正气来复而疾病便可自愈。《伤寒论》中对六经病变的论述明显效法于《周易》"象"和"时"的概念。"象"提示了病证的病位、病性和病势，"时"则提示了疾病的阶段和变化。六经辨证根据患者的脉象、体征和症状等来诊断热病发展的不同阶段，并在时间上总结了热病的传变和发展规律，《周易》的"象""时"概念为《伤寒论》的六经辨证提供了极好的应用模式。

5.《汤液经法》与仲景方药来源

西晋皇甫谧在《甲乙经》序言中说："伊尹以元圣之才，撰用《神农本草》以为《汤液》。汉张仲景论广《汤液》，为十数卷，用之多验。"随着研究的深入，越来越多的学者也考证认为：《伤寒论》源于《汤液经法》。

（1）《伤寒论》继承了《汤液经法》组方用药思路

表1：《伤寒论》与《汤液经法》相似方剂对比

方剂名	异同点
①《伤寒论》桂枝汤与《汤液经法》小阳旦汤	桂枝汤与小阳旦汤药物组成相同；桂枝汤生姜多一两，余药剂量相同；煎服法基本相同。
②《伤寒论》黄芩汤与《汤液经法》小阴旦汤	药物组成黄芩汤较小阴旦汤少生姜；药量黄芩汤芍药少一两；煎服法中加水量黄芩汤增加，服法略有不同。
③《伤寒论》小柴胡汤与《汤液经法》大阴旦汤	药物组成小柴胡汤较大阴旦汤少芍药；药量小柴胡汤中甘草多一两；煎服法基本相同。

方剂名	异同点
④《伤寒论》麻黄汤与《汤液经法》小青龙汤	两方药物组成一致；药量麻黄汤杏仁剂量用七十个、小青龙汤用半打，麻黄汤甘草少用半两；煎服法两方加水量及煎煮水量不同，服法基本相同。
⑤《伤寒论》小青龙汤与《汤液经法》大青龙汤	两方药物组成、剂量、煎服法均一致。
⑥《伤寒论》白虎汤与《汤液经法》小白虎汤	二方药物组成相同；药量白虎汤石膏用一斤、小白虎汤用如鸡子大；煎服法基本一致。
⑦《伤寒论》竹叶石膏汤与《汤液经法》大白虎汤	药物组成上竹叶石膏汤去生姜、加人参二两；药量竹叶石膏汤用竹叶二把、石膏一斤、粳米半斤，麦门冬用量增加了半升，大白虎汤用竹叶三大握、石膏如鸡子大、粳米六合；煎煮法中加水量不同，服法基本一致。
⑧《伤寒论》黄连阿胶汤与《汤液经法》小朱鸟汤	二方药物组成一致；药量阿胶剂量单位不同，余相同；煎服法基本一致。《伤寒论》真武汤与《汤液经法》小玄武汤：药物组成真武汤将干姜换为生姜一两；药量真武汤茯苓、芍药剂量均减至一两，余相同。
⑨《伤寒论》真武汤、理中丸合方与《汤液经法》大玄武汤	从药物组成及药量上看，大玄武汤是真武汤和理中丸的合方。
⑩《伤寒论》四逆汤、通脉四逆汤与《汤液经法》小泻脾汤	药物组成上，四逆汤和通脉四逆汤将炮附子换为生附子一枚；药量上，仲景依病情轻重对干姜和炙甘草的剂量做了调整。

（2）《伤寒论》继承发展了《汤液经法》的药物剂量

由上对比可知，《伤寒论》经方与《汤液经法》的方剂，不论主治、药物组成、药物剂量或煎服法等，均一脉相承。仲景"述"《伤寒论》，的确是对东汉前中医方剂理论与方药的继承和发展。有学者认为《辅行诀》所载张仲景13首方，其药量药味有些与宋本不同。据陶弘景所云，这些不同乃张仲景根据病情和他自己的医疗经验所增减。《伤寒论》对诸方药量药味之增减，主要出自张仲景本人。此即皇甫谧《甲乙经序》所云"论广"之一端。药物剂量是方剂的重要组成部分，仲景论广《汤液》述《伤寒论》，应用的药物剂量是早于东汉的《汤液经法》抑或是与仲景同年的东汉剂量，尚值得做进一步考证。《伤寒论》继承并发展了《汤液经法》的药物剂量；由以上方剂比较看药物计量单位，《伤寒论》对药物的计量方法更为精确，在《汤液经法》的药物计量法上有所发展。如《汤液经法》12方中石膏剂量的单位均为鸡子大，为非度量衡计量单位，不够精确；而《伤寒论》方中的石膏剂量虽也出现过"鸡子大"的计量单位，但上述13方中均用"斤"计量，属于度量衡计量单位，更为精确。

6. 近代以来出土医学文献与仲景学说关系

《伤寒杂病论》表明中医学源远流长，但汉及汉以前医集存世甚少，对考证仲景方药渊源及其同时代方药状况，造成了极大的困难。所幸的是近代以来，中国出土了大量战国到秦汉时期简帛医书，如敦煌医书、武威汉简医简、居延汉简医书、马王堆简帛医书、老官山汉墓医书等，对探讨仲景方药渊源提供了有力的证据。

（1）《五十二病方》与仲景学说

长沙马王堆汉墓出土的《五十二病方》，是我国迄今发现的最早方剂专书，其成书远在《伤寒杂病论》之前。全书现尚存完整药名、药量的方剂共189方，在这些方剂中，药物数量少则1味，多则7味，据统计，1~2味药物组成的方剂有155方，占全部医方的82%；3味药物组成的方剂21方，占11%，4味以上药物组成的方剂只占全部医方的7%，是极少数。这一事实充分反映了《五十二病方》是方剂形成阶段的早期产物。关于方剂中的药物配伍规律，在《五十二病方》中也有了初步反映。如以白蔹为例，在该书中用于治疗疽病的就有以下4方：①白蔹、百合治嗌疽；②白蔹、黄芪、黄芩治血疽；③白蔹、黄芪、芍药、甘草治疽；④白蔹、黄芪、芍药、桂、姜、椒、茱萸治疽。以上4方的药物配伍都是以白蔹为中心，增减其他药物而组成的。此外，方剂中还记载了药量的加减法。如在上述第4方的最后记有："骨疽倍白蔹，肉疽倍黄芪，肾疽倍芍药。"就是用调整药量来改变方剂组成的，这种加减法虽然只有1方，但却不失为"辨证施治"思想萌芽的具体体现。这也是我们能发现的仲景以药物增减改变方剂组成的最早渊源。

（2）《武威汉简》医简与仲景学说

如果说《五十二病方》只是辨证施治的萌芽和初端，那么1972年在甘肃武威县一座东汉早期墓葬中出土的《治百病方》则在此基础上有了长足的发展。如简牍中对外感和内伤病进行了区别，并且运用了不同治法。如"治伤寒逐风方：附子三分，蜀椒二分……凡五物，皆冶合，方寸匕，酒饮，日三饮""何谓七伤？一曰阴寒，二曰阴痿，三曰阳衰……此病名内伤……桔梗十分，牛膝，续断，防风，远志，杜仲，赤石脂……凡十五物，皆并冶合……"按上述两简，前者是治疗一般感受风寒、骨节烦痛的方法，所以用蜀椒、附子等温热的散寒药，后者大抵属于性神经衰弱的一类疾病，中医学认为是肾虚症，所以用苁蓉、杜仲、续断等补肾的药物治疗。另外，同是一种"久咳上气病"，简牍中也列出不同的治法，处方用药亦互异。一简以蜀椒、桂、乌喙、姜温散寒邪，柴胡消痰下气，桔梗祛痰止咳逆，可适用于肺寒咳逆；一简则是温药及清滋并用，用于治疗肺有痰湿，痰白质黏，肺阴已虚之病。这种同病异治的方法，也是辨证施治的具体运用，而"诸癃，石癃出石，血癃出血，膏癃出膏，泔癃出泔，此五癃皆同药治之"，则又体现辨证施治的另一原则——异病同治。此外，在治疗久泄肠辟一症时，根据症状的不同而调整用药分量的方法，也是辨证施治的具体运用。

《治百病方》基本上与《伤寒杂病论》相似，都属于临床医疗札记性质的医方书，每一条条文列方名（或症状）、药物名称、分量、冶合方法、服药方法、服药禁忌及其反应等，这也从一个侧面反映了东汉时期的医学临床著作已经相当丰富，为东汉末年《伤寒杂病论》的问世，奠定了雄厚的方药及临床医疗基础。

（3）《居延汉简》《武威汉简》《流沙坠简》医书与仲景学说

伤寒病名及传变早在《素问·热论》中就有记载。而出土的汉代医简中，记载已更为多见，如：20世纪初至70年代出土的《居延汉简》中载有："第三十一队卒王章以四月一日病苦伤寒"，"第一队卒孟庆以四月五日病苦伤寒"，相同内容的简牍还有不少，它们只记"病苦伤寒"而无所苦症状的记载，本身就可以说明，伤寒在汉代已是一种主要常见疾病，人们对伤寒的临床表现已有了普遍性的认识，而省略了对伤寒临床症状的描述，不过，这也从另一个侧面说明了伤寒专著的出现，已成为当时的时代要求。由于伤寒在汉代是主要的常见性疾病，对伤寒的治疗就成为重点，如《居延汉简》："伤寒四物：乌喙十分，术十分，细辛六分，桂四分。以温汤饮一刀卦，日三，夜再行解不汗出。"方由附子、细辛、苍术、桂枝四药组成散剂，具有助阳散寒、发汗解表的功能，但从服法来看，其关键在于汗出，伤寒才得以解除。由此看到，汉代已确立了用"汗法"解治伤寒的原则。张仲景在《伤寒论》中用了很大的篇幅，论述了以汗法解治太阳经病证。另外在1907年和1916出土的《流沙坠简》中有"治久颏逆匈（胸）广广（痹痿）广（痹）止泄心腹（腹）久积伤寒方"，《武威汉简》亦有"治伤寒遂（逐）风方""治鲁氏青行解"等方，从药物配伍看，前简所指当为伤于风寒之邪后，引起骨节重着病痛之症，后简则为一表里双解的药方。通过以上各简我们已不难看出，伤寒方剂在出土汉简中出现的频率已相当高，且都为伤寒病发展不同阶段的治疗方剂，这充分说明汉代对伤寒病的认识和治疗已达到了相当高的水平。

（4）《辅行诀脏腑用药法要》与仲景学说

关于《伤寒论》方剂的直接来源，仲景《伤寒论》自序中统言众方，未列出方书名目，然而并非全无形迹可考，早在皇甫谧《甲乙经》自序已首次揭明："仲景论广伊尹《汤液》为数十卷。"近年来，随着《敦煌医书》的陆续发现，在《敦煌医书》中收载的陶隐居《辅行诀脏腑用药法要》亦有明言："外感天行，经方之治有二旦、六神、大小等汤，昔南阳张机依此诸方，撰为《伤寒论》一部，疗治明悉，后学咸尊奉之。"另外，陶氏又曰："汉晋以还，诸名医辈，张机、卫汜、华元化……皆当代名贤，咸师此《汤液经法》。"由上观之，仲景发扬《汤液经法》之经方，确有实据。当代中医文献专家钱超尘先生认为《辅行诀脏腑用药法要》不是伪书，与仲景方药有极为密切关系。

现将《辅行诀脏腑用药法要》所辑古经方（前者）与《伤寒杂病论》中某些方剂（后者）的对应关系阐述如下。

小泻心汤第二方＝泻心汤

小补心汤第一方＝瓜蒌薤白半夏汤

小补心第一方（减半夏）＝瓜蒌薤白桂枝汤

泻心汤（减甘草）＝干姜黄连黄芩人参汤

小泻脾汤＝四逆汤

小补脾汤＝理中丸

建中补脾汤＝小建中汤

泻肾汤（减生姜）＝茯苓桂枝五味甘草汤

小阳旦汤＝桂枝汤

大阳旦汤＝黄芪建中汤

小阴旦汤（减生姜）＝黄芩汤

大阴旦汤（减芍药）＝小柴胡汤

小青龙汤＝麻黄汤

小青龙汤（加石膏、生姜、大枣）＝大青龙汤

小青龙汤＝小青龙汤

小白虎汤＝白虎汤

大白虎汤（加人参，减生姜）＝竹叶石膏汤

小朱鸟汤＝黄连阿胶汤

小玄武汤＝真武汤

由上可以看出，《伤寒杂病论》中的某些用方以及用来加减化裁的"母方"，大都取自古代"经方"，对于仲景更易方名，陶隐居说释言："张机撰《伤寒论》避道家之称，故其方皆非正名也，但以某药名之，以推主为识耳。"

综上所述，先秦两汉出土医学文献与仲景学说密切相关。具体

总结如下：

（1）中医学发展到东汉时期，"辨证施治"法则以及治法中的"八法"等，都已经被具体地运用于当时的临床医疗实践活动。

（2）伤寒在汉代已是一种主要的常见性疾病，伤寒专著的出现已成为当时的时代要求。

（3）方药知识到了汉代已相当丰富，仅《汉书·艺文志》所记载之古经方就多达二百九十余卷，方剂数量之多，恐怕也是我们后人所料想不到的。正是在这样的历史背景下，张仲景在前人"辨证施治"运用方剂的基础上，升华为"观其脉证，知犯何逆，随证治之"这一垂世名言。可谓吸收了当时药物、方剂学成就，成为其所确立的辨证论治体系的重要组成部分。因此，我们可以说仲景是总结公元第二世纪以前经方家之大师，正如清代徐灵胎所言："……上古圣人，以汤液治病之法，惟赖此书之存，乃方书之祖也。"

二、仲景品格意志

ZHONGJING
PINGE
YIZHI

作为医者，张仲景既普通又不普通，普通的是他和千万医学者一样，无非治病救人、著书传道；而不普通的是，即使在他看来其一生只是做了和很多医生一样的常规事业，其影响却绵延千百年而经久不衰。一定是独特的品格造就了他的不凡，一定是超人的意志铸就了他的成就，也一定是独树一帜的精神可以使他称圣！

1. 严谨务实的治学精神

张仲景生活的时代，医学已经有了长足的进步。理论臻于成熟，方药效用可观。但仲景深感医道之难精通，在《伤寒杂病论》序中说："人禀五常，以有五藏，经络府俞，阴阳会通，玄冥幽微，变化难极，自非才高识妙，岂能探其理致哉？"人体精微，不是才能高超、见识精妙的人，很难探索医学的最高奥秘。因而张仲景在医学领域勤恳踏实，一直保持严谨务实的作风。具体体现在诊察患者时，他强调细致观察，四诊认真，同时要多学习医经，最忌马虎草率。"观今之医，不念思求经旨，以演其所知；各承家技，始终顺旧。省疾问病，务在口给，相对斯须，便处汤药。按寸不及尺，握手不及足，人迎、趺阳，三部不参；动数发息，不满五十。短期未知决诊，九候曾无仿佛；明堂阙庭，尽不见察，所谓窥管而已。夫欲视死别生，实为难矣。"他通过《伤寒杂病论》序言这段文字，深刻地批评了那些粗心大意，敷衍潦草的恶劣医疗行为。又如《伤寒论·平脉法第二》说："师持脉，患者欠者，无病也。脉之呻者，病也。言迟者，风也。摇头言者，里痛也。行迟者，表强也。坐而伏者，短气也。坐而下一脚者，腰痛也。里实护腹，如怀卵物者，心痛也。"从这些论述中可知张仲景重视观察患者的一言一语，一举一动，以此作为辨证依据。

在治疗疾病方面，仲景重视结合辨证施治细致区分方药，重视炮制方法。如五苓散主治三焦气化失司，水气内停病证，五苓散取效是以气机宣通为机转，汗出、小便利是气机宣通的表现。仲景取散剂，是防进水太多，于病不利。然汤药温服可起到周流气血的功用，因此服散剂后效果不显时，可饮暖水来助药力，如见汗出，说明药力显示，病可获愈。张仲景用麻黄取先煮去沫法可能是为减少麻黄令人心烦不寐的不良反应。茵陈蒿先煮，据现代药理研究表明，茵陈蒿所含挥发油刺激胃肠黏膜，有不良反应，故先煎以挥去之，且先煮能使茵陈蒿的利胆有效成分充分析出。去滓再煎古人认为可使药性和合，不偏不烈，更好发挥药物的调和作用。张仲景熟练掌握药物炮制原则及药性，以严谨踏实的态度投入临床实践。

在药后护理方面，仲景强调患者的饮食忌宜。如他反对服药后饮冷水或以冷水潠之、洗之。认为饮冷水可致哕，此种情况尤多见于脾胃虚寒者。用冷水潠洗后，易致热劫不得出，即邪遏于内，不能外达，在发热患者尤应忌用此法。如141条白散方后所云，正确的护理方法应是见身热、皮粟不解者，可适当加衣被，使其汗出，则热可外泄，病可得愈。如《伤寒论》第12条桂枝汤方后云："……禁生冷、黏滑、肉面、五辛、酒酪、臭恶等物。"外感病初期，服解表药后，张仲景就告诫不能吃生冷、油腻、荤腥、腐败、辛辣、刺激等食物。这是符合人体病理情况下脾胃消化功能减退，抵抗力下降的状态。还有，疾病新愈时，不可强进饮食，因"新虚不胜谷气"。《伤寒论》第100条小建中汤方后还指出呕吐者不宜进甜食，此乃甜食酸性大，易伤胃气。

同时在面对危重复杂多变疾病时，仲景具有踏实，沉重冷静的品格。《伤寒论》第315条说："少阴病，下利，脉微者，与白通汤。利不止，厥逆无脉，干呕，烦者，白通加猪胆汁汤主之。脉暴出者死，微续者生。"告诫医者不要因病情加重而乱了方寸，丧失信心，虽"厥逆无脉"仍需积极治疗。同时不要因病情稍有好转而轻忽，细心分析"脉暴出"可能存在的危险。《伤寒论》第4条说："伤寒一日，太阳受之。脉若静者，为不传。颇欲吐，若躁烦，脉数急者，为传也。伤寒二三日，阳明、少阳证不见者，为不传也。"此提示医者要事先预计证情变化，避免临变慌张。

2. 心怀黎民的人道主义

"上以疗君亲之疾，下以救贫贱之厄"，张仲景在《伤寒杂病论》

序言中，对医学有着崇高的认知，认为医学是实践儒家忠孝仁义的行为载体，医学救助的主要对象是黎民百姓，说明他是一位心怀黎民具有高尚人道主义精神的医生。东汉末年是中国历史上一个极为动荡的时代。统治阶级内部出现了外戚与宦官相互争斗残杀的"党锢之祸"。军阀、豪强也为争霸中原而大动干戈。农民起义的烽火更是此起彼伏。天灾人祸交织，战乱仍频，百姓为避战乱而相继逃亡，流离失所者不下数百万。汉献帝初平元年（公元190年），董卓挟汉献帝及洛阳地区百万居民西迁长安，洛阳所有宫殿、民房都被焚毁，方圆二百里内尽为焦土，百姓死于流离途中者不可胜数。而张仲景就生活在这样的年代，他看尽百姓流离失所，身患疾苦，也因此产生极大的触动，从小便埋下了一颗立志从医，为民解除痛苦的种子，并为此勤奋钻研，终成一代名医。

东汉末期多举世家子弟，仲景承袭家门，在灵帝时（公元168—188年），被州郡举为孝廉，进入官场。按《名医别录》所载，张仲景在建安年间（公元196—220年）被朝廷指派为长沙太守。长沙郡为秦朝设置，为三十六郡之一，下辖湘、罗、益阳、阴山、零陵、衡山、宋、桂阳等8县，治所湘县（今长沙市）。即便为官，但张仲景仍用自己的医术，为百姓解除病痛。在封建时代，做官的不能随便进入民宅，接近百姓。可是不接触百姓，就不能为他们治疗。于是心系百姓的张仲景开创了给百姓看病的新模式，相传每月的初一和十五，张仲景便大开衙门端坐在大堂上，不问政事，为百姓施医诊病。他让衙役贴出安民告示，告诉老百姓这一消息。他的举动在当地产生了强烈的震动，老百姓无不拍手称快，对张仲景更加拥戴。时间久了便形成了惯例。每逢农历初一和十五的日子，他的衙门前便聚集了来自各方求医看病的群众，甚至有些人带着行李远道而来。即便退休以后，长沙的百姓每年都派代表到家乡去看望。

后来人们就把坐在药铺里给人看病的医生，通称为"坐堂医生"，用来纪念张仲景。

相传在张仲景辞官返乡的时候，正值寒冬腊月，路上不少无家可归的穷苦人面黄肌瘦，衣不遮体，连耳朵都长了冻疮。张仲景见状，甚为难受。到家后，尽管上门求医的人众多，张仲景有求必应，整天都很忙碌，可张仲景依然挂念那些冻烂耳朵的人。经过研究，他研制了一个可以御寒的食疗方子，叫"祛寒娇耳汤"。恰逢冬至日，他叫徒弟在南阳东关的一个空地搭了个棚子，支上大锅，为穷人舍药治病，开张的那天正是冬至，舍的药就是"祛寒娇耳汤"。祛寒娇耳汤其实就是把羊肉和一些祛寒的药物放在锅里煮，熟了以后捞出来切碎，用面皮包成耳朵的样子，再下锅，用原汤再将包好馅料的面皮煮熟。面皮包好后，样子像耳朵，又因为其功效是为了防止耳朵冻烂，所以张仲景给它取名叫"娇耳"。张仲景让徒弟给每个穷人一碗汤，2个"娇耳"，人们吃了娇耳，喝了汤，浑身发暖，两耳生热，再也没人把耳朵冻伤了。这就是饺子的由来传说之一。

3. 虚心求学的博学精神

张仲景自小好学深思，"博通群书，潜乐道术"。8岁起，他的外公开始教他读《孔子》《孟子》等书。他性情温和，好学不倦，10多岁时已读遍了《论语》《孟子》《大学》《中庸》《春秋》《孔子》等多种书籍，掌握了许多天文学、历史学等方面的知识，他还在外公的指导下读了不少有关医学的书，他尤其敬慕扁鹊善看人的气色诊断疾病的高超医术。凡扁鹊的书如《扁鹊内经》《扁鹊外经》《泰始黄帝扁鹊俞拊方》《难经》等他都找来认真阅读。他的同乡何颙赏识他的才智和特长，曾经对他说"君用思精而韵不高，后将为良医"（《后汉书·何颙传》）。意思是说张仲景才思过人，善思好学，聪明稳重，但是没有做官的气质和风采，不宜做官。只要专心学医，将来一定能成为有名的医家。何颙的话更加坚定了张仲景学医的信心，从此他学习更加刻苦。

他的伯父张伯祖是当地的名医。张仲景经常到伯父张伯祖家去看伯父如何给患者看病，仔细揣摩望、闻、问、切的含义。伯祖要求他两年内将几十本医书全部读完。为专心读书，张仲景闭门谢客，把自己关在屋内，让人将门窗堵死，只留下一个递饭送水的小洞。就这样，他读完了《难经》《黄帝内经》《胎胪药录》等医学名著，并熟练掌握方药知识、辨证技法。张伯祖发现他敏而好学，又有刻苦钻研的精神，便将自己的医学知识和医术毫无保留地传授给他，张仲景果然不负众望，潜心钻研，发愤攻读，尽得其传。何颙曾在《襄阳府志》一书中赞叹说"仲景之术，精于伯祖"。

张仲景不畏惧困难，听说黄山附近有一位名叫吕广的名医，善于凭脉论病，切而知之，不用患者开口，就能将所患疾病的来龙去脉如数家珍般说个一清二楚。每起沉疴痼疾，均能药到病除。医术十分高明，而且著述很多，医学理论水平很高。为了精湛自己的医术，他晓行夜宿在路上走了 10 余日，从涅阳到黄山只为拜访名医吕广为师。年长吕广 10 余岁的仲景，对吕广的医理医术惊慕不已，通过耳闻目睹吕广的医学经验，以及吕广的脉法、针经，他收获许多启发。后来他医著里的许多医理也是取自吕广的。

张仲景提倡"勤求古训"，认真学习和总结前人的理论经验。他曾仔细研读过《素问》《灵枢》《难经》《阴阳大论》《胎肪药录》等古代医书。《素问》说"夫热病者，皆伤寒之类也"。又说"人之伤于寒也，则为病热"。张仲景根据自己的实践对这个理论作了发展，他认为伤寒是一切热病的总名称，也就是一切因为外感而引起的疾病都可以叫作"伤寒"。他对前人留下来的"辨证论治"的治病原则，认真地加以研究，进一步提出了"六经论伤寒"的新见解。据北京中医药大学钱超尘教授考证，《汤液经法》是仲景重点参考的古籍。

张仲景除了"勤求古训"，还"博采众方"。他广泛搜集古今治病的有效方药，甚至也尽力搜集民间验方。他对民间喜用针刺、润导、浸足、灌耳、吹耳、舌下含药、灸烙、温熨、药摩、坐药、洗浴、人工呼吸等多种具体治法都分别加以研究，积累了丰富的资料。例如张仲景记载的抢救上吊的民间方法，先把人抱下来，解去绳子，盖被铺垫保暖。一人用脚踏自缢者两肩，用手挽住他的头发，不要放松。并将粥汤或肉桂煎汤喂含润喉，观察他能否含咽，如果能就可以停止喂含，向患者两耳内吹气。这种从民间采集来的、综合的抢救措施，生动、具体，而又符合科学性，在中国历史上，这是第一次有关"人工呼吸法"的记载。

4. 敢于怀疑的批判精神

张仲景是一位具有朴素唯物主义思想和无神论思想的医学家。现代人普遍受到了科学思想的洗礼，认识到崇尚科学、破除迷信的重要性，但在古代科技水平有限，很多事情都无法用科学来解释，人们自然与鬼神联系起来，于是统治者鼓励和提倡谶纬迷信，把希望寄托在祝由、巫术上，特别对于疾病，"汉人颇信鬼神能使人罹病"。

纵观中国古代史也可见每逢瘟疫大流行，一般大众普遍倾向于选择非理性的应对方式，把目光聚焦于以安抚瘟神、驱逐疫鬼为目的的驱除邪魔的祭祀上。

在巫术盛行的背景下，张仲景并没有随波逐流，他在《伤寒论》序言批判当时人们重巫轻医的不良社会风气，曰："降志屈节，钦望巫祝，告穷归天，束手受败。"这种批判巫术的理性态度在当时实属难能可贵。他继承了王充的"人死血脉竭，竭而精气灭，灭而形体朽，朽而成灰土"的无神论观点，提出了"厥身已毙，神明消灭，变为异物，幽潜重泉"的无神论思想，反对用鬼神迷信来解释疾病，注重从朴素唯物主义的观点出发，提出致病的原因，对医学怀有坚定的信念，为古代医学发展和人类健康做出巨大贡献。例如，相传有个妇女患了精神病，巫婆说她触犯了哪路神仙要烧香拜佛，可是怎么也治不好人家的病。后来由张仲景诊视，他笑笑向患者解释说，这是生病，不是鬼神作怪，巫婆的话不能信。说完给患者扎了一针，患者就恢复健康了。又有一个小孩，一到晚上就说胡话，家长感到很恐慌。巫医趁机胡诌说这是鬼缠身，然后用咒语符水胡搞，结果却加重了病情。后来张仲景来治，他按脉看舌，摸摸孩子的胸口和头颈，然后郑重地说，这不是什么鬼缠身，而是热病，一到晚上就会发高热，就要说胡话。他便配药给这个病孩子服用，不久就把病治好了。

5. 淡泊名利的高洁品质

"凡大医治病，必当安神定志，无欲无求"，所以医者不得追名逐利。在古代入仕为官为荣的时代，张仲景并没有为世俗的欲望而追名逐利，即便举孝廉为官，他却痛恨官场追名逐利那一套。作为长沙太守的他深入人民群众，看到了民间疾苦，打开衙门为民诊病。

他对那些不顾民众疾苦的行为深恶痛绝，在《伤寒杂病论·自序》中怒斥"当今居世之士，曾不留神医药，精究方术……但竞逐荣势，企踵权豪，孜孜汲汲，惟名利是务……"一些庸医便趁火打劫，不给患者认真诊脉，"按寸不及尺，握手不及足"，和患者相对片刻，便开方抓药，只知道赚昧心钱。更多的人，虽师承名医，却不思进取，因循守旧，不精心研究医方、医术，以解救百姓的病痛，而是竞相追逐权势荣耀，忘记了自己的本分。而仲景医术精湛，来找他看病的人络绎不绝，不乏一些穷苦之人，张仲景也从不收药费，还将煎好的药送给他们，同时张仲景组方有药味少、配伍精、疗效好的特点，为民考虑，将药物治疗的成本降到最低。在瘟疫流行的当时，张仲景潜心研究伤寒杂病。每到瘟疫流行之地，他便支起大锅，采来草药，炮制煎煮，创立了小柴胡汤等众多传世的中医效方，免费救助数万贫困百姓。

仲景一生淡泊名利，感慨伤寒肆虐，百姓多殒，于是潜心著书立说，专心研究医学，撰写医书。到建安十五年，终于写成了划时代的临床医学名著《伤寒杂病论》，共十六卷。经后人整理成为《伤寒论》和《金匮要略》两本书，为临床医学的发展奠定了坚实的基础，成为中华人民的宝贵医学财富。一代医圣，仁爱为怀，其成就能彪炳青史，与他的过人品格意志是息息相关的。

三、仲景著作风格

ZHONGJING
ZHUZUO
FENGGE

　　《伤寒杂病论》是中国古代的"方书之祖"，是我国医学史上影响巨大的医学经典之一，也是我国第一部临床治疗学方面的巨著。张仲景虽为儒家学子，但心怀仁爱，关注民生，重视医疗的作用。在《伤寒杂病论》序言中就曾愤慨地斥责"当今居世之士，曾不留神医药，精究方术"，反对这种"但竞逐荣势，企踵权豪，孜孜汲汲，惟名利是务"的恶劣作风。同时感伤由于疾疫流行，而造成人民大量死亡的惨景，于是发奋学医，"乃勤求古训，博采众方，撰用《素问》《九卷》《八十一难》《阴阳大论》《胎胪药录》并平脉辨证，为《伤寒杂病论》合十六卷"。其内容经后代拆分为伤寒和杂病两部分，即《伤寒论》和《金匮要略》。但伤寒主要是以六经病机进行证候分类，而杂病主要是以脏腑经络病机指导辨证。《伤寒杂病论》的贡献，首先在于发展并确立了中医辨证论治的基本法则。张仲景的著作，脉证结合方剂，实用为本，理论联系实际，高屋建瓴，对中医治疗学的首创作用不言而喻，历史影响深刻而久远。其著作风格可以概括如下。

1. 六经为纲，提纲挈领

张仲景根据《素问·热论》六经分证的基本理论，创造性地把外感疾病错综复杂的证候及其演变，加以总结，提出较为完整的六经辨证体系，还把《内经》以来的脏腑、经络和病因等学说，以及诊断、治疗等方面的知识有机地联系在一起。还运用了汗、吐、下、和、温、清、消、补的治疗方法及各个方剂和具体药物的选择使用。对于外感热病的产生、发展和辨证论治提出了切合实际的辨证纲领和具体的治疗措施，使中医学的基本理论与临床实践密切地结合起来，从而奠定了辨证论治的基础，是我国第一部理法方药比较完备的医学专著。《伤寒论》不仅为诊疗外感疾病提出了辨证纲领和治疗方法，同时也给中医临床各科提供了辨证和治疗的一般方法，对后世医家有很大的启发作用，如明清时代的温病学说，就是在《伤寒论》的基础上进一步发展起来的。书中所载的方药，尤其是许多有名方剂，经过长期的实践考验，至今还在临床上广泛运用，而且行之有效。

《伤寒论》以六经作为辨证论治的纲领，它是在《素问·热论》六经分证的基础上进一步发展起来的。不过两者又有所不同，《素问·热论》中的六经，虽以六经作为分证的纲领，但只论述了六经的热证、实证，未具体论述六经的虚证、寒证。在治疗上也只简单地提及汗、下两法。而《伤寒论》的六经则概括了脏腑、经络、气血的生理功能和病理变化，并根据人体抗病力的强弱，病因的属性，病势的进退缓急等因素，将外感疾病演变过程中所出现的各种证候进行分析、综合、归纳，从而讨论病变的部位、证候特点、损及何脏何腑、寒热趋向、邪正消长以及立法处方等问题。因此，《伤寒论》

的六经，既是辨证的纲领，又是论治的准则。六经辨证，其主要根据则是来源于六经中病证、脉象等各方面，所以《伤寒论》每篇首，载有"辨XX病脉证并治"。六经病证，是六经所属脏腑经络的病理变化反映于临床的各种证候。因此，综合病之部位、性质、病机、病势等加以分析、归纳，区别为某经病证，这是《伤寒论》的主要内容，也就是辨证论治的重要依据。

2. 病机为本，分合有度

张仲景在《金匮要略》对于疾病的分篇，有以数病合为一篇者，亦有一病分列一篇者。其数病合为一篇者，主要是以病机相同，证候近似或病位相近者为依据，例如：痉、湿、暍三种疾病，都由外邪为患，在初起时多有恶寒发热的表证，故合为一篇；百合、狐惑、阴阳毒三病的病机，或由热病转归，或由感染病毒，由于性质相近，故合为一篇；又如中风与历节，因中风有半身不遂，历节有疼痛遍历关节证候，二者病势发展均具有风性善行数变的特点，其病机相仿，故合为一篇。血痹病虽然与感受外邪有关，但其主因系由阳气痹阻、血行不畅所致；虚劳病是由五劳、七伤、六极引起内脏血气虚损的疾病，两者病机相似，故合为一篇。肺痿、肺痈、咳嗽上气三者虽然病机不同，证候有异，但皆属于肺部病变，故合为一篇。胸痹、心痛、短气病则是结合病机、病位分篇，因为胸痹、心痛两者皆由于胸阳或胃阳不振，水饮或痰涎停滞于心胸或胃中所致，两者病机与病位都相近，故合为一篇。这种数病合篇的创作体例，有利于区别有关病证的异同之处，有助于掌握各种疾病的辨证论治规律。至于篇与篇之间的关系，亦常存在连贯性和共通性，可供互相参照。如《脏腑经络先后病篇》与下文各篇均有关联，可以前后印证，融会贯通。又如《水气病篇》与《痰饮病篇》，两者同源异流，因此，《痰饮病篇》的水在五脏与《水气病篇》的五脏水，可以结合互参，以求得在治疗上的共通性。

3. 整体观念，病证结合

张仲景在论述诊治杂病的主要精神，是以整体观念为指导思想，以脏腑经络学说为基本论点，认为疾病证候的产生，都是整体功能失调，脏腑经络病理变化的反映。从这一基本论点出发，提出了根据脏腑经络病机和四诊八纲进行病与证相结合的辨证方法。这一主要精神充分地从《脏腑经络先后病篇》体现出来。从各篇的编写体例，可知作者既强调辨证论治，同时也很重视病与证相结合的辨证方法。各篇均标明"病脉证治"，示人以病与证相结合、脉与证须合参、辨证与论治紧密结合的重要意义。各篇从论述疾病的病因病机开始，进而根据病情的复杂变化，举出主证，然后据证提出治法方药，这样就有利于学者系统掌握各篇所述疾病的证治规律。在具体写作方法上，有时开门见山，给疾病明确定义；有时借宾定主，显出疾病特点。有时把性质类似的条文列在一起，以类比其异同；有时把性质不同的条文列在一起，以资对比说明。有时用许多条文解决一个问题；有时以一条原文说明许多问题。书中有或详于此而略于彼者，须留意其前后呼应；有或详于方而略于证者，示人当以药测证；有或详于证而未列方药者，示人当据证以立方特别是对人所易知的证候和治法，各篇每多从略；对人所容易忽略的证候和治法，则不厌其详地加以分析、比较、鉴别、说明。清代陈修园曾说："全篇以此病例彼病，为启悟之捷法。"这是很有见地的。

4. 立方严谨，用药灵活

张仲景在对于方剂运用的特点，总的说来是立方谨严，用药精当，化裁灵活。有时一病可用数方，有时一方可以多用，充分体现了"同病异治"和"异病同治"的精神。同是一种疾病，但由于人体体质或病机上的差异，以及病位的不同，故在治法上也就有所分别。例如同为胸痹病，同有"心中痞，留气结在胸，胸满……"的症状，但如阴邪偏盛，阳气不虚者，可用枳实薤白桂枝汤以通阳开结，泄满降逆；阳气已虚者，则当用人参汤以补中助阳，使阳气振奋则阴邪自散。又如同为溢饮病，治疗"当发其汗，大青龙汤主之；小青龙汤亦主之。"这是针对溢饮的具体病情采用不同的汗法，如邪盛于表而兼有郁热者，则用大青龙汤发汗兼清郁热；如病属表寒里饮俱盛者，则用小青龙汤发汗兼温化里饮。再如治疗痰饮病的几首常用方剂，其中属于脾阳不运者，用苓桂术甘汤以健脾利水；属于肾阳不足者，用八味肾气丸以温肾化水；属于膀胱气化不行者，用五苓散化气行水；由于水停心下，胃气上逆者，用小半夏加茯苓汤以利水降逆；如因饮邪内聚成实者，则可分别采用甘遂半夏汤或己椒葶黄丸以攻逐水饮。以上数方，俱治痰饮，但因其脏腑病机的不同，临床证候有差异，故在治疗时所运用的方剂亦有差别。反之，多种不同的疾病，由于病因病机或病位相同，故虽病名各异，症状不同，但其治法及用方亦可共通。例如《金匮要略》中用肾气丸者有五：一是治脚气上入，少腹不仁；二是治虚劳腰痛，少腹拘急，小便不利；三是治短气微饮当从小便去者；四是治男子消渴，小便反多，以饮一斗，小便一斗者；五是治妇人烦热不得卧，但有饮食如故之转胞不得溺者。以上五病，虽然病名、症状俱皆有所不同，但病机皆属于肾阳虚衰，气化功能减退，故均可用肾气丸以扶助肾气。又如五苓散，既可用于痰饮，又可用于消渴，此二种病证虽有差异，但病皆属水邪为患，故均可用五苓散。再如葶苈大枣泻肺汤，既可用于肺痈，又可用于支饮，前者病因属于风热病邪，后者病因属于饮邪留滞，两者病因虽异，但病机同为痰涎壅塞于肺，且病位亦同，故均可用葶苈房大枣泻肺汤。上述种种用法，形式上虽表现为一病可用数方，一方可治多病，但实质上仍然反映了病与证相结合的辨证论治精神。

关于张仲景在用药的特点，既重视发挥单味药物的主治功能，又注意药物经过配伍组合后的协同作用，同时对于药物的加减变化以及药物的炮制、煎煮方法等都有较为精详的论述，现分别简述如下。

1. 重视单味药物的主治功能：如用苦参之杀虫除湿热以治狐惑病阴部蚀烂；用常山或蜀漆以疗疟疾；用百合以治百合病；用茵陈、大黄以利胆退黄；用黄连泻火解毒以疗浸淫疮；用鸡矢白散以治转筋入腹等，均含有专病当用专药的意义。

2. 注重药物经过配伍所发生的协同作用：例如桂枝一药，配伍应用于不同方剂中，可以从多方面发挥其效能。如桂枝汤、黄芪桂枝五物汤，用以调和营卫；枳实薤白桂枝汤、炙甘草汤用以宣通阳气；

五苓散、苓桂术甘汤，用以温化水饮；桂枝加桂汤、桂苓五味甘草汤，用以下气降逆；小建中汤、黄芪建中汤，用以健运中气；乌头桂枝汤，用以散寒止痛；桂枝茯苓丸、温经汤，用以散结行瘀。又如附子的配伍应用，配合干姜，可以增强回阳救逆之力；配合白术，可以收到温散寒湿之效；配合薏苡仁，可以缓急止痛；配合乌头，可以峻逐阴邪；配合粳米，可以温中除寒，降逆止痛；配合大黄，可以温阳通便，攻下寒积；配合黄土、白术等，可以温脾摄血，用治下血。再如麻黄的配伍应用：麻黄与白术同用，可以并行表里之湿；麻黄与杏仁、薏苡仁同用，可以解表除湿，风湿并治；麻黄与石膏同用，可以发越水气，用治风水或哮喘；麻黄与厚朴同用，可以散饮降逆，用治咳而脉浮之证；麻黄与射干同用，可以宣肺化痰，用治咳而上气，喉中痰鸣如水鸡声；麻黄与乌头同用，可以发散寒湿，温经止痛，用治寒湿历节，不可屈伸之证。如上所举，可以看出药物在原有功能的基础上，经过适当配伍，更可增强疗效，扩大适应范围，这在《金匮要略》中有很多实例。

3. 注重药物在方剂中的加减变化：《金匮要略》遣方用药，加减变化，灵活自然，充分体现了按法立方，据证用药的原则。例如治疗胸痹病，但解胸痛，用瓜蒌薤白白酒汤；如因水饮上逆而症见不得卧者，则加半夏以降水饮，成为瓜蒌薤白半夏汤；如再加"胸满，胁下逆抢心"，则加枳实、厚朴、桂枝，以降胸中胁下之气，成为枳实薤白桂枝汤。又如《痰饮病篇》中，记述了用小青龙汤治支饮咳喘所出现的变证，改用桂苓五味甘草汤以后用药的加减变化，都是属于随证加减药物的范例。所以唐容川曾说："仲景用药之法，全凭乎证，添一证则添一药，易一证亦易一药。"这是完全符合实际情况的。此外，《金匮要略》对于药物分量的加减，也是很考究的，如桂枝加桂汤的加重桂枝；小建中汤的倍用芍药；通脉四逆汤的重用干姜；厚朴三物汤之重用厚朴等，体现了方剂的命名，亦含有辨证论治的意义。

4.注重药物的炮制、煎煮方法。例如附子的用法，如用以回阳救逆者则生用，且须配以干姜；如用以止痛者多炮用，不须伍以干姜，故《金匮要略》中附子多为炮用。它如发作性的疝痛，或历节疼痛不可屈伸，则用乌头，因为乌头止痛作用较附子更强，但须与白蜜同用，既能缓和乌头的毒性，又可延长药效。又如用甘草干姜汤治虚寒肺痿，方中干姜炮用，辛通而兼苦降，开后世温上制下法之先例。再如茵陈蒿汤的煎药法，先煮茵陈，后入大黄、栀子，因为后入大黄、栀子，可以峻攻其热，久煮茵陈，则可缓出其热中之湿。这些制剂的方法，都是《金匮要略》作者总结前人经验，并通过自己的实践证明，是行之有效的。

总之，张仲景以实事求是的精神，从整体观念出发，运用朴素的表达方法，对疾病的病因、发病和每一种病的理法方药都有详略不同的论述，结合自己的临床经验创立六经辨证论治理论体系，科学、形象、真实地反映了疾病发生、发展和变化的规律。不仅为外感病确立了行之有效的治疗方案，而且为诸多内伤杂病的治疗提供了依据。后世的八纲辨证、三焦辨证、脏腑经络辨证等也多源于此，都能在《伤寒杂病论》中找到其思想踪迹。六经辨证论治理论的出现对后世中医学的发展起到了绝对的主宰作用，它透过现象看本质彻底否定了仅凭患者口述或外在症状来判断疾病性质和治疗方法的主观诊断法，体现了科学性和创新精神，又具有中华民族文化实事求是的独特性，为中医学奠定了扎实的基础。

四、仲景后世影响

ZHONGJING
HOUSHI
YINGXIANG

仲景带给后世医家哪些影响？恐怕一千个中医人有一千个不同的答案，但在众多医家对于仲景精神与医术的体悟中，我们也能看到共性，看到那些能穿透时光而依旧卓越先进的临证法则与医学思想。

1.脉证结合治病，首创"辨证论治"原则

相传中医脉学的源头在扁鹊，《史记·扁鹊仓公列传》中说"至今天下言脉者，由扁鹊也"。扁鹊是历史上第一个熟练运用望闻问切四诊法的医生。到了秦汉时期，三部九候脉诊法与寸口脉诊法同时存在。张仲景多运用三部九候脉诊法，有时也突出寸口脉诊。在脉法上创立了切合伤寒病机理的脉诊规范。三部九候脉诊法是综合

对比颈部人迎脉、手腕寸口脉、足背趺阳脉三个部位的脉象变化进行诊断的一种方法。而张仲景在《伤寒杂病论》中善用寸口脉诊断十二经脉、五脏六腑和卫气营血等全身性疾病；善用趺阳脉诊断杂症，尤其是脾胃疾病。

张仲景在《内经》《难经》的基础上将寸口脉诊和三部诊法巧妙结合，既以寸口脉法为主，又不抛弃三部九候脉诊法，这种方法大大降低了疾病诊断的误诊率。尽管这时他还未系统讲述寸口脉诊，但却为后世独取寸口脉诊法开拓了新前景。

将脉证结合是张仲景脉法的特色，不但揭示了常见脉象的形态学特征，而且把脉象作为揭示病因、判断病位、辨别病性、阐述病机、确立病证、治则处方、判断疗效及预后的重要客观依据。更重要的是，张仲景既重视脉象在四诊中的决定作用，又善于把脉与证有机结合起来，他写的大部分的条文是有疾病的证候、脉象、主治方剂及药物组成这些内容的，而脉象的参入，将中医辨证更加丰富起来，把脉与证作为辨证之依据，开创了脉证合参的思想体系，并由此建立起"脉、证、方、药"的医学模式，而这种脉、证、方、药相关的观点为今后的"脉方相应"理论提供了有力的支持。自仲景之后两千余年来，这种"脉方相应""脉证合参"的诊疗模式一直影响至今，并在临床上得到了切实的认证。

如浮脉属阳，反映气血趋表，六淫中风邪、热邪都可以导致脉浮，《金匮要略·藏府经络先后病脉证第一》中就有"风令脉浮""浮则为风"的描述。然而在《中风历节病脉证并治第五》篇中，浮脉主血虚。《伤寒杂病论》中有许多这样的描述，同一脉在不同背景下，意义不一样。这就要求医者始终脉证合参，综合考虑。脉象还可辨别病性，浮脉为太阳病的主脉，反映邪气犯表，正气抗邪，气血奔涌于外，可知病性为实，可用汗法。如"脉浮者病在表，可发汗"。

同样阴血亏虚，阴不敛阳，阳气浮越也会导致脉浮，如《金匮要略》消渴病出现浮脉为阴血不足，阴不敛阳、阳气浮越的虚证。

脉象可以辅助辨明病机，《伤寒杂病论》常用脉象言病机，如"太阳中风，阳浮而阴弱。阳浮者热自发；阴弱者汗自出。啬啬恶寒，淅淅恶风，翕翕发热，鼻鸣干呕者，桂枝汤主之"。阳浮提示卫阳抗邪于外，阴弱反映营阴不能内守，阳浮阴弱，说明桂枝汤证卫强阳弱的病机。

张仲景创立六经辨证体系，每一经都有典型的脉证提纲，用来指导该经辨证。如"太阳之为病，脉浮，头项强痛而恶寒"，即通过脉浮与头痛项强的主症诊断为太阳病。

通过脉证合参，病证即立，法随证出，法定方出，病脉证治过程环环相扣，仲景熟谙这套病脉证治体系，往往直言某脉后立法处方，如"脉浮者病在表，可发汗，宜麻黄汤"。

脉诊能动态反映气血阴阳的变化，结合已知证素后，就能凭脉推测处方的效果，如《金匮要略·五藏风寒积聚病脉证并治第十一》中"太阳病先发汗不解，而复下之，脉浮者不愈。浮为在外，而反下之，故令不愈。今脉浮，故在外，当须解外则愈，宜桂枝汤。"判预后生死："肺死藏，浮之虚，按之弱如葱叶，下无根者，死。"

虽然我们习惯上将其称为仲景脉学，但并非仲景一人之功。张仲景的脉学是集前人智慧又结合自身临床经验而历一生所成，诚如他自己所说："勤求古训，博采众方。"不可否认的是仲景为后世脉学形成奠定了坚实的基础，至今仲景脉学在临床上依旧被很多临床医生奉为圭臬，为人类的健康继续发挥着巨大的作用。

六经辨证是张仲景确立的外感热病的辨证纲领。张仲景将外感热病演变过程中所表现的各种症状，并根据人体抗病力强弱，以及病变的进退缓急等各方面进行分析综合，找出其一定的演变规律，归纳其证候类型，所以《伤寒论》每篇首载有"辨病脉证并治"六经病证是六经所属脏腑经络的病理变化，反映于临床的各种证候。凡风寒出客于表，反映太阳经表不协，营卫失调便是太阳病邪正相争，表邪不解，分争于表里之间，便是少阳病病邪由表入里，反映出胃家实，便是阳明病至于三阴病的证候，则是以邪入于脏，阴盛而阳衰，抗病力下降，全身机能减退为其特点。太阴脾，反映出脾胃虚寒，少阴君相之火，反映出心肾阳虚的证候厥阴肝木，反映阴盛阳衰，阴极阳复的寒热错杂的证候。并提出合、并病、直中、越经传的理论。

仲景的六经辨证，是适应伤寒病特色的独特辨证方法。后代医学家又举一反三，创立更多适应不同外感病的辨证法。如叶天士创温病"卫气营血"辨证学说，吴鞠通继承刘完素的"三焦"辨证论治，都是在伤寒六经分证的理论基础上独成体系的，从而完备了外感热病的辨证论治纲领。正如叶天士所说"辨卫气营血，并与伤寒同，若论治法则与伤寒大异也"。《气伤寒论》中传变"伤寒一日太阳受之、伤寒两、三日，阳明、少阳证不见者，为不传也""伤寒三日，三阳为尽，三阴当受邪"。可见《伤寒论》传变是太阳阳明少阳，三阴而卫气营血传变的一般规律是由表及里，卫分→气分→营血分，三焦病候的传变由上焦手太阴开始传入中焦为顺传，由上焦肺传入心包为逆传中焦病不愈，多传入下焦肝肾。可见《伤寒论》六经辨证纲领对温病学说理论的创立有着很大的启发作用。

六经辨证法把脏腑经络有机地联系起来，是中医整体观的体现。仲景以三阳经统摄六腑以三阴经统摄五脏。在疾病的进程中各病变常会累及所系的脏腑，通过经络的联系和气血运行，而形成表里关系，如膀胱为太阳之腑，太阳表邪不解，传入腑影响膀胱气化功能，以致水气内停，可见小便不利，少腹里急，渴欲饮水等。胃与大肠为阳明之腑，胃肠燥热，腑气不通，就会出现腹满疼痛，拒按、便秘等胆为少阳之腑，胆火上炎则口苦、咽干、目眩等。此外，经络内属脏腑，外络于肢节，如足少阳经络起于目锐此眦上抵头角，下耳后，从缺盆下循脚胁，所以少阳病有耳聋、目眩、胸胁苦满等症。

仲景六经辨证是八纲辨证的系统化、具体化。八纲辨证即分阴阳、寒热、虚实、表里论治疾病，抓住主要矛盾。六经中太阳、阳明、少阳称为三阳，太阴、少阴、厥阴称为三阴。一般说来，三阳病多属热证、实证，概为阳证；三阴病多属寒证、虚证，概为阴证。故曰"病有发热恶寒者，发于阳也无热恶寒者，发于阴也"。表里是分析病位的纲领，一般太阳属表，其他各经病变属里，但表里概念又是相对的，三阳病变属表，三阴病属里寒热是辨别疾病性质的纲领，如"患者身大热，反欲得近衣者，热在皮肤，寒在骨被身大寒，反不欲得近衣者，寒在皮肤，热在骨髓也。"虚实是辨别邪正盛衰的纲领，如"发汗后恶寒，虚故也不恶寒但热者，实也"。所以六经辨证的具体运用，无不贯穿着阴阳、表里、虚实、寒热，后世所说的八纲辨证，来源虽出于《内经》，也是从《伤寒论》中得到启发而加以系统化的

张仲景在《伤寒论》中用六经辨证把脏腑、经络、八纲有机地结合起来，既能辨阴阳表里，又能辨寒热虚实，既辨伤寒外感，又辨杂病内伤。它是理论与实践的结合，是具有朴素的唯物主义和辩证法的思想。六经辨证的思想为中医的辨证论治体系的形成和发展打下坚定的基础，后世提出的其他辨证方法，均受到其影响和启发。

2. 仲景《伤寒杂病论》方剂成为后世流传不断的"经方"

一部方书能流传至今而仍具有学界公认的实践价值，必然与其

临床实用性有着必然的联系，而仲景学术的精髓，也凝炼在一首首经典方剂之中。

经方有广义与狭义之别，其广义乃是指古人著名医著中所列众方，其狭义则是指仲景《伤寒杂病论》众方。显然，不论哪一个维度而言，仲景之方都被视为经典，甚至可以说经方源头。这就值得我们探索其中的渊源。

（1）六经辨证法提高用方精准性

张仲景在六经辨证论治前提下立法组方，层层深入，有顺有逆，示人以"证"，分属六经，并将此原则贯穿终始。将疾病症状分组，归入不同经脉群，这是中医整体论治的体现，方药配伍也按经脉脏腑来用药，这就大大提高了用方的精准性。如《伤寒论》中所言最多的太阳病，发病部位常为"头项强痛"，与太阳膀胱经脉"上额，交巅，入络脑，还出别下项，连风府"的循行相合；又如阳明病论中有身热，烦渴，目痛，鼻干，不得眠，不恶寒反恶热者，为阳明经病，而阳明胃经循行起于鼻翼两侧（迎香穴），上行至鼻根部，旁内足太阳膀胱经（睛明穴），向下沿鼻的外侧（承泣、四白），与阳明病发病部位相合；又如少阳病的主证，口苦，咽干，目眩，与少阳胆经循经部位相合（其脉始于目内眦，从耳后，入耳中，挟咽，出颐颔中），由于少阳病乃邪伤少阳经脉，故口苦，咽干，目眩；太阴病为腹满而吐，食不下，时腹自痛，而太阴脾经其脉布胃中，络于嗌，寒邪传太阴时，故腹满，时腹自痛，而寒邪循脉犯胃，故吐，食不下；少阴病，脉微细，但欲寐，乃邪传少阴经故但欲寐，因少阴肾经是主所生病者，嗜卧，但欲寐；厥阴病，邪至其经，从阴则化寒，从阳则化热，故论中有先厥，后发热而利者，必自止，又厥阴之脉，起足大趾，循股内，入阴中，循阴器，抵少腹，贯心隔，当邪循经，上逆隔中，故气上撞心，心中疼热也。

张仲景针对六经主证、主脉各设主方应对，方证对应，后人运用起来简单实用。再在主方的基础上灵活变通、随症加减，如太阳病表虚证，方用桂枝汤解肌发汗、调和营卫，方中桂枝与白芍搭配，一散一收，既祛风解肌，又可益阴和营，复用甘草、生姜、大枣顾护脾胃扶正祛邪；针对太阳表实证，组麻黄汤治之，麻黄与桂枝合用，辛温发汗，解表散寒；针对阳明病热证，用白虎汤治之，方中并用石膏与知母，辛寒甘润，泻火润燥；而阳明实证，则投之以大承气汤，方中大黄与芒硝共用，攻下里实，通腑泄热；在少阳经证，治用小柴胡汤，方中柴胡与黄芩搭档，和解少阳，通利枢机太阴为病，宜选四逆汤、理中汤等，多白术与干姜同用，温中散寒，健脾除湿；少阴虚寒，投以四逆汤，方中附子与干姜合参，温补脾肾，回阳救逆；厥阴为病，治以乌梅丸，黄连与附子配对，阴阳交互，寒热并施等。

（2）重视脏腑经络传变影响

脏腑经络是人体不可分割的整体，而六经证候的产生，即是脏腑经络病理转变的反映。仲景重视传变，认为在疾病发展的过程中，各经病变常会累及所系的脏腑，从而出现相应脏腑的证候，遣方用药时不仅注重脏腑的特性，而且注意脏腑之间的密切联系，从整体出发多脏器并调。如太阳之腑为膀胱，太阳表邪不解时，传入于腑而影响膀胱气化功能失常，最终导致三焦气化不利，以至水气内停，症见小便不利，少腹里急，烦渴或渴欲饮水，水入则吐等，以五苓散治之，方中泽泻咸寒，咸走水腑，寒能胜热；佐二苓之淡渗，通调水道，下输膀胱，则水热并泄；以白术温燥之性，健脾助土，培土利水；以桂枝之辛温，宣通阳气，蒸化三焦以行水；泽泻得二苓下降，利水之功倍，则小便利，而水不蓄；白术借桂上升，通阳之效捷，则气腾津化，渴自止，全方虽立足于利水，而实则着眼于调理脏腑的整体气化功能。

阳明之腑为胃与大肠，邪入阳明，胃燥热甚，津液受伤，而症见身大热、汗自出、不恶寒反恶热、口干舌燥、烦渴不解，甚而胃肠燥热实结，腑气不通，则出现潮热谵语、手足濈然汗出、腹胀满疼痛、拒按、大便秘结等症。阳明热证，方用白虎汤，方中石膏辛寒，辛能解肌热，寒能胜胃火，寒能沉内，辛能走外，此味两擅内外之能；知母苦润，苦以泻火，润以滋燥甘草、粳米调和于中宫，且能土中泻火，全方以辛散火、以寒伏火，顾及胃喜润恶燥故借知母之性以泻火润燥，又恐苦寒损脾败胃故加甘草、粳米和中，寒剂得之缓其寒，苦剂得之平其苦，如此则无伤损脾胃之虞。阳明腑实证，方用大承气汤，方中厚朴消气奎，积实破气结，有鼓风扬帆之意；芒硝润燥软坚，大黄泻热攻积，存疏通航道之心，体现了天人相应的整体思想。

少阳之腑为胆与三焦，邪袭少阳，胆失疏泄，三焦气化失司，阳气郁遏，不能外达则恶寒，蓄积得通则发热，故成往来寒热之势；邪结肋下则胸胁苦满，胆火内郁则心烦、默默不语；木不疏土、胃失和降则不欲饮食胆火犯胃，灼津耗液则口渴；波及太阴，脾络不通则腹中痛；三焦气化不利，水道不通则小便不利；水饮内停，上凌心肺则或心下悸，或咳，仲景通过整体把握其病机的动态变化后，确定少阳枢机不利、胆失疏泄为其核心病机，其余病机皆由此衍化而来，故制定了枢转少阳的治法，依法立方，组小柴胡汤，方中柴胡气味轻清，善于宣透，能疏解少阳郁滞，助少阳之气外；黄芩苦寒，能清胸腹蕴热，是胆火内泻于里半夏开散结气，与生姜合用可调理脾胃升降而降逆止呕；用人参、甘草、大枣益气和中，扶正祛邪，以防转入太阴而为病，全方配伍严谨，思维缜密，从整体上把握疾病演变的趋向，深得未病先防、既病防变的思想精髓。

太阴之脏为脾，脾阳不振则运化失常，脾虚脏寒，寒湿停滞则可出现腹满而吐、食不下、自利、时腹自痛等症，方选理中汤，方中干姜暖脾散寒，白术燥湿健脾以复，脾运化升清之能；甘草、人参益气和中，有扶正祛邪之功，从整体上把握太阴病的实质，祛邪同时兼顾扶正。

少阴之脏为心与肾，心肾虚衰则气血不足，出现脉微细，但欲寐、恶寒、蜷卧，甚至手足厥冷、下利或吐逆等阳气虚衰、阴寒内盛之证，若心火过亢而肾阴不足，则见心中烦、不得眠、咽干、舌质绛、脉细数之阴虚热甚之证，从脏腑的角度对少阴病的关键病机进行了阐述，将少阴病病机区分为寒化证和热化证，针对少阴病寒化证，提出回阳救逆的治法，方用四逆汤，方中附子温补肾阳，干姜温中散寒，姜附配合，附子走而不守，干姜守而不走，可是阳气迅速敷布全身，且温阳力大而持久；炙甘草甘温益气补土纳火；姜、附得甘草，可通关节走四肢，有逐阴回阳之功；甘草得姜、附，鼓肾阳温中寒，有水中暖土之力。

厥阴之脏为肝木，肝居中焦，内寄相火，有枢转阳气之功，主司阴、阳气的转接，肝失疏泄则可致阴阳之气不相顺接而为病，相火失于敷布则内炽，横逆犯胃则心中疼热，消灼阴液则见消渴，火盛消谷则易饥，木不疏土则不欲食；相火内郁，不能下温，则脾虚肠寒，故见下利，仲景首先抓住厥阴肝木的致病特征，从相火失布入手，把握木与土之间的病理机转，提纲挈领，直中要害，以清上温下之法治之，方选乌梅丸，方中乌梅酸温，伏其所主；配黄连泻心而除疼，佐黄柏滋肾以除渴，先其所因；椒、附、辛、姜大辛之品并举，不但治厥阴阴邪，且肝欲散，以辛散之；又加桂枝、当归，是肝藏血，求其所属寒热杂用，则气味不和，佐以人参，调其中气；以苦酒渍乌梅，同气相求；蒸之米下，资其谷气；加蜜为丸，少与而渐加之，缓则治其本。

（3）气血失和影响病机，论病气血并治

张仲景在组方时十分重视气血失和对六经病形成、发展所产生

的影响，对六经病进行论治时多气血并治。如《伤寒论》太阳病篇中，太阳中风证之病机为营卫不合、卫强营弱，故以桂枝汤调和营卫为主方，其中"卫"指的是卫气，"营"指的是营血，方中桂枝辛温，解肌祛风以治卫强；芍药苦泄，益阴和营以治荣弱，二药相伍，气血兼顾，共奏调和营卫之功。又如阳明病脾约证，用麻子仁丸润燥通幽，方中大黄与杏仁合用，大黄清热泻火，通便解毒，活血化瘀；杏仁苦泄降气，止咳平喘，润肠通便。二药合用，一血一气，一润一泻，一脏一腑，宣肺利水，活血通便，通过气血双调来组方治病。再如太阳病误下，表邪内陷，因体质之异而有病兼太阴、阳明之别，兼太阴者，多腹满时痛，治用桂枝加芍药汤；兼阳明者，则多大实痛，治用桂枝加大黄汤，两方中桂枝辛温解散表邪，芍药苦泄益阴活血，大黄苦寒以通实滞，体现了仲景调气和血、兼通阳明的组方思路。

（4）组方严谨，灵活化裁

张仲景对方剂组成以及药物的加减化裁等，均作了严格的规定，从方药的组合方面看，以单方、小方、大方、合方、加减方等不同的组合形式，依据君臣佐使、重病机、抓主证、双向调节、注重平衡等原则进行组合，使方剂产生不同的功效，以满足临证辨治的需要，从而确立了方剂学严谨的组方原则。

如桂枝汤用治发、热恶风、汗出脉浮缓之太阳中风证，方以桂枝为君，解肌祛风；芍药为臣，敛阴和营，二药相须为用，共奏解肌桂风、调和营卫之效；生姜辛温，佐桂枝发散表邪；大枣甘温，助芍药敛阴益营，二药以相须为用，同为辅佐之品；甘草甘平，调和诸药，益气扶阳，以为使药，全方药虽仅五味，却针对病机、紧扣主证，充分体现了君、臣、佐、使的配伍原则；此外桂与芍相伍，刚柔相济，开中有合，散中有收，充分体现了双向调节、注重平衡的组方原则；桂枝汤由此而被后世医家称为"千古名方"，被收入中医院校《方剂学》教材，成为方剂组方原则的典范之一，至今仍被广泛地应用于临床。

（5）用药精专，组方精炼

明代医家张介宾在《景岳全书》中说："观仲景之方，精简不杂，至多不过数味。"确实，仲景方的鲜明特色是用药少而精，组方简洁。

仲景方共计252首，其用药由八味以内的药物组成的方剂占全部仲景方的91.7%，其中由一味药组成的有13首，两味药组成的有35首，三味药组成的有45首，四味药组成的有41首，五味药组成的有37首，六味药组成的有27首，七味药组成的有25首，八味药组成的有8首。显然，在四味药以内组成的方剂占全部仲景方的一半以上。

张仲景全部方剂都是由几类基本方剂衍化发展而来。如柯韵伯在《伤寒论翼》中说："仲景立方，精而不杂，其中以六方为主，诸方从而加减焉。凡汗剂皆本桂枝，吐剂皆本栀豉，攻剂皆本承气，和剂皆本柴胡，寒剂皆本泻心，温剂皆本四逆。""栀豉""承气""四逆"之类，用药不多，三五味而已，颇为简明。

（6）善用有毒之品，取其峻猛效力

张仲景善用性猛之有毒之药，而治重病大病见长，虽然其配制有毒之药，药味不多，然药力峻猛，攻坚克难，功专效著。如《伤寒论》第323条云："少阴病，脉沉者，急温之，宜四逆汤。"少阴脉沉，阳气大虚，阴寒极盛，治宜急温，四逆汤中用生附子一枚，辛温大热，祛寒回阳。若阳气将脱，脉微欲绝，阴盛格阳，则予通脉四逆汤，附子更是"大者一枚，生用"，以破阴回阳救逆。

从现代临床报道看，仲景方中应用毒性药物不但剂量独大，且药味少，功效专宏。如《金匮要略》中的乌头汤，药用川乌五枚，另加麻黄芍药黄芪炙甘草各三两。主治寒湿历节。症见关节剧痛，不可屈伸，畏寒喜热，舌苔薄白，脉沉弦者。现代主要用于风湿性关节炎、类风湿关节炎、小儿风湿性舞蹈病、椎管狭窄、坐骨神经炎、腰腿痛等。这些疾病发病率高，病程长，致残率高，又易于复发，严重威胁人们的健康和生活质量。本病的临床治疗缺少有效手段，一直是医学界面临的棘手问题。然而，一些中医学者运用仲景方乌头汤治疗本病取得了较好的疗效。

（7）多用平和之品

仲景组方，善用峻药，然而更多的是平和之药。仲景方中所使用的药物大多数性质平和，毒性较小或者没有副作用。以《伤寒论》为例，方中用药味，几乎大多是寻常应用之物。用药多少按频次排列，甘草方、桂枝方、大枣方、生姜方、芍药方、干姜方等。其他出现频次较高的药物有白术、蜜、杏仁、枳实等。这些药物都是较为寻常平和之品，其中应用最多的姜、草、枣，又是常食用之品，资源丰富，价格低廉，还能屡建奇功。《金匮要略》云："妇人脏躁，喜悲伤，欲哭，象如神灵所作，数欠伸，甘麦大枣汤主之。"甘麦大枣汤虽仅三味药，其中小麦、大枣为平常食物，但其甘润养心液，安心神，去悲伤的功效颇好。再有百合地黄汤，药仅两味，且百合为药食两用之品，滋肺生津入气分，配以生地黄汁养心益营凉血分，两药相辅相成，又伍以泉水下热气，利小便。可谓功能专精，确能收清心安神良效。

3. 强调"治未病"思想，防治结合

张仲景重视"治未病"，在脏腑经络先后病脉证第一指出"若人能养慎，不令邪风干忤经络"。《伤寒论》从各个方面加以叙述，

饮食上"服食节其冷，热苦酸辛甘"，"春不食肝，夏不食心，秋不食肺，冬不食肾"。房事上"房室勿令竭乏"。若得病，"适中经络，未流传脏腑，即医治之""四肢才觉重滞，即导引、吐纳、针灸、膏摩，勿令九窍闭塞"。论述了养慎的重要性，指出摄生养慎对未病前预防疾病有积极意义，并介绍了具体的预防措施。提示人若能内养正气，外慎风寒，与自然界四时气候相适应，就是可以抵御外邪侵袭，避免疾病的发生，这是预防疾病关键之所在。

作为防止疾病传、变的一种有效手段，仲景十分倡导"已病早治"。在《伤寒论》中，"邪风之至。疾如风雨，故善治者治皮毛，治五脏者，半死半生也"，"凡人有疾，不时即治，隐忍冀差，以成痼疾，小儿女子，益以滋甚，时气不和，便当早言，寻其邪由。及其腠理，以时治之，罕有不愈者。患人忍之，数日乃说，邪气入藏，则难可制。此为家有患，备虑之要。凡作汤药，不可避晨夜，觉病须臾，即宜便治，不等早晚，则易愈矣。若或差迟，病即传变，虽欲除治，必难为力"，由此可见早期诊断、早期治疗的重要性。在疾病初发，邪位浅表时，及时诊断，把握病机，牢牢控制疾病发展，将损害降至最小。

在《伤寒论》六经辨证体系中无不贯穿着既病防变的思想，包含了各种各样的传变规律及相应的治疗方法，传变规律中，包含越经传、循经传、表里传，等等。《伤寒论》中，若病在太阳，需防止病邪内传入他经，可用柴胡、白虎、四逆等方法；若病在太阴，则"当竭之，宜服四逆辈""血弱气尽，腠理开，邪气因入，与正气相搏，结于胁下，正邪分争，往来寒热，休作有时小柴胡汤主之。服柴胡汤已，渴者，属阳明，以法治之"，则是用小柴胡汤治疗处于阳明和太阴之间的少阳病，体现了"既病防传变"的原则。

在《伤寒论》中，"未盛防盛"是在特殊情况下防止病情转盛的一种治疗措施，即病情发展迅速，即将显露危象。"发汗不解，腹满痛者。急下之，宜大承气汤"，是腑实已成，而微露津伤之象，若不乘此急下，势必燥热燔灼，燎原莫制。从而体现了"急下之证固多凶险，而急下之法则不必将病情凶险而后用之"。

《伤寒论》所言"一逆尚引日，再逆促命期"。指出所有急重病症，都有一个从量变到质变的过程，若能防微杜渐，在关键时刻把握救治之法，即可转危为安。《伤寒论》第323条"少阴病，脉沉者，急温之，宜四逆汤。"其脉沉提示阳气大衰，少阴虚寒本质已露，故当"急温"以救其阳，否则延误病机，吐利、厥逆之症旋即接踵，难以收拾。此时防逆，至关重要。

仲景重视新愈防复，这是在疾病恢复期，为促进康复，防止病情复发而采取的防治措施。疾病初愈，机体气血尚虚，阴阳未平或余邪未尽，此时若调养不慎，不但可以使病情复发，甚至可危及生命，所以应采取一定措施加以预防。《伤寒论》第393条"大病差后，劳复者，枳实栀子汤主之"；第398条"以病新差，人强与谷，脾胃气尚弱，不能消谷，故令微烦，损谷则愈"，以上内容既是张仲景临床经验的总结，又提示病后护理的重要性。

张仲景注重与临床结合，故而比较偏重于已病早治，既病防变，其治疗主法丰富，可以说将治未病思想推到了一个新的高度，有着划时代的意义。

当代治未病思想已经在临床广泛应用，针对各种疾病采用各种传统中医疗法如火罐疗法、砭石疗法、艾灸疗法、刮痧疗法、督灸疗法、耳穴压豆、穴位按摩、砭石疗法等，以中医辨证施治、整体观念、阴阳五行相结合，从内到外调理整体脏腑功能，从而达到预防疾病、养生保健、增强体质、防病抗衰的功效。

冬病夏治也是现代治未病方法之一。所谓的"冬病"是指某些好发于冬季，或在冬季加重的病变，如呼吸系统疾病、风湿与类风湿性疾病、消化系统脾胃虚寒疾病。"夏治"是指趁着夏季这些病情有所缓解、未发作期，辨证论治，适当地内服和外用一些方药，以预防冬季这些疾病复发，或减轻其发病症状。这种治法有很多，包括穴位贴敷、通督温阳灸、归元灸、温筋通痹灸、拔罐疗法、刮痧疗法等，其中穴位贴敷——三伏贴是目前最传统治疗方法之一。"三伏天"是一年中最热的季节，也是阳气最旺盛的时候，此季节人体的毛孔开放、经络敏感、血脉通畅，易于吸收，利用大自然的阳气旺盛，再加上特定腧穴的刺激，以激活体内阳气，达到"天人合一"。由于其效果显著，无毒副作用，得到广大群众的认可，成为目前治疗疾病、养生保健的重要手段。

体质调理也是治未病法之一。医疗机构可采集服务对象的四诊信息，依据标准辨识出体质类型。根据每位服务对象的体质特点，制定出适宜的养生方案。方案包括易患疾病、养生原则、饮食养生、精神养生、起居养生、药物养生、四季养生、节气养生、经络养生等。对患者的生活方式进行全面的干预，并对患者进行定期的随访。在气候变化，节气交替时根据患者的具体体质特点发送健康提示或养生食谱等方面的短信，给患者及时的提醒，保证其按照制定出的养生方案调整自己的生活方式，以期纠正服务对象的偏颇体质，达到平和的体质状态，减少患病风险、防止疾病传变。

张仲景"治未病"思想是今天中医临床治未病的重要组成部分，至今仍在指导中医临床。随着人们生活水平的不断提高，医学模式向"生物—心理—社会—环境"的转变，追求健康、提高生活质量、预防为主的观念越来越深入人心，成为很多人的生活目标。加强中医健康文化宣传，普及"治未病"理念，引导群众科学养生保健，对于减轻医疗卫生负担，提高人们的生活质量和生命质量具有重要的现实意义。

心系苍生
道术相济

在绵延不绝的数千年中华文明史中，医药行业精英辈出，医圣张仲景是中华民族世代传颂的医药行业圣人与中华民族文化名人。医圣张仲景德术并重，不仅医德极高尚，而且医术极高明，有着"超越行业、超越地域"的道德影响力与科学影响力。在道德影响力方面，张仲景的医学伦理思想可凝练为"仲景精神"；在科学影响力方面，张仲景的医学科学成就可汇聚为"仲景学说"。"仲景精神"与"仲景学说"交相辉映，堪称医圣张仲景奉献给中华民族的伦理与科学并重的"双璧"。本章侧重于从医学伦理视角探析医圣张仲景医德为先、心系黎民的"仲景精神"之崇高境界。

张仲景之所以在中华民族历史长河中成为人所共知、举世公认的"医圣"、古代医药行业第一人，首先是因为其医德极高尚。这是由中华民族特有的"尚德"传统决定的。诚然，张仲景在医学科学领域作出了卓越的学术贡献。张仲景撰有原创性医学著作《伤寒杂病论》（晋代之后常分为《伤寒论》《金匮要略》这两大中医经典分别流传），书中精研伤寒、温病、内伤杂病、外感病等疾病的诊疗技术，极具创造性地提出"六经辨证"等诊疗原则。这些诊疗原则已经成为中医临床世代遵循的经典原则。由张仲景博览医书之后再结合理、法、方、药体系而研制出的113方已被尊称为中医学"众方之祖"。张仲景的医学科学成就不可谓不高明。但"医圣"中的"圣"这一字，在中华传统文化中一般用于指称人格最高尚、智慧最高超的人。凡是圣人，首要特征必然是人格最高尚，与此同时，行业成就也必然处于最高超的行列。也就是说，这位行业中的千古第一人，之所以被世代传颂，首先是因其"德"，即人格最高尚；其次才是因其"才"，即才华非常出众。这意味着，在才华方面，这位圣人必然是惊才绝艳的人中龙凤，与众多同行相比，行业成就也一定是处于最高超的行列之中，但行业成就未必是千古第一人，甚至未必是同时代的第一人。举例说明，武圣关羽在自己所处的三国时代，武学成就非常高，能过五关、斩六将，能温酒斩华雄，但单论武学成就，关羽必然不如吕布等人，这并不影响关羽成为千古传颂的武圣人。这是因为，武圣关羽人品极高尚，堪称武学这一行业中的千古第一人，有"义绝关羽"之称。与此类似，诗圣杜甫在诗歌行业中的成就也一定是处于最高超的行列之中，但未必是千古第一人。李白与杜甫同时代，二者在诗歌行业中的成就大致在伯仲之间。杜甫之所以获称为"圣人"，是因为杜甫创作的诗歌在伦理上关注黎民疾苦与家国情怀，有着"诗史"美誉，已达到极高尚境界。可见，要深刻理解医圣张仲景为何会成为中华民族医药行业第一人，并成为中华优秀传统文化中屈指可数的几位行业圣人，先必须从医学伦理视角把握"仲景精神"的时代价值，这一研究的重要性不亚于从医学科学视角探析"仲景学说"的学术价值。

除了至圣先师孔子，中国古代的其他圣人基本是来自于历代人民群众的口碑称颂而塑造成圣，"都是经民族文化的陶冶升华，或者经民间行业的崇敬膜拜而成为圣人的"。这意味着张仲景是"继往开来称医圣，并非帝王下诏封"。既然张仲景成为医圣是历代人民群众交口称赞的结果，那么，今天在中华民族中传播仲景精神就依然有着超越时间、超越地域的深厚群众基础与文化土壤。

习近平总书记指出："要保护好、传承好、利用好中华优秀传统文化，挖掘其丰富内涵，以利于更好坚定文化自信、凝聚民族精神。" 中华优秀传统文化与民族精神必然在医圣张仲景等行业圣人的思想和实践中有着精髓性体现。"仲景精神"蕴涵着中华优秀传统文化的医学伦理要旨。在新时代，从医学伦理视角探析"仲景精神"可从人命至贵、医药为务、坐堂行医、医济苍生、甘于奉献、大爱无疆等层面进行把握。

> 怪当今居世之士，曾不留神医药，精究方术，上以疗君亲之疾，下以救贫贱之厄，中以保身长全，以养其生。但竞逐荣势，企踵权豪，孜孜汲汲，惟名利是务，崇饰其末，忽弃其本，华其外而悴其内。皮之不存，毛将安附焉？
>
> ——《伤寒论·原序》

1. 人命至贵、医药为务

2020 年 8 月，习近平总书记在中国医师节到来之际向全国广大医务工作者致以节日的祝贺和诚挚的慰问："广大医务工作者要坚持人民至上、生命至上，崇尚医德、钻研医术、秉持医风、勇担重任，努力促进医学进步，为建设健康中国、增进人民健康福祉作出新贡献。各级党委和政府、全社会都要关心爱护医务工作者，弘扬先进事迹，加强业务培训，支持开拓创新，帮助解决困难，推动在全社会广泛形成尊医重卫的良好氛围。"这一段话，先是将医务工作者作为主体，从职业道德视角对新时代的医务工作者提出服务社会的倡议；再是将社会作为主体，从社会风气视角对全社会提出尊医重卫的要求。在医学伦理学领域，医务工作者和社会之间的关系，应当是良好的双向互动的辩证统一关系。"仲景精神"也包含这双向互动的医学伦理要求。医圣张仲景既批评医务工作者有失医德的不仁之事，也批评东汉末年众多社会力量轻视医务工作者的不智之举。在《伤寒论·原序》中，我们可以看到，在张仲景生活的东汉末年，社会上弥漫着"轻医说"的不良风气，并没有形成"尊医重卫"的良好氛围："当今居世之士，曾不留神医药"。这种不良风气是因为"医"在古代，直至宋代以前，长期被归入"巫医乐师百工"之流的技术性职业，不受尊崇。这种长期存在的不合理现象，后来因为宋太宗赵光义自己酷爱医学而被扭转。但在张仲景生活的东汉末年，当时社会与个人更为现实而普遍的追求是"竞逐荣势，企踵权豪，孜孜汲汲，惟名利是务"。像张仲景一样致力于治病救人、救死扶伤的医务工作者，并不会仅仅因为自己维护了广大患者病家的生命健康而获得较高的社会地位与较多的经济利益。这种在中国历史上曾长期客观存在的"轻医说"时代背景，被部分学者视为张仲景在《后汉书》《三国志》等正史中无传的重要原因之一。以正史《史记》为例，全书记载了从黄帝至汉武帝之间两千五百多年的历史，其中涉及的医家仅仅二十余人，而且大多数均是寥寥数语、一笔带过。正史《后汉书》《三国志》中为医家立传仅有2篇，即《郭玉传》《华佗传》。而且郭玉曾任太医丞，华佗也曾为曹操治病。郭玉、华佗均与"荣势""权豪"关系密切。张仲景虽然医术高明，但并未担任太医丞一类的朝廷医官，也未曾为曹操等政治家看诊，可能因此而被撰写正史的范晔、陈寿等历史学家认为不是应当予以立传的医家。

仲景精神中蕴含的"人命至贵，医药为务"的医学伦理境界之所以高妙，就在于医圣本人并没有被身边长期存在的"轻医说"的时代背景所束缚，而是通过自身的独立思考与诊疗实践中的深刻体验摆正了自己的职业价值观，因而至少在这一点上超越了当时社会的历史局限性。

（1）人命至贵

人命至贵，指的是人的生命健康最宝贵。这对于个人而言是如此，对于社会而言也是如此。就个人而言，人应当对自己的生命健康予以足够的珍视，也应反对为追逐名利而忽视自身健康，反对为了获取名利而不惜付出自己的生命健康为代价，这才是有智慧的理性选择。须知对个人而言，"荣势""权豪"等终归是身外之物，是"末"而不是"本"。人的生命健康才是身内之物，是"本"而不是"末"。在张仲景看来，忽视、舍弃自己的生命健康去追逐名利，是舍本逐末的不智之举。就社会而言，社会也应当对维护生命健康的医药行业人才予以足够的重视，应反对将医学视为"末流""末技"

的"轻医说"。事实上，"轻医说"现象的存在离不开中国传统社会中长期存在的较为轻视自然科学研究的风气。对于这种风气，我们可以从一些中医经典的署名情况进行探究。战国与汉代，是中医四大经典形成与传播的重要历史时期。《黄帝内经》《神农本草经》等经典医书的撰写者均选择了自隐其名，托名黄帝、神农等中华先祖。这些身为医学家的撰写者，一方面，不求自己因撰写这些经典著作而声名显赫，因而具有谦逊之美德；另一方面，可能也考虑到类似扁鹊、华佗等顶级医学家也会被蔡桓公、曹操等当权的患者所轻视与攻击，不能获得社会与患者对维护生命健康的医务工作者所应有的尊重与保护，因而也具有自保之智慧。

人命至贵，体现了"仲景精神"的批判性。在伦理学领域，"道德圣贤"代表着某一时代某一社会中寄托着"道德理想"的完美人物。道德理想，属于应然层面；道德现实，则属于实然层面。应然与实然之间，存在差异。圣贤既然心怀道德理想，便会想方设法推动现实向理想转变，并在这一过程中建功立业。一般而言，类似张仲景这样的"道德圣贤"都会憧憬一个更为美好的社会并愿意为此付诸实践、贡献心力。有破才有立，对于理想社会的憧憬，总是内在蕴藏着对于现实社会的批判。在张仲景看来，自己所在的东汉末年的社会，至少在医药行业存在个人层面、社会层面、行业层面的三大现实问题，即个人轻视生命健康、社会整体没有对医药行业予以足够重视、医药行业中临床诊断治疗的科研水平不足。首先，存在着个人轻视生命健康的现实问题。张仲景称之为"居世之士"的很多社会成员，自身的个人价值观存在本末倒置的现实问题。主要表现为过于重视追名逐利、过于轻视自身生命健康。记载在《黄帝内经》、马王堆医书等医学典籍中的医学理论，均包括大量的养生保健知识。但很多社会成员并不会去认真了解这些有益自己生命健康的科学知识，更不会按照这些养生保健知识来自律并改善自己的生命健康状况。其次，存在着社会整体没有对医药行业予以足够重视的现实问题。政府与社会，较少投入资源来发展医药行业，即不"重卫"。蔡桓公、曹操等病人讳疾忌医，既不了解医务工作者的专业水平已经发展到了何种境界（如曹操不了解华佗的医术已经高明到可以进行手术治疗的境界），也不惮于将自己对于疾病死亡的恐惧毫无理性地发泄到医务工作者身上（如蔡桓公意识到自己身患重病已经难以治愈就追捕扁鹊），即不"尊医"。第三，存在着医药行业中临床诊断治疗的科研水平不足的现实问题。"轻医说"的不良社会风气，会造成高素质人才不太愿意进入医药行业，这就会造成医药行业中长期存在人才短缺与从业者能力不足的现实问题。在《黄帝内经》《神农本草经》《难经》等中医经典成书之后，中医学还需要从抽象的、宏观的医学理论体系向具体的、规范的临床诊疗体系有所跨越。这就需要张仲景等高素质人才"留神医药，精究方术"，关注医药行业，投入大量时间精力来精心研究医药行业临床技术方面的方剂配伍与诊疗规范。正是因为张仲景通过独立思考，跳出了"轻医说"的窠臼，认识到了并坚信"人命至贵"，意识到了中医临床诊疗技术亟待自己进行规范化、体系化的创新突破，才以毕生之学、毕生之思撰写成为《伤寒杂病论》的皇皇巨著。

人命至贵，体现了"仲景精神"的实践性。在伦理学领域，"道德圣贤"不仅意味着此人具有观念层面的崇高"道德理想"，更意味着此人具有实践层面的建功立业的卓越行动能力。圣贤之所以罕见，就是因为很多人仅有理想，而不实践，或者缺乏成功的实践。张仲景意识到"人命至贵"之后，既开展了临床实践，也开展了科研创新实践。这些实践既需要勇气也需要动力。在临床实践方面，张仲景秉承"人命至贵"的医学伦理理念，实施了接诊研究大量伤寒传染病患者的伟大临床实践。张仲景以"虽千万人吾往也"的英雄气概，在东汉末年的伤寒大流行中，选择自己亲自充当"逆行者"，深入疫区，治病救人。在当时，伤寒是一种致死率相当高的烈性传染病。《伤寒论·原序》中记载张仲景自己宗族中因为此疫病"十室九空"。建安七子中的诗人曹植也在作品中记载了伤寒流行的惨状，可印证《伤寒论·原序》所言不虚。曹植《说疫气》一文中写道："疠气流行，家家有僵尸之痛，室室有号泣之哀。"据史书记载，建安七子中有5位是因感染疫病而去世的。依据1599年赵开美刊刻的《仲景全书》首列《医林列传·张仲景传》，张仲景因举孝廉而任长沙太守期间，伤寒大流行爆发。伤寒此病不仅有着高致死率与高传染率，而且病情复杂多变，当时很多医生即使勇于治疗也因自身诊疗能力不足而束手无策。时势造英雄。张仲景在收治了大量病情复杂多变的伤寒患者之后，发现有必要区分每位伤寒患者的病、证、症，这样才能较为科学地诊断病情再对症下药进行治疗。所谓"病"，指的是要对患者的伤寒进行分类定性并确认疾病的严重程度。所谓"证"，是指证候，侧重于伤寒发展过程中某一阶段的病理概况，如有风寒证与风热证之分。所谓"症"，指的是疾病的表现，这些表现中既有隐性的症状也有显性的症状。患者往往只向医生描述给自己带来最大肉体痛苦的一两种显性症状。患者的很多隐性症状需要医生认真采用"望闻问切"四诊之后才能获得。某些隐性症状（如舌苔颜色厚度）对于精准诊断病情有着重要作用。对于张仲景这样的临床诊疗体系创立者而言，接触并诊疗大量的、各种类型的、各种体质的伤寒患者既是难得的实践机会，也是危机四伏、九死一生的实践境遇。权衡利弊之后，张仲景秉承"人命至贵"的伦理原则，放下自己身为医者的个人生死荣辱，奔走于疫区，接诊伤寒患者，边诊疗边研究，其临床实践与科研实践已达到极高尚的伦理境界。

（2）医药为务

2021 年 3 月 23 日，习近平总书记在福建省三明市考察时强调：
"人民健康是社会主义现代化的重要标志。"2020 年 3 月 2 日，习
近平总书记同有关部门负责同志和专家学者就疫情防控科研攻关工
作座谈时指出，纵观人类发展史，人类同疾病较量最有力的武器就
是科学技术，人类战胜大灾大疫离不开科学发展和技术创新。这是
以"重要标志"四字界定了维护"人民健康"的医药行业在社会发
展中的必要地位，紧扣"医药为务"的行业价值观。又以"同疾病
较量最有力的武器"界定了医药技术的重要作用，阐述医学技术创
新对于人类生存与发展的不可替代性。医圣张仲景时时以医药为务，
对于伤寒等疾病的诊疗技术有创新突破，对于中医临床规范的"八
纲辨证"诊疗体系有空白填补。就医学伦理境界而言，张仲景选择"医
药为务"并非仅仅出于道德义务而行动，而是出于现实情境与真实
人性的观照，在德行分类上处于极高的层次。

医药为务，为何会成为医圣张仲景的人生选择？在人类社会结
构中，伦理道德不同于法律条文，本质上属于自律而非他律。凡自
律者，必然是既内化于心又外化于行，在思想上、实践上均无需任
何外在的制度、规范、舆论、监督等就能达到"从心所欲而不逾矩"
的伦理境界。张仲景选择"医药为务"并非受家族、社会、职业等
环境性因素影响。张仲景出生于儒学世家大族，而非医药世家。当
时建安年间"轻医"成风，选择"医药为务"并非顺应社会大势，
反而是逆潮流而动。在事业上，因为张仲景品行出众而获得举孝廉
任长沙太守，这意味着他已经正式跨入官员行列。可以说，用世俗
的眼光看来，张仲景的人生是比较顺利的，并没有来自于家族、社会、
职业等压力促使张仲景选择"医药为务"。这就意味着，"医药为务"
是张仲景个人的主动自律，而非被动自律。

"医药为务"是张仲景个人的主动自律。依据康德伦理学的"道德圣贤"理论,即使在思想上和行为上均无可挑剔的"道德理想"的完美代表,也有自律境界之分。自律境界,可分为被动自律与主动自律,其中主动自律高于被动自律。被动自律者,是道德教育的产物,是"教而后善",是指主体在接受高水平的道德教育之后能够对道德法则心悦诚服而再无需他律。但如果这一主体最开始没有机会接受道德教育,没有了解过种种道德法则,其思想和行为并不会自然地达到无可挑剔的"道德理想"层次。显然,张仲景不属于这一类型的被动自律者。来自家族、社会、职业等领域的道德法则并不会要求他以"医药为务"。被动自律为何在境界上高于主动自律呢?这是因为,被动自律者拥有完善的品格,但未必拥有幸福的生活。言语行为无可挑剔的君子如果属于被动自律者,其内心未必充满幸福感。相对于被动自律者而言,张仲景属于更高层次的主动自律者,是自由地、幸福地选择了自己一生真正的事业而"医药为务"。他不仅身在医药行业之中,也乐在医药行业之中。分析张仲景选择"医药为务"而属于伦理学领域主动自律者的原因,可以从义务要求、现实情境与真实人性这三方面进行考察。

　　首先,没有外在的义务要求张仲景以"医药为务"。据史料记载,张仲景十岁时曾拜师张伯祖学习医术,一段时间之后医术就已经超过其师,这足以说明他学医的天赋过人、天资聪颖。极高的天赋天资,正是圣贤类人才的必要条件。其师张伯祖并未阻拦张仲景走上自己作为儒学世家大族子弟的人生正轨——举孝廉当太守。张仲景自己在《伤寒论·原序》中也未提及其师或其家族长辈劝说自己以"医药为务",而是阐述自己从医的原因之一是自己看到史书中对扁鹊医术的介绍,从此念念不忘、心向往之。要知道轻医时代的史书中介绍医家的篇章是少之又少,张仲景却唯独对扁鹊篇心醉神迷,将扁鹊这样的顶级医药行业前辈作为自己的理想榜样,这当然不会是因为外在的义务要求,而是自己个人的天性热爱。这样的天赋、天资、天性,是与生俱来的,而不是后天培养的。有了与生俱来的热爱,才可能有自由幸福的主动自律。张仲景以"医药为务"殚精竭力却乐在其中,而且还觉得其他人居然不愿意以"医药为务"有些不可理喻。

其次,伤寒肆虐的现实情境为张仲景以"医药为务"提供了道德场。大疫出名医。张仲景十多岁就开始随其师张伯祖行医。人食五谷,生有百病。百病之中绝大部分属于常见病。如果不是后来伤寒大疫爆发,张仲景可能未必有机会达到极高的医学成就,可能会仅仅成为当时小有名气的一位高水平医务工作者。这是因为实践决定认识,创新性的、高水平的认识离不开多种多样的实践、反复实践;而且实践又需要一定的条件,这种条件是个人或者家族很难准备周全的。具体而言,如果要让伤寒成为张仲景的重点研究对象,那就需要他能接触到各种类型、各种程度、有各种并发症、有各种不同体质的大量伤寒患者,这样才能获得体系性研究必须获得的样本数量。举例说明,《伤寒论》将伤寒大致分为阴阳两大类共六种,分别是太阳、阳明、少阳、太阴、少阴、厥阴,这就意味着张仲景必须曾接触过这六种伤寒的大量病例,这样才能提出全面的、体系的六经辨证理论,否则就仅仅不过是片面的、价值有限的、不完全归纳的理论研究。伤寒肆虐的现实情境,为张仲景以"医药为务"对伤寒进行全面系统研究提供了将个人生死置之度外且"活人无数"的高尚医德实践机会。

最后,悲天悯人的真实人性为张仲景以"医药为务"激发了道德情感的共鸣。关于"利他"究竟是人类的天性还是后天的道德教育效果,是伦理学领域中存在的性善论与性恶论之争。但无论是孔孟学说还是西方美德伦理学,都承认人与人的先天人格之间存在一定的差异，也承认确实有天性较为纯良的先天人格存在，这就是所谓"不教而善"者。苏珊·沃尔夫在《道德圣贤》一书中，将圣贤分为仁爱圣贤、理智圣贤两种。道德情感在成就仁爱圣贤的过程中具有不可替代的作用。《孟子·公孙丑上》曰："恻隐之心，仁之端也。"悲天悯人的道德情感是主体仁爱美德的源头活水。仁爱圣贤会在实践中自然而然地产生情感的、仁爱的体验。相比较而言，理智圣贤会更看重基于功利的理性原则，如遵守群己边界可以寻求利己与利他的基本平衡点。杜甫也属于仁爱圣贤。"初闻涕泪满衣裳""漫卷诗书喜欲狂"是杜甫的道德情感表达。张仲景在《伤寒论·原序》中用"感往昔之沦丧，伤横夭之莫救"描述了自己在伤寒疫病横行的时代亲见亲闻的尸横遍野的悲惨景象，也表达了自己对于死于伤寒的众多患者抱有的深刻而真挚的同情。这种仁爱圣贤的道德情感，有着相对于芸芸众生的自然情感的显著不同。一般而言，芸芸众生听说某地有疫病横行、尸横遍野，经常会陷入深深的恐惧之中，唯恐避之不及，而不是选择以"医药为务"。张仲景对伤寒疫情中的患者产生的这种悲天悯人的道德情感需要以行为进行宣泄和释放。杜甫作为"诗圣"，对于安史之乱中的民生疾苦产生的道德情感是以诗歌创作行为来进行宣泄和释放。而张仲景希望通过自己的接诊和科研改善人们的生命健康水平，尤其是降低伤寒等疾病的高致死率，从而提升整个中华民族的医药行业诊疗水平。这样的"利他"视野，所关注的对象不仅仅是患者这一部分人群，而是行业乃至社会整体。这样的"利他"视野，所关注的对象也不仅仅是建安年间的人们，而是此后数百年、上千年的族群。

"医药为务"，是张仲景等创立中医四大经典的医学家的共同选择。古今中外，疫病总是与人类社会相生相伴。部分古老文明的盈虚消长，也总是伴随着防疫治疫的人类智慧的变迁轨迹。古希腊－

阿拉伯医学、中医学、印度医学并称世界三大传统医学体系。但构建中医学理论框架的四大经典，几乎都是正史无传的高水平民间医学家。《黄帝内经》与《伤寒论》等以毫无争议的医、巫分开的唯物主义科学态度代表了中国古代医学的科学高度。可社会上长期存在难以扭转的轻医风气，当权者常常对顶级名医都鲜有尊重态度，因此，这些医学家选择以"医药为务"往往是出于对医学真挚的热爱、对生命健康热切的关怀而进行临床实践与科学研究。探析张仲景选择"医药为务"的道德动机，也有助于理解医圣所代表的早期卓越医学家的医学伦理境界。

对于张仲景本人而言，对于撰写中医四大经典的早期卓越医学家而言，选择"医药为务"很可能并不具有道德价值，更多的是非道德价值。这恰恰是理解张仲景等医家极高尚医德境界的要点之一。这意味着，张仲景选择"医药为务"属于非道德选择。也就是说，张仲景选择"医药为务"并非因为这一选择是道德的，而是因为这一选择是自由的。道德是自律而非他律，处于自由状态的个人在独立思考之后进行的选择，可能是功利的理性选择，可能是道德的自律选择。在伦理学领域，后者被称为道德选择，但这并不是极为高尚的伦理境界。这是因为独立思考本身就意味着主体的思想之中有多种观点交锋。对做出了道德选择的主体进行"行动"的考察，将是无懈可击的；但是如果对这一主体进行"思想"的考察，会由于思想的内在性与隐蔽性而非常困难，评价也可能会比较复杂而不单一。以"行动"为中心考察，侧重于"我应该做什么"的应然层面。但应然不一定等同于实然。实然层面指的是"我实际上做了什么"。张仲景选择"医药为务"，可能更接近以"存在"为中心考察，侧重于"我存在是做什么"的实然层面。当张仲景奔向伤寒疫区、接诊具有高危险性的伤寒患者之时，心中所想并不觉得自己是多么道德的君子，而是觉得终于找到了我张仲景存在的意义与价值，即"我存在是对抗伤寒的"。换而言之，张仲景以《伤寒杂病论》理论和诊疗实践对抗伤寒，更多的是为了"求真"而非"求善"，因而更接近非道德选择的极高尚境界。

> 卒然遭邪风之气，婴非常之疾，患及祸至，而方震栗；降志屈节，钦望巫祝，告穷归天，束手受败。赍百年之寿命，持至贵之重器，委付凡医，恣其所措。咄嗟呜呼！厥身已毙，神明消灭，变为异物，幽潜重泉，徒为啼泣。痛夫！
>
> ——《伤寒论·原序》

2. 坐堂行医，医济苍生

2021年5月12日，在河南南阳市医圣祠等地调研时，习近平总书记指出："要做好守正创新、传承发展工作，积极推进中医药科研和创新，注重用现代科学解读中医药学原理，推动传统中医药和现代科学相结合、相促进，推动中西医药相互补充、协调发展，为人民群众提供更加优质的健康服务。"医药事业发展的方向永远是向着提供"更加优质的健康服务"前进。人类社会之所以需要医药事业，就是因为人类需要维护生命健康。人类社会之所以需要不断发展医药事业，也就是因为人类总是需要更好地维护生命健康。从本质上说，医药事业存在和发展的目的就应当是"为人民群众提供更加优质的健康服务"；一位医务工作者加入医药事业的目的之一，也就应当是"为人民群众提供更加优质的健康服务"。当然，医务工作者也是现实的人，有七情六欲，有家族亲朋，有经济需求，也渴望尊重。一般而言，人对社会是有期望的，个人的世俗私欲需要从社会中获得满足，即收获；社会对个人也是有期望的，社会的存在和发展需要个人尽自己的一份力量，即贡献。良好的个人与社会之间的双向互动，是个人从社会中所得的收获、个人对社会的贡献这二者大致相当，这是合理的、无所谓善恶的。而伦理学是要引导个人求善的理论。当个人处于自由选择的状态之时，个人的收获相对较小、个人对社会的贡献相对较大，这就属于伦理学领域所倡导的"善"。医学伦理学作为伦理学的分支，主要探讨发生在医药行业之中的人与人之间的道德现象。当作为个人的医务工作者处于自由选择的状态之时，个人的收获相对较小甚至要冒着生命危险，而个人对社会的贡献相对较大，因个人的工作而"活人无数"，这就是医学伦理学领域所倡导的对人民生命健康肩负起使命感的苍生大医的"善"。坐堂行医与医济苍生就体现了医圣张仲景对维护人民生命健康的医者"至善"。坐堂行医，指的是张仲景曾以长沙太守的官员身份开创了医生"坐堂"看诊的先河，以实际行动抵制了"轻医说"的社会不良风气。医济苍生，指的是张仲景自从十岁学医，很年轻就开始独立看诊、治病救人，在获得举孝廉担任太守之后，不离开医药行业坚持诊疗、创新诊疗，在伤寒疫情暴发之后更是"活人无数"，以一生临床实践与学术丰硕成果来维护人民生命健康，是为"至善"，因而被尊称为医中圣人。以下就坐堂行医与医济苍生分别进行阐述。

（1）坐堂行医

坐堂行医，本质上是一种接诊制度创新，由张仲景在任长沙太守之时首创。张仲景以"张长沙"之号名满天下，有位于张仲景家乡河南南阳的医圣祠重修时出土的文物碑刻上的"张长沙"字样为证。这说明，医术高明的张仲景本着医者仁心而在担任长沙太守时开创坐堂行医制度，是有助于其个人名满天下的。这也说明，张仲景在长沙开创的坐堂行医制度确实已经深刻影响医学界同行。坐堂行医在制度实施效果上拉近了医生与患者之间的空间距离，体现了制度设计者的医者仁心。医者选择主动放弃"游方"等原有行医方式而改为采取定时定点的"坐堂"行医方式，实质上是由医者主动让渡了原来具有的一部分职业自由权，体现了制度之善。

张仲景以长沙太守的官员身份开创了医生"坐堂"看诊的先河，反映了他自己对医者身份的重视丝毫不亚于对官员身份的重视，是以实际行动抵制了"轻医说"的社会不良风气。在长沙任职太守期间，张仲景有着双重社会角色，一是长沙太守，二是坐堂医生。显然，在当时轻医的社会风气看来，前者的社会角色的重要性远远胜过后者；在21世纪这个尊医重卫的年代回望历史，我们当然会认为张仲景作为医者身份对于社会的贡献与影响，远远胜过他作为官员身份对于社会的贡献与影响。张仲景的官员身份是因举孝廉而获得。在隋唐有科举制度之前，举孝廉是选拔官员的重要途径。张仲景因孝行出众与人品高洁获得了南阳郡20万人口中唯一的"举孝廉"指标，被任命为长沙太守。这说明，即使暂时先不谈张仲景对医药界的贡献，张仲景也已经在当时的社会中以人品高洁而出类拔萃了，这是两汉儒学传统赋予张仲景的伦理底色。对于张仲景而言，医者是自己这一生贯穿始终的社会角色，而长沙太守只是自己阶段性的社会角色，他用坐堂医生的实践整合了自己的这两种社会角色。因为自己是太守，所以才有条件在太守大堂上坐堂行医。这样实践之后，张仲景就非常具有智慧地利用自己官员的较高社会身份为自己当时较低的医者社会身份增光添彩了。依据当时"轻医"的不良社会风气，还依据两汉"罢黜百家，独尊儒术"的意识形态，由于举孝廉而获得的长沙太守的社会角色比医者角色可以为张仲景带来较高的社会地位。可张仲景内心坚定地认为，医者的社会角色可以造福无数民众的生命健康，更应当是自己一生的事业。张仲景在著作自序中曾明确阐述自己的价值观，并进行两相比较，明确指出了人应当选择生命健康而不是权势作为人生追求。事实上，张仲景开创的坐堂医生实践，在一定的程度上是运用了长沙太守的空间优势（太守大堂）与社会地位优势（官员身份）对自己不太受尊重的医者社会角色进行了一定程度的提升。

坐堂医生，是张仲景艰难而独立的选择，深刻蕴含着医圣的智慧与关怀。在凭借自己的高尚品行而获得太守任命之前，张仲景已"受业张伯祖"，在南阳地区行医多年。按照东汉末年的规定，张仲景既然担任长沙太守，就属于官员，而官员不得擅自进入民家。这一规定，就不便于张仲景依据原有的接诊模式上门看诊。如果张仲景当时选择屈从于社会风气与规章制度，就会不得不暂别自己作为医生的职业生涯，仅仅担任长沙太守就好。但这并不符合张仲景"人命至贵"的医学伦理价值观念。为了不因担任长沙太守而中断自己的行医实践，张仲景创新性地决定在固定的日期在长沙太守的大堂看诊，这就开创了中医学上"坐堂"接诊的先河。在张仲景坐堂之前，扁鹊、华佗等史书中记载的名医，其形迹均是"神龙见首不见尾"。很多民间医生也都是游方医生。

游方而不坐堂，这在"轻医说"蔓延的历史时期，其实是有利于医务工作者的人身安全的，却并不利于患者求医。患者的很多病情是不宜延误的。病情延误，常常会导致患者的病情加重，甚至病死。对于患者而言，游方医生是可遇不可求的偶然性，坐堂医生则是定时定点的必然性。显然是坐堂更符合患者的利益，更便于患者寻医问诊。

坐堂行医，对于医务工作者而言，则是有利也有弊，总体上当然是利大于弊。弊端主要是不利于医者逃避医疗纠纷，利益主要在于可以帮助医者和患者建立"熟人社会"的和谐医患关系，并且可以用更高的临床接诊率来帮助医者提升经验值而精进医术。

先说弊。坐堂要求定时定点看诊，这必然是不利于医生逃避医疗纠纷的。医疗纠纷可能由于客观因素引起，也可能由于主观因素引起。客观因素指的是，当时规范的临床诊疗体系尚未被医圣张仲景发明，这意味着误诊误疗概率必然较高，而且医学领域中必然存在很多不治之症与未识之病，这些情况都可能引发医疗纠纷。主观因素指的是，医务工作者诊疗态度不够严谨、不够敬业，没能尽职尽责维护患者的生命健康，或者诊疗过程中存在言语不慎、行为失礼的现象，又或者医疗服务收费过高、对患者家属的各种要求过多过高，这些情况也都可能引发医疗纠纷。良好的医德可以帮助医务工作者尽量减少医疗纠纷的发生、避免医患矛盾的激化。

再说利。坐堂接诊不仅有利于在医者与患者之间构建"熟人社会"的和谐医患关系，也有利于医者的医术精进。其一，坐堂接诊的第一重利益在于构建和谐医患关系。原有的游方医生接诊模式，医者与患者之间是陌生人与陌生人之间的人际关系。而中国传统儒家文化非常重视君臣、父子、夫妇、兄弟、朋友等"熟人社会"之间的人际关系，对待熟人的态度也一般比对待陌生人友爱得多，即"亲疏有别"。在这样的文化氛围之中，医者与患者处成"熟人"显然会比处成"陌生人"更有利于彼此之间的关系和谐。坐堂接诊模式非常利于医生对患者开展复诊复查。俗话说："一回生，二回熟。"多次接诊之后，患者自然而然地会将医生当成熟人，态度也将更友好，这在整体上将有利于构建和谐医患关系。其二，坐堂接诊的另一重利益在于促进医者的医术精进。坐堂接诊必然为医者带来更多的临床诊疗机会，从而有利于医者的医术精进。临床医术的精进，是离不开丰富的临床实践经验的，这就是自古以来总是推崇"老中医"的原因。"老中医"之"老"，指的是医生的"资历深"，并不是要求医生的年龄"老"。要想成为"老中医""资深中医"，就要在临床上多多历练。唯有见多识广、经验丰富，才能将理论知识与临床实践更好地融会贯通，才能更好地维护患者生命健康。相对于游方接诊，坐堂接诊会为医者带来成倍数的、更多的临床诊疗机会，可以从数量上成倍数地提升医者在一段时期之内的临床诊疗机会、经验值，帮助医者更快完成从初入行的医者向"资深中医"的转化。坐堂，是张仲景具有创新性的主观选择，也是张仲景深思熟虑、权衡利弊之后的理性选择。对于张仲景或任何一位真诚热爱医疗工作的医者而言，坐堂可以接触到更多患者、见识到更多种疾病，还可以利用对患者进行复查、复诊的机会来科学调整诊断结果与治疗方案，从而精进医术，自然是更能维护"人民生命健康"、更符合医学伦理原则。整体而言，坐堂更有利于医务工作者成长，也更有利于医药行业的发展。这也是坐堂接诊制度的软实力之所在。张仲景被尊称为"医圣"是后来的事情。即使医圣也不能用命令主义的强硬态度要求医者放弃原有的游方接诊模式，只能靠坐堂接诊制度的软实力来吸引同行逐步、自愿效仿。自从医圣张仲景在长沙开风气之先，坐堂看诊之后，身先垂范，后世就逐渐有越来越多的医务工作者因坐堂接诊制度的软实力而效仿医圣此举，采用这种医生定时定点接诊患者的形式与制度。

值得一提的是，世代均有名医，在张仲景之前有扁鹊、仓公等，与张仲景相近时代有华佗、王冰等，此后更是有葛洪、陶弘景、孙思邈等，其中也曾有医学家短期内被赞为"医圣"，但最更广为人知的医药行业第一人还是"医圣"张仲景，这与张仲景开创的坐堂接诊制度也有一定的关系。虽然张仲景开创了坐堂接诊制度，可依据史书中记载的葛洪、陶弘景、孙思邈等名医的事迹可以知道，后世的一些名医或医学家一般还是选择处于游方或隐居状态，在接诊患者时经常是上门看诊，很少坐堂接诊。扁鹊仓公华佗等当然也是选择处于游方或隐居状态。中华传统文化中有"小隐隐于林，大隐隐于市"的说法，"大隐"在境界上无疑是高于"小隐"的。在张仲景开创坐堂制度之后，一般而言，患者求医更为方便了。只是当年云集于长沙太守大堂等待张仲景看病的患者与家属，可能没有想到眼前这位维护自己生命健康的医者，后来竟然被世世代代的中华民族盛赞为"医圣"，成为医药行业第一人。此后的历代医者开始效仿医圣坐堂接诊，这既拉近了医患之间的距离，也有利于医药行业因更好地为民众的生命健康服务了而在民间逐渐提高声望。历代医者、历代民众心中固然承认那些隐居于山林之中、"神龙见首不见尾"的医学家确实医道精深、传世医著也确实对医药发展有重大贡献，但心中自然会更为亲近"大隐隐于市"的坐堂接诊的张仲景，更愿意用口碑相传来尊称张仲景为"医圣"，足见张仲景开创坐堂接诊制度等创新对于患者、同行与医药事业的诸多善意与贡献。

从表面看，张仲景有两项实践，分别属于不同领域。一项实践是，在学术上开创了"八纲辨证"的规范临床诊疗体系，属于学术研究；另一项实践是，在制度上开创了坐堂看病的定时定点接诊制度，属于制度创新。透过现象看本质，张仲景这两项实践潜在地蕴含着因果联系。

这一因果联系中的逻辑链为"起因—思考—瞄准—创立—实效—共享—福祉—模式—影响"。具体而言，这一逻辑链的九个环节分别是指："起因：张仲景接诊一些被同行误诊误疗的患者—思考：

找出同行误诊误疗的客观原因—瞄准：科学归因为中医学缺乏具体规范的诊疗技术体系—创立：提出同行可以学习遵循的"八纲辨证"的规范临床诊疗体系—实效：进一步提升了中医临床技术的"验"与"廉"—共享：降低整个医药行业的误诊误疗概率—福祉：降低同行因误诊误疗而引起的医疗纠纷发生率—模式：同行逐渐敢于效仿张仲景坐堂接诊—影响：医药行业服务民众的水平显著提升。"医圣张仲景诊疗技术创新与接诊制度创新之间的因果联系，即从这一逻辑链的九个环节中体现。其中，"创立"与"模式"分别处于九个环节的第4环与第8环，各有承上启下的重要作用。可以说，如果没有张仲景创立规范临床诊疗体系，就不会有同行逐渐敢于效仿张仲景坐堂接诊，即学术创新是制度推广的必要条件。试想，在张仲景创立规范临床诊疗体系之前，很多医者自己知道经常会发生误诊误疗，就算知道某地有名医开始坐堂接诊，也会理性选择、不敢效仿，以免自己被医疗纠纷纠缠而不得脱身。

在职业生涯中，张仲景经常会接诊一些被同行误诊误疗的患者。这是名医经常会有的类似经历，但张仲景面对这些同行的差错采取了独特的、创新性的思维方式与解决方式。张仲景少时学医，很快声名鹊起，医术胜过其师。一般而言，高水平医生总会接诊一些曾被同行误诊或误疗的患者，这就会产生随之而来的一个医学伦理领域的实践难题，即高水平医生如何处理好自己与同行之间的关系。事实上，如果一位患者曾经在某位医生处医治无效或者病情恶化，通常患者和家属会选择转诊至张仲景等高水平医生之处。单论医术，高水平医生与普通同行相比较，自然是诊断水平和治疗水平更高，用数据衡量，也就是误诊率和误疗率会相对更低。高水平医生与同行之间的关系，也属于医学领域中人与人之间关系的调适，因而也属于医学伦理研究的对象。一些高水平医生经常在患者和家属面前对同行进行恶意批评。这种恶意批评会成为同行相轻、同行关系恶化的直接原因，不利于整个医药行业的发展。张仲景之所以成为医中圣贤，部分是因为"仲景精神"不仅以最大的善意对待患者，也以最大的善意对待同行，均为"至善"。

（2）医济苍生

医济苍生，指的是张仲景与医学有关的实践所造福的对象非常广泛，属于一种实践对象拓展。在漫长的、上千年的中医发展史上，名医辈出。很多医学家医术高明，善待患者，著书立说，医德境界也比较高尚，却未获得"医圣"美誉。其中有一个原因是，相对于其他医学家而言，是张仲景与医学有关的实践所造福的对象最为广泛，受益程度最为深刻。自从张仲景编著《伤寒杂病论》之后，很多医学从业者整体水平更高、患者求医更方便、医学从业者彼此之间关系更和谐、医学教育水平更高、医学理论水平更高。以下从张仲景善待同行入手，对此进行分析。

很多高水平医生对于患者和同行有着两张面孔，将患者视为衣食父母，是为医学伦理意义上的"善"；却将同行视为冤家，是为医学伦理意义上的"恶"。值得一提的是，很多高水平医生在患者面前攻击同行之时，并不会自以为"恶"，觉得自己只是说出了同行存在误诊误疗的客观事实，自己是维护患者利益的，自己是正直的，因而是"善"的。其实不然，像张仲景一样医德真正高尚的高水平医生会自觉对于"同行相轻"的不道德现象进行批判和抵制，自觉看到"同行相轻"不利于整个医药行业发展的弊端，从而想方设法主动处理好自己与同行之间的关系。

依据伦理关系的主客体划分，高水平医生应当在自己与同行之间的伦理关系调适中处于主体地位，水平相对较低的同行则处于客体地位。也就是说，如果高水平医生善意地对待同行，一般很难出现"同行相轻"的状态，二者的矛盾一般不会被激化。反之，如果高水平医生恶意攻击同行，会直接利用自己在行业中较高的地位、自己因治愈疾病而在患者处建立的信任和好感，破坏同行的声誉乃至生计，从而激化矛盾。一些高水平医生批评同行之时，希望同行能够接受自己的批评，希望同行少误诊、少误疗，自己认为自己是"善意"的。但这种批评也很难被同行理解为善意而接受。同行也是内行，清楚自己与高水平医生之间确实存在着一定的差距，内心深处更希望获得来自高水平医生的帮助而不是批评。同行如果能在高水平医生的帮助下成长，医术精进，对于医药行业的发展至少具有五重利益。

第一重利益，高水平医生帮助同行可让医学从业者整体水平更高。张仲景创立"八纲辨证"规范诊疗体系就能实实在在地帮助同行整体上提高诊疗水平。一个人对于个人发展的要求是普遍存在的。人的能力成长和发展符合人的根本利益。医学从业者无论水平高低，都会期待自己医术的提升，也期待发展自己的诊断能力和治疗能力，希望自己更会看病、能够看得好更多患者的病。人本主义心理学家艾瑞克·弗洛姆（Erich Fromm，1900—1980）曾描述这种人们天然的、普遍的对个人发展的渴求："我们人生来就有一种要求真正地生存的深刻愿望：去表现我们的能力、有所作为、与别人联系在一起以及摆脱利己欲的束缚。"身为医者，总是会希望自己有能力解决临床难题，希望自己在患者的生命健康方面"有所作为"。如果因为获得高水平医生的帮助，医生自己的潜力得到了更好地挖掘、自己的诊疗能力得到了更为充分的发挥，就会发自肺腑感恩自己受惠于高水平医生对自己的帮助。

第二重利益，高水平医生帮助同行可让患者求医更方便。张仲景著《伤寒杂病论》并创立的"八纲辨证"规范诊疗体系在整体上提高了全行业的诊疗水平，这让很多患者就算就近求医也能得到较科学的诊疗服务，因而求医更加方便。如果高水平医生和同行之间存在较大的医术差异，患者的求医经历很可能被迫分为前、后两段。患者前段的就近求医经历总体上会是失败的、痛苦的。患者会因为就近求医时接触的医生的医术水平较低而遭遇误诊误疗，不仅浪费很多因求医投入的时间和金钱成本，而且还会承受病情延误等身心痛苦。患者转诊到高水平医生处之后，这后段的求医经历会比较顺利。但患者的求医体验会是统摄前、后两段经历之后的动态感受，形成的是对整个医药行业并不太高的综合评价。高水平医生在患者面前对同行进行的攻击，可能也会拉低患者后段的求医体验。患者前段的求医经历固然失败，但一般患者是出于求医方便或经济权衡而自主选择了医术相对较低的医生。换句话说，既然高水平医生不是患者求医的第一选择，那就意味着其实到高水平医生处求医对于患者而言并不是很方便，也不是很经济。患者在转诊时固然希望后段的求医经历比较顺利，但这只是患者被迫转诊时的阶段性想法。如果可以就近求医，基本解决自己所需的医疗服务，几乎没有患者会选择转诊。更为符合患者根本长远利益的是，即使患者出于求医方便或经济权衡而就近选择了医术相对较低的医生，也能比较顺利地完成诊断和治疗。因此，类似张仲景的高水平医生无私地帮助同行精进医术，才是更为符合患者根本长远利益的行业善举。

第三重利益，高水平医生帮助同行可让医学从业者彼此之间关系更和谐。身为名医，张仲景在接诊那些被同行误诊误疗的患者之后，不是选择攻击同行，而是选择帮助同行、善待同行，做同行的老师而不是攻击者，客观看待了高水平医生与同行之间的医术差异。中国传统社会中的确有"同行相轻"的不良风气，却也有"尊师重道"的优良传统。医学从业者之间，会有医术水平高低的差异，也会有名气大小的差异，这些均会直接影响到彼此的社会地位与经济收入。也就是说，医学从业者之间确实存在各种利益的分配和冲突，这也是"同行相轻"不良风气长期存在的利益动因。可如果从整个医疗行业的人才布局考察，医术水平各有高低差异的医生同时存在是常态，古今中外都是如此，二者各自有各自的职业生存发展空间。医术相对较低的医生与高水平医生之间是相辅相成的辩证关系。医术精进有客观难度存在，医者既需要对理论的认知能力，也需要将理论结合实践的执行能力。因此，普通医生在数量上总是远多于高水平医生，在分布上也会更为广泛和均匀、更为接近患者的生产生活场地。高水平医生的确有着医术更高、误诊更少、误疗更低的长处，这意味着高水平医生能够为患者提供高质量的医疗服务。但患者的求医需求是多元的而不是单一的。对患者而言，普通医生也的确有着求医方便、费用低廉等长处，这意味着普通医生也最好能够为患者提供方便经济的基本医疗服务。高水平医生要看到普通医生存在的客观必然性，要承认学医者总有高下之分；高水平医生也要肯定普通医生存在的合理性，社会离不开数量众多、分布广泛的普通医生提供基本医疗服务。张仲景在处理自己与同行的关系时，不是恶意地选择"同行相轻"，而是善意地主动选择当"同行之师"，同行自然对张仲景采取"尊师重道"的态度，尊其为"医圣"。

第四重利益，高水平医生帮助同行可让医学教育水平更高。医药行业的发展，既需要能提出学术创新的医学家来发展医学理论，也需要能传播学术理论的医学教育家来促进医学理论的传播与应用。张仲景既是"八纲辨证"等临床理论的创始人，也是将《黄帝内经》《神农本草经》《难经》等经典转化为深入浅出的临床教学体系的医学教育研究者。简而言之，张仲景无私分享了自己将厚书读薄之后的经验，为医学界的初学者开辟了一条可行的、科学的捷径。因为史料中并未记载张仲景培养的名医弟子，我们很难将张仲景称之为医学教育家。但张仲景意识到自己能通过博览中医经典而融会贯通，能将理论应用于临床，很多同行却未必具有类似的理论阅读认知能力，或者未必具有将理论应用于临床的执行能力。毕竟，《黄帝内经》《神农本草经》《难经》等中医经典均属于行文玄妙、抽象难懂的文本。历代均有一小批有较高阅读能力、有较高医学天赋的学医者可以通过拜师学艺和自主阅读之后，成为临床名医等高素质人才，这属于张仲景的"自我观照"；但更多的学医者却更需要一些深入浅出、更为具体、更为规范、侧重临床的医学理论教材，以供自己学习研读，以便自己将来成为一位合格的医者，这属于张仲景的"他者视角"。"自我观照"与"他者视角"的融合，帮助张仲景更为全面地把握医药行业整体发展态势，想人之所想，急人之所急，进行医学教育研究，创作了中医四大经典中阅读难度最小、与临床结合最紧密的理论经典，即《伤寒杂病论》。张仲景也因此成为中医发展史上第一位提出深入浅出的临床教学体系的医学教育研究者。

第五重利益，高水平医生帮助同行可让医学理论水平更高。《伤寒杂病论》是张仲景毕生学术之集大成。后世阅读《伤寒杂病论》者，一般是医药学同行。也就是说，张仲景此书为供同行阅读所作。《伤寒杂病论》全书文字简洁规范，条理清楚，措辞精准。而张仲景身为名医，一生中的医学实践是非常丰富的。高水准的著书立说需要耗费作者大量的时间精力乃至金钱。在东汉末年这一轻视医学的时代，著有《伤寒杂病论》未必会为作者带来某些名与利。但是，张仲景还是为方便同行阅读而完成了《伤寒杂病论》的撰写。此书传世，意味着中医四大经典全部完成，中医学经典理论体系基本形成。张仲景的著书目标之一，可能是为了帮助同行学习中医理论，但客观上也会推动医学理论水平更高、更体系化。医书的高质量撰写工作，不是名医的必修课，而是从名医向医学家跨越的必修课。仅为名医，只能造福一时一地，功在当代。撰写医书，才能为医学发展推波助澜、添砖加瓦，利在千秋。后世医药行业对张仲景的推崇，事实上主要来自于后世医学从业者对张仲景所著的《伤寒杂病论》等中医经典进行阅读学习之时，自然而然感受到张仲景作为顶级医学家对待同行的真挚善意。这种善意来自于张仲景将自己博览医学经典之后的收获进行简化、规范化和具体化的整理，将厚书读薄，再将薄书无私分享给同行。

> 举世昏迷，莫能觉悟，不惜其命。若是轻生，彼何荣势之云哉？而进不能爱人知人，退不能爱身知己，遇灾值祸，身居厄地，蒙蒙昧昧，惷若游魂。哀乎！趋世之士，驰竞浮华，不固根本，忘躯徇物，危若冰谷，至于是也！
>
> ——《伤寒论·原序》

3. 甘于奉献、大爱无疆

2014年5月4日，习近平总书记在北京大学师生座谈会上强调："有信念、有梦想、有奋斗、有奉献的人生，才是有意义的人生。"2020年9月8日，习近平总书记在全国抗击新冠疫情表彰大会上称赞："世上没有从天而降的英雄，只有挺身而出的凡人。青年一代不怕苦、不畏难、不惧牺牲，用臂膀扛起如山的责任，展现出青春激昂的风采，展现出中华民族的希望！"2021年4月19日，习近平总书记在清华大学考察时要求广大青年："要肩负历史使命，坚定前进信心，立大志、明大德、成大才、担大任，努力成为堪当民族复兴重任的时代新人，让青春在为祖国、为民族、为人民、为人类的不懈奋斗中绽放绚丽之花。"医圣张仲景在《伤寒论·原序》中提出当"遇灾值祸、身居厄地"之时，人生应当作出何种选择的命题。这是结合东汉末年张仲景与族人均曾亲身经历的伤寒大疫情的真实历史背景而对世人提出的质问。张仲景用自己的一生行医实践与学术成果对这一命题作出了"甘于奉献、大爱无疆"的崇高回答。可在东汉末年，"轻生"（即轻视生命健康）是当时很多世俗之人的选择。此类选择在张仲景看来既不是道德之选，也不是智慧之选。此类选择者必然难以逃脱令人间"十室九空"的伤寒大疫之考。轻视生命者，在价值观上既不重视自己的生命健康，也不重视他人的生命健康，认为"荣势"比生命健康更重要、更值得追求，是为价值观不端正，不是道德之选；轻视生命者，在解决现实问题的能力上既缺乏能力维护自己的生命健康，也缺乏能力维护他人的生命健康，即"进不能爱人知人，退不能爱身知己"，是为能力不足，也不是智慧之选。在芸芸众生迷恋"荣势"的东汉末年，在伤寒大疫之考面前，张仲景用自觉的行医实践和学术成果彰显和发挥了儒家"明知其不可为而为之"的奋斗信念与奉献精神，成为了医药学界挺身而出的凡人，用无敌的勇气和超凡的智慧迎战了伤寒病毒这一威胁人的生命健康的自然大敌，扛起如山的责任，甘于奉献、心怀大爱，终因勇担大任而成大才，成为中华民族世代称颂的医中圣人。

（1）甘于奉献

奉献精神，是一种"舍己为人、不计得失、不求回报的无怨无悔的精神"。奉献也属于中华民族重要的传统美德，古老的中华民族能传承发展数千年必然离不开历代像张仲景这样为国为民不畏牺牲的甘于奉献者。

甘于奉献的道德境界之所以高妙，在于"甘"这一字。心甘情愿是为"甘"。甘于奉献的选择，必然是主动的、自由的选择，是自律而非他律。张仲景奔赴伤寒疫区，尽全力接诊伤寒患者，必然是身为名医为国为民进行奉献的自主选择，而非被动选择。在《伤寒论·原序》中，张仲景用"蠢""哀""危"这三字接连表达了自己所鄙弃的那些不同选择，从侧面印证了自己的行医实践与科学研究的高度自觉性。

其一，"蠢"通蠢，即以之为愚蠢。张仲景斥责一些行为"蠢若游魂"，指的是当时有一些人平时不运用自己的聪明才智去钻研如何维护自己的生命健康（即养生学），也不去了解如何维护他人的生命健康（即诊疗学），而将自己的聪明才智每天用于琢磨获得荣华富贵等"荣势"，实在是浪费了自己的时间与精力。生而为人，自然会有对衣食住行等物质生活的需求，也自然会有对受到他人和社会尊重等精神生活的需求。人们的这些物质与精神需求要从他人和社会中获取，这也要求人们对他人和社会有所行动、有所给予。但是，对于这些物质与精神需求的肯定，不宜等同于对追求"荣势"的肯定，这二者之间存在质的区别。中华民族世代称颂的张仲景等"圣人"，本是人间的凡人，自然也会想凡人之所想、需凡人之所需，但是张仲景等圣人会自觉控制自己对物质生活需求的度，也会自觉控制自己对虚名之类的精神需求的度。古语有云："善战者无赫赫之功，善医者无煌煌之名。"张仲景这样的极善医者在当时并没有享有煌煌之名以至于正史无传，这也从侧面说明张仲景并不在意"煌煌之名"等虚名，自觉克服了其虚荣心。张仲景所鄙视的"蠢"既是短视之蠢，也是片面之蠢。短视之蠢在于，一些人只看到眼前"荣势"对自己的诱惑，却看不到长远的生命健康对自己的重要性，是为因小失大。片面之蠹在于，一些人只看到伤寒等疫情未到来之时的常态，认为仅有日常疾病威胁自己的生命健康，不足为患，却没看到还会有伤寒等疫情到来之时的非常态，酷烈的疫情能造就"十室九空""千里无鸡鸣"的人间地狱，自己平日所痴迷的"荣势"对于应对伤寒等疫情毫无裨益，是为知其一不知其二。中华民族历史悠久且人才辈出，可长期备受世代推崇的张仲景等传统文化中的行业圣人却屈指可数，这足以证明张仲景为中华民族所作的贡献是极为高尚的，也充满智慧的。传统文化中的行业圣人往往有着极为坚定的信念。信念是一种长久不衰的持久价值观，因而具有超凡脱俗的道德意志力。一般而言，人们常常会选择自己当下较为方便的事情，而忽视未来长远根本的利益，直到一段时间之后选择的后果到来，这时候人们再后悔自己当初的、方便的、短视的选择。而极少数有信念者则目光长远且心志坚定，一旦明确了什么是自己人生的长远根本选择，就会克服眼前的种种困难、不为眼前的些微小利所诱惑。中华优秀传统文化历来就推崇类似张仲景这种心志坚定的有信念且能成大事业者，其信念背后蕴含着人生的大智慧。

其二，"哀"，即因其而悲哀。面对饱受伤寒肆虐之苦的民众，张仲景慨叹"哀乎"，言语中充满悲天悯人之医者仁心，哀其不幸也怒其不争。悲哀之一在于，张仲景痛惜当时之人在伤寒疫情暴发之前选择随波逐流的"轻生"价值观，轻视生命健康，没有好好学习利用当时已经比较发达的养生学，没能有备无患地增强"以不变应万变"的人体免疫力。在张仲景看来，众多死于伤寒疫情的世人也是死于自己"轻生"而忽视养生的不良价值观。中医学自从诞生以来就有着较为发达的"治未病"养生学，这也是中医学区别于其他民族医学的重要特征之一。要知道，就算是张仲景这样具有大智慧的医学家在认识自然界层出不穷的病毒面前也需要大量的时间，也要承担巨大的未知风险。在张仲景归纳总结自己医治无数伤寒患者等经验教训而著成《伤寒杂病论》之前，事实是医药界尚无应对伤寒这一烈性传染病的成体系的科学诊疗对策，也就是说，在这一场人对自然界病毒的抗争爆发之际，中华民族尚未掌握对"必然"的认识，而处于被动的悲惨境地。在缺乏应对伤寒病毒的科学良策的情况下，通过运用养生学形成的人体免疫力是对抗伤寒病毒的最佳屏障。只是养生学需要主体以高度的自觉性，矫正不良生活习惯，自律生活，如此日积月累方能久久为功。而且，养生学所倡导的健康生活习惯往往是与世人所追求的"荣势"是大相径庭的。可悲哀的是，虽然医药学界已有较为发达的养生学，却不受世人推崇，也不为世人所践行，当伤寒疫情暴发之后，很多人在伤寒病毒面前不堪一击。在张仲景看来，很多"趋世之士"所具有的智慧本是足以掌握已有的养生学理论以维护自己生命健康的，却枉费了医药先贤创立发展养生学的良苦用心。据史书记载，竹林七贤中有 5 人就死于东汉末年的疫病。悲哀之一还在于，张仲景痛惜当时医药行业受困于当时社会"轻生""轻医"的不良风气而传承得不好、发展得不足。人才是第一资源。古今中外任何行业的传承发展都需要人才进入这一行业。真正能够解决现实难题的人才必须兼有才华与美德。张仲景在《伤寒论·原序》中，悲哀地描述了当时医药行业人才短缺的三大现实问题，即人才数量过少、已有从业者能力不足、已有从业者品行欠佳。医药行业人才总体上数量过少，是因为当时社会没有形成尊医重卫的良好风气。这种不利于医药行业吸纳人才的局面在中国传统社会长期存在，直到宋代有了宋太宗赵匡义这样热爱医药事业的统治者出现后，这种不良社会风气才有所改观。医药行业已有从业者能力不足，是因为医者之中没有形成崇尚理论学习的

"博学"之风。东汉末年，大部分中医经典已经问世并广为流传。但促使一位医者花费很多时间精力去博览中医经典、精进医术的驱动力中，几乎没有来自社会的外驱力。成为华佗那样因医术精湛而举世闻名的名医之后，不但没有拥有世人贪慕的"荣势"，很可能还会招致曹操这样不懂得尊医重卫的当权者的杀戮。因此，博览医典、精进医术的驱动力几乎全靠医者对探索未知的热爱的内驱力。张仲景本人就具有这种强大的内驱力，可当时社会中这样纯粹的医学爱好者何其之少。因此，张仲景慨叹当时的医者很多空有医者之名，而无医者之能，依据就是在自己一生中收治的很多患者一方面的确身患疾病，另一方面又遭遇其他医者的误诊误疗而导致病情繁复而难以诊断治疗。诸多患者就是社会"轻医"风气的造就者与接收者，"轻医"风气让医药学界人才凋零，患者产生医疗需求之后也基本只能接受能力不足的"凡医"进行误诊率、误疗率很高的医疗服务。这样的恶性循环，实在是让张仲景痛心疾首。医药行业之中还存在已有从业者品行欠佳、缺乏医德的现象。医学是一门专业理论，所以医者与患者之间关于生命健康的信息不对称现象是普遍存在的。医者要尽量避免误诊、误疗，除了需要较为精湛的医术之外，还必然需要耐心细致地了解病情的职业态度。张仲景在接诊中发现，一些同行的误诊误疗并非因为能力不足、医术不精，而是缺乏对患者生命健康负责任的良好医德态度，也就是缺乏医德之"善"。具体而言，一些患者究竟是被医者进行科学诊疗，还是被医者进行草率对待，竟然在于医者的一念之间。常识是，如果一位医者以"按寸不及尺、握手不及足"的草率态度对患者进行诊疗，就算医者本身医术再精湛，也必然作出大量的误诊误疗，仅仅因其医德缺失而危及患者的生命健康利益。

其三，"危"，即以之为危险。在张仲景看来，自己所在的东汉末年的社会是"危若冰谷"的。那么，张仲景所担忧的"危"究竟是何种危险呢？首先，"危若冰谷"并不是指东汉末年确实存在的低温冰冻之危。张仲景所使用的"冰谷"虽然是比喻，但也反映了伤寒病毒流行之时的异常低温气候。医药行业将此病毒命名为"伤寒"，顾名思义此病毒在气温较低的季节更易于滋生传播。我国著名气象学家竺可桢曾考证过东汉末年存在年均气温陡然下降的气象学情况。因此，当时的伤寒流行与异常的低温气候也有关系。一方面，年均气温陡然下降，史书记载曹操种植在铜雀台的奇花异草大量被冻死，民众在冰冻寒冷天气中缺乏衣服被褥炭火等保暖工具者会被冻伤乃至冻死，这是低温之"危"。这种低温之危，是可以被充足的物资供应所应对的，即"荣势"可应对的。可见，低温之危虽然是当时的历史事实，但并不是张仲景的心腹之患，并不是张仲景担忧的"危若冰谷"所指，也不是单纯依靠医药行业的发展可以解决的。显然，需要物资供应更充足方能解决的低温之危，从逻辑上应导向经济发展。唯有发展经济，才能直接依靠整个社会生产的繁荣发展来生产更为丰富的物质，这才是应对纯粹的低温之危的逻辑理路。可发展经济并不是张仲景这位医中圣人最关心的或最担忧的。其次，"危若冰谷"应是指当时医药行业能为社会提供的诊疗服务远远不能满足社会需求的服务与需求差异之"危"，这既是行业之危，也是全社会之危。因为当伤寒疫情袭来之时，不分贵贱贫富，人人难以躲过此疫，包括那些曾获得"荣势"的名流显贵也难免厄运。竹林七贤是当时社会的名流显贵，也饱受疫情侵袭。张仲景看到了当时的行业之危、全社会之危，并勇于实践来想方设法缓解医疗服务与社会需求之间的巨大差异。在中华优秀传统文化中，护着中华文明能够穿越历史长河、战胜种种天灾人祸而绵延不绝的是保国、保种、保教等综合智慧。其中，在保种的智慧中最重要的一种就是医药行业应当能为社会提供较为科学而普遍的诊疗服务。科学标准用于衡量医药行业提供诊疗服务之质；普遍标准用于衡量医药行业提供诊疗服务之量。科学标准侧重于要求行业从业者能力之强与水平之高；普遍标准侧重于要求行业从业者数量之多与分布之广。张仲景所担忧的"危若冰谷"之"危"，指的主要是当时医药行业并不能为社会提供科学、普遍的诊疗服务，从而也难以满足社会对医药行业的日常基本需求。这样一来，当伤寒疫情等天灾人祸降临之际，绝大部分人的生命健康均会受到威胁。在这样的重大关节点，医药行业从科学视角考察并不能为社会提供较具有确定性的诊疗服务，从普遍视角考察也仅仅只能为社会提供杯水车薪的诊疗服务，这就是"危若冰谷"之"危"。张仲景以一生的行医实践与学术研究，有效地、多途径地让行业从业者能力更强、水平更高，也创新性地、示范性地让行业从业者数量更多、分布更广。《伤寒杂病论》将已有中医经典中的抽象医学理论进行了逻辑术语大众化的提炼与改造，用民间熟知的青龙、白虎、太阳等文化用语对抽象医学概念进行互释与转化，从而有效降低了行业从业者通过阅读中医经典而掌握基本诊疗技术的难度，有利于医者能力增强与水平提升，尤其是有利于医药行业整体提升对抗伤寒这一烈性传染病的能力与水平，也增加了医药行业吸纳人才入行的吸引力。坐堂接诊模式的创立，则大大提高了患者求医问诊的方便程度。假设全社会医药行业从业者的数量并无增减，只要大部分从业者效仿张仲景采用坐堂接诊模式，离弃原来的游方接诊模式，每位从业者能为社会提供的诊疗服务必将成倍增加，社会能获得医疗服务的普遍性也必将大为增加。如此一来，张仲景所担忧的"危若冰谷"之"危"也能逐渐缓解。东汉末年的中国社会终于坎坷度过伤寒大疫与连年战乱带来的人口锐减劫数，这也堪称对甘于奉献的张仲景这一无煌煌之名的善医者的最好慰藉。

（2）大爱无疆

大爱无疆，是新时代中国抗击新冠疫情时广大医护人员所弘扬的"敬佑生命、救死扶伤、甘于奉献、大爱无疆"的医学伦理精神的重要组成部分。新时代中国抗疫实践之所以具有不同于世界其他国家抗疫的鲜明中国特色，原因之一就是中华优秀传统文化融入了中国特色社会主义医疗事业的伦理底蕴。

中华医者传承发展了以医圣张仲景为楷模的对患者秉承无疆大爱的优良医德传统。在中国历史上，但凡有大小疫情暴发，均有历代医家以奔赴伤寒疫区接诊的医圣张仲景为效仿对象，秉承对患者的无疆大爱，甘于冒险接诊，竭力创新应对，以免生灵涂炭。据地方志记载，近现代时期的湖湘中医五老中的刘炳凡教授，就曾在湘西暴发小儿瘟疫之时，身为长沙名医，闻疫情而为己任，自觉逆行奔赴湘西接诊患儿，活人无数，是为救死扶伤不以地域为界。更广为人知的是，当代医学家屠呦呦以毕生才智用现代科学方法反复实验晋代医书中关于治疗疟疾的文献记载，成功研制青蒿素，助力全人类对抗疟疾这种急性传染病，传承好、发展好了中医药献给世界的礼物，是为救死扶伤不以种族为界。张仲景既然是中华民族世代口碑称颂的医中圣人，圣人的学术成果因其科学性而必然还能被古为今用，圣人的道德影响因其极致性而必然还能被代代效仿。在中医学尚未科学破解伤寒这一烈性传染病的东汉末年，伤寒大疫情惨烈暴发，张仲景自觉迎战、逆行奔赴、不怕牺牲、不辞辛劳、攻坚克难，成为中医学的创新发展者，更是成为中华民族的守护者。张仲景作为医圣而体现出来的"大爱"既有忠诚，也有包容。

先说忠诚。从文化背景而言，忠诚是张仲景的儒医本色；从服务对象而言，一切患者均是张仲景身为医者要接诊的目标人群；从研究对象而言，患者所需、社会所需即是张仲景身为医学家要进行科研突破的课题选择。

从文化背景而言，忠诚是张仲景的儒医本色。忠诚是儒家推崇的最重要美德之一，而张仲景是四大中医经典撰写者中唯一的儒医。众所周知，《黄帝内经》《神农本草经》等中医经典的撰写者并未署名，而是托名黄帝神农等中华民族先祖，但这些撰写者必然不是儒医。这一推断，与这些经典的成书年代与文化背景有密切关系。在中医四大经典中，张仲景著作的成书年代最晚，是东汉末年。其他经典的撰写年代均更早，大致在战国或汉初。而儒学在中国传统文化中核心地位的确立是在汉武帝"罢黜百家、独尊儒术"之际。这一历史事件的发生年代就清晰区分了张仲景著作与其他中医经典的文化背景。也就是说，中医四大经典中唯有张仲景著作是在儒学已经确立其核心地位之后成书的，因而必然浸透了儒家仁爱学说的深刻影响；其他中医经典则不同，战国时期儒学只是诸子百家学说中的一种，汉初较为有影响力的则是黄老道家学派而非儒学。从行文考察，其他中医经典也几乎没有接受儒学影响，更多的是接受了黄老道家、阴阳家学说的影响。纵观中华文明史，儒家是中华传统文化儒释道三教的核心学说。儒学相对于释道二教的这种核心学说地位的形成，是儒释道三教学说凭借各自软实力博弈上千年之后自然而然的"历史的形成"。

从服务对象而言，一切患者均是张仲景身为医者要接诊的目标人群，即张仲景忠诚于一切患者。医者选择出世，意味着世俗社会中的很多患者不再是医者服务的目标人群；医者选择入世，意味着世俗社会中的一切患者均是医者服务的目标人群。有别于释道二教的出世之学，儒学是入世之学，关注社会问题胜过个人问题，关注现实问题胜过彼岸世界。儒学的入世主张与释道二教的出世主张有着不同的利益立场。相比较之下，释道二教的出世主张较为近似19

世纪末 20 世纪初发源于意大利的精英主义（elitism），容许或鼓励智慧超群、能力卓越者以"精英""神仙""高僧"自诩世外高人，在日常生活中与世俗社会保持一定的距离，因而其人生的自由程度会高于那些入世之人。可对于世俗社会中的芸芸众生而言，对于需要医者提供救死扶伤的医疗服务的患者与家属而言，一位可遇不可求的世外高人与一位主动奔赴疫区接诊的入世儒医，当然应有不同的道德评价。《论语·泰伯章》曰："士不可以不弘毅，任重而道远。"强调智慧超群、能力卓越的"士"要以天下事为己任，心怀万民，自觉主动承担起世俗社会的艰苦危险的责任，是为仁者之大爱。《论语·宪问》甚至主张"知其不可而为之"，要求儒者承担起看上去已超出自己智慧和能力的重任，是为勇者之大爱。儒学的信仰者被赞为君子。君子中之大者为圣贤，而圣人又高于贤人。在儒学视野下，张仲景这样的医圣，其品德堪与天地相比、可布大道于天下，其才华可通透万物的规律、可使民众脱离伤寒等疾苦。儒释道三教历代均有名医，儒家有张仲景等儒医，佛家有广济等僧医，道家有孙思邈等道医。孙思邈曾在《备急千金要方》中有这样的阐述："若有疾厄来求救者，不得问其贵贱贫富，长幼妍媸，怨亲善友，华夷愚智，普同一等，皆如至亲之想。亦不得瞻前顾后，自虑吉凶，护惜身命。"这一段话，就是说明医者对待患者"普同一等"的不拒诊的道德态度。药王孙思邈的医德也堪称高尚，只是如果要精细探讨其道德境界的具体层次，还可以参考其一生行医实践。孙思邈一生基本上也类似扁鹊华佗等云游天下、隐居山中、神龙见首不见尾，颇似道家推崇的神仙出世作风，毕竟不同于医圣张仲景在长沙太守大堂坐诊、主动逆行奔赴伤寒疫区的圣贤入世作风。试比较在中医发展史上均有着深远影响力的医圣张仲景与药王孙思邈，一为儒医，一为道医；一位主要以医学成就闻名，一位主要以药学成就闻名；一位称"圣"，一位称"王"。二者貌似难分伯仲。事实上，儒与道固然互补，在中华传统文化中必然是儒为主、道为辅；医药不分家，可临床实践中为患者提供医药服务时一般是医先药后；内圣外王之说，内高于外，且"圣"在数量上远远少于"王"。因此，以儒与道论、以医与药论、以圣与王论，医圣张仲景在医药行业内外的影响力可以说略胜一筹。

从研究对象而言，患者所需、社会所需即是张仲景身为医学家要进行科研突破的课题选择，科研为人民，即忠诚于医学科学发展的战略方向。张仲景之所以被中华民族誉为医圣，离不开其科研的三大成果，即规范诊疗、攻克伤寒、研制经方。可以说，这三大科研成果无一不是代表医学科学发展的战略方向。其一，规范诊疗增益了医药行业的科学性。一套完整的科学理论体系，由概念、判断、推理构成。张仲景创立的"六经辨证"规范诊疗体系就是如此。先是科学严谨地确立了伤寒概念的内涵与外延，用简洁而不玄虚的文本介绍伤寒疾病的病因病机，并用"六经"清晰划定六类伤寒的症状与性质。再说医者应当通过何种具体的诊察方法了解患者哪些方面的病情，并对照医书条文，判断患者的伤寒在"质"上属于哪种类别、在"量"上轻重程度如何，完成规范的诊断程序。接下来自然是医者如何对症下药，针对常见的伤寒种类有不同的经方进行治疗，药量如何依据病情严重程度进行加减，经方如何依据患者的症状体质进行药物调整，并有哪些安全有效的辅助治疗手段可在临床上使用，以完成规范的治疗程序。其二，攻克伤寒填补了医药行业的一项空白。医学科学研究的发展，本质上是人类对生命健康的认知从无知到有知的发展，需要一个漫长的过程。威胁人的生命健康的未知疾病与未知病毒，先是需要有医者发现并命名。这意味着自然界向医学界抛出了一个科研难题，也意味着患者和社会期待医学界能有人挺身而出破解这一科研难题。东汉末年，伤寒大疫情暴发之时，张仲景就看到了患者和社会对于医学界攻克伤寒的期待并挺身而出破解了这一烈性传染病。其三，研制经方增加了诊疗的有效性。研制方剂，需要精通病理学与药理学达到"悟道"的层次。在中医发展史上，许多医学家具有研制方剂的科研能力，但很少选择将具体的方剂完全公之于众，而是在家族和学派中秘密传承，常有失传之虞。如华佗所著《青囊经》据说便已失传，这意味着本来由华佗这位卓越医学家完成了的科研突破又因失传而回落到原点。因此，医学科研成果的秘密传承固然是忠诚于家族和学派，却未必是忠诚于医药行业与民生福祉。在张仲景所研制的一百多个经方流传于世之前，医药学界被公之于众、广为人知的只有《黄帝内经》中记载的十三方，且仅有药名与针对的病症，并无具体的剂量与配伍说明，不便于临床上精准科学使用。张仲景研制经方并详细记载其具体使用方法，实在是体现了造福医药行业与民生福祉的无疆大爱。

再说包容。包容是儒家所弘扬的"宽恕"美德。古今中外，从来就有人与人之间的道德层次的差异，因此人与人会存在有德君子与缺德小人之分。道德层次不同的人，需要道德层次更高的人主动弘扬"宽恕"美德，包容道德层次更低的人对自己的利益侵害，并主动维护其利益。从医患关系而言，包容是张仲景对待患者的基本职业态度；从医学同行关系而言，包容是张仲景对待"凡医"的身为名医的榜样示范态度；从个人与社会关系而言，包容是张仲景只问耕耘、不问收获的崇高奉献态度。

从医患关系而言，包容是张仲景对待患者的基本职业态度。何为"大爱"？解答应当就在"无疆"二字之中，无疆即为大爱。"疆"是人与人之间的边界、差异，因此，"疆"是客观存在的、难以破除的。张仲景在《伤寒论·原序》中描述了自己在价值观上与世人（即患者与家属）之间存在的种种难以调和的差异。一言以蔽之，人品高洁、医术精湛的张仲景对于热衷于追逐功名利禄、忽视自身生命健康的世人是不可理喻的。这种处事态度中蕴含着儒学作为人间哲学与西方神学的不同之处。儒学不讲"神爱世人",只讲"人间圣贤"。圣贤是人而不是神,圣贤生活在形形色色的人群之中,而不是高踞在人世之上俯视众生。圣贤周围的人群,或者智慧远远不如圣贤,或者品行远远不如圣贤。圣贤也会有人的喜怒哀乐,只是在自觉选择时能基本放下这些感性情绪,不被这些真实的情绪所深深困扰,可以进行更为理性、更为道德的判断与实践。一方面,张仲景自己以文字记载了亲身感受到的一些患者和家属对其的轻视及带来的伤害;另一方面,张仲景没有耿耿于怀,而是以博大的圣贤胸怀包容了患者和家属对其的轻视及带来的伤害。要知道,身为南阳世家大族子弟,又曾获得举孝廉任职长沙太守,可以说张仲景一生都不需要"为稻粱谋"。如果张仲景对患者和家属的局限性心怀怨怼,随时都可以离开医药行业,但这从来没有成为其自觉选择。在儒学看来,极为崇高的道德境界常常发生在道德层次相去甚远的困境之中。舜,被儒家誉为极致的"孝",就是因为和舜生活在一个家庭中的父亲、继母、弟弟曾经用各种各样的恶毒方法谋害舜的生命。舜用自己高超的智慧觉察了这些阴谋从而保护了自己,还以高超的道德境界宽恕包容了这些施恶者。道德难题经常发生在道德层次不对等的人群之间。当张仲景在《伤寒论·原序》中批评自己所在的时代充斥着轻视医学的不良风气之时,我们可以推断他用一生来实践的、心爱的医药事业曾无数次遭受诋毁攻击。这其中不乏患者与家属,这些人一方面指望张仲景这样的医者为自己提供优质的医药服务以维护自己的生命健康,一方面又顽固而愚蠢地保持对医药行业的轻视态度。同为名医,扁鹊的选择是,主动逃离讳疾忌医的患者蔡桓公,以免暴力伤医事件发生在自己身上。《黄帝内经》中也有专门的篇章告诫医者，注意不要接诊那些不能尊医重卫的患者。这些关乎医学伦理的实践与理论，是理性的而不是道德的，是有利于医者而不利于患者的，不同于张仲景的实践与境界。一方面，张仲景看到了医患之间的"疆"，也正视医患之间的"疆"，知道世人并没像自己一样热爱医药事业，也未必具有自己的德行与智慧；另一方面，张仲景在行医实践与学术研究中又自觉地淡化了医患之间的"疆"，即使患者与家属对自己这位医者不太尊重、对医药行业有所轻视，这也几乎不影响张仲景用一生的行医实践尽可能多地医治患者，在每一次诊疗实践中始终以患者的利益为先、以患者的生命健康为先。这就是无疆的大爱，跳出了当时轻视医者的时代局限性，对轻视医者的患者与社会持有包容的仁爱之心而非报复之心。医者的工作对象是身患疾病、亟待医药服务的患者。无疆大爱要求医者在任何情况下均能忠于患者的利益，如患者与家属在不够尊医重卫的情况下也能接诊患者并科学诊疗。即使患者与社会因其局限性而缺乏对医者的善意，张仲景也自觉选择忠于患者、忠于自己热爱的医药事业，尽毕生之力服务社会。

从医学同行关系而言，包容是张仲景对待"凡医"的身为名医的榜样示范态度。对于不花时间精力去钻研医术、草率行医、对患者敷衍塞责的凡医，张仲景秉承一种积极的包容态度，敢怒也敢言。张仲景获称为医圣，乃是医药行业第一人。医药行业之外的民众，或者知道张仲景坐堂接诊，或者知道张仲景奔赴伤寒疫区接诊，但一般不会去阅读《伤寒论》《金匮要略》等张仲景的传世之作，也不会去了解张仲景创立的"六经辨证"诊疗体系对于医药行业的贡献究竟达到了何种学术境界。历代医药行业之内的医者，对应当尊张仲景还是其他医学家为医圣具有行业话语权，也对应当尊张仲景的著作还是其他医书为中医四大经典具有行业话语权。因此，张仲景可获称为医圣、张仲景所著医书可获称为中医经典，离不开历代医药行业之内的医者发自内心的推崇。张仲景对待"凡医"敢怒，怒其医术不精，怒其医德不高，这是历代名医常常采取的对待同行的批评态度，医中圣人也是有喜怒哀乐的人类。张仲景对待"凡医"更敢言，即建言，言其如何规范诊疗精进医术、如何提升医德，这是张仲景之外的历代名医极少采取的对待同行的传帮带态度，医中圣人更为高尚的是以实际行动对同行进行了积极的包容、建设性的批评。

从个人与社会关系而言，包容是张仲景只问耕耘、不问收获的崇高奉献态度。先说张仲景的收获何其之少。宋代以前的中国传统社会，均有轻视医药行业的不良风气。整体上，医者从社会中获得的利益会大致低于医者对社会的贡献。张仲景可不是一般的医者，甚至不是一般的医学家，对于患者、医药行业、社会的贡献之大，有后世尊称的"医圣"为证。事实上，张仲景在自己生活的年代，可能从来不曾设想自己将来会被尊为"医圣"。我们甚至可以说，后世尊称的"医圣"称号，对于作为个人的张仲景而言是不存在的肯定。作为个人的张仲景，一生都是只问耕耘、不问收获的，也几乎看不到什么收获与肯定。再说张仲景的贡献何其之大。除了将自己的智慧、时间、精力源源不断地投入改善社会生命健康事业之外，张仲景还作出了历代医学家很少选择的两大奉献，一是官声，二是性命。儒学所推崇的海瑞、包拯等官员爱惜自己的官声甚至胜过性命。在张仲景生活的年代，一位长沙太守居然行医，这是一种在当时的社会看来不可理喻的选择。在当时，行医实际上会破坏张仲景担任长沙太守的官声。而官声是张仲景个人名誉的重要组成部分。也就是说，张仲景行医不但不能获取名利，反而会破坏自己也非常爱惜的官声。生而为人，无不惜命。张仲景既然在著作中批评世间之人居然不珍爱生命健康，言下之意自己必然是珍爱生命健康的。

即便如此，对于张仲景而言，还有比宝贵的个人生命健康更有价值的，那就是伤寒疫区患者的生命健康、医药行业攻克伤寒的使命等。

幸而中华优秀传统文化的优秀之处还在于，社会非常重视对历史人物的公正评价。张仲景在中国医学发展史与中华文明史上最终获得了卓越的历史评价。历代医者、民众在学习了解医圣张仲景的科学成就与崇高医德之时，也能领会好、传承好、发展好中医学与中华优秀传统文化之精髓。

二、传承精华，守正创新

CHUANCHENG JINGHUA
SHOUZHENG
CHUANGXIN

2019 年 10 月 25 日，习近平总书记对中医药工作作出重要指示，强调："要遵循中医药发展规律，传承精华，守正创新。"这一重要论述，既充分彰显了马克思主义唯物论和辩证法的根本要求，同时也为未来中医药的发展提供了根本遵循和科学指南。

"传承精华，守正创新"是中医药事业发展的根本与命脉。其中，"传承"是中医药根深叶茂、本固枝荣的根源所在。正是因为有传承，才使得中医药历经千年沧桑并在新时代闪耀光芒。"创新"则是中医药发展的活力之源。没有创新，中医药的发展就没有活力和未来。在"两个大局"背景下，在高速发展的信息化时代，中医药事业的发展离不开传承与创新，必须准确把握中医药发展的内在规律，以科学的方式推动中医药事业的创新发展。

"医圣"张仲景在其一生的医学实践中，始终坚持"勤求古训、博采众方"，为我国中医药学的发展做出了不可磨灭的贡献。纵观张仲景的医学实践，恰是中医药发展"传承精华，守正创新"的生动诠释。一直到今天，张仲景批判继承和不断创新的品质对当代医者而言仍是重要指引。

1. 仲景医学的形成——勤求古训、博采众方

张仲景出生在没落的官僚家庭，其父曾在朝为官。幼年时开始接触典籍，进而萌发学医的理念，十岁时跟随张伯祖学医，后追随多位医者丰富拓展视野、积累经验。公元195年（建安元年）以后，大规模的伤寒病开始在全国各地蔓延流行。在不到十年的时间里，仅张仲景自己家族二百多口人就病死了一百三四十口，单因伤寒而死的就有九十多口，"其死亡者，三分有二"。张仲景亲眼所见百姓在病痛面前的无能为力、族人被伤寒疫病所害以及瘟疫等的恐怖与传染性，便一心投身医学，并立下"进则救世，退则救民，不能为良相，亦当为良医"的宏伟志向。即便后来位居长沙太守，依旧心系百姓，开创坐堂问诊之先河。

在从医过程中，张仲景发现当时的医生大多数"不肯探求医经，推演新知，各承家传，始终守旧"。于是，他决心认真总结前人的医学理论，参考一生收集的大量民间方剂，并在继承的基础上，结合自身丰富的医疗实践经验，创造性地编撰了中医学的经典著作《伤寒杂病论》。作为中医第一部临床治疗学巨著，《伤寒杂病论》融理、法、方、药为一炉，开辨证论治之先河，为中医药发展奠定了基础。因此，《伤寒杂病论》被后世誉为"方书之祖"，并与《难经》《黄帝内经》《神农本草经》并称为中医学的四大经典。正是凭借这部《伤寒杂

病论》，张仲景得以扬名立世。《伤寒杂病论》之所以跨越历史长河，依旧被世人奉为圭臬和经典，一方面充分彰显出仲景医学的深厚底蕴与丰富价值，另一方面，也与张仲景本人的治学精神有着密切关系。

2. 传承创新与开创经方结合

（1）传承

《伤寒杂病论》这一医学巨著，有着深厚的理论渊源，是在吸收前人智慧的基础上得以形成的。潘中艺、傅延龄、宋佳和倪胜楼四人在《张仲景医学源流述略》一文中"认为仲景医学之源有上古时期的三世医学与春秋战国时期的四家医学"。"《曲礼》中指出'医不三世，不服其药'，孔疏引旧说云：'三世者，一曰《黄帝针灸》，二曰《神农本草》，三曰《素女脉诀》，又云《天子脉诀》'，此盖中国医学最古之派别也。"目前学界对于"三世医学"的含义仍有争议，但中医学历史悠久这一点不容置喙。前辈们所著医书，为后世医学的发展奠定了坚实的基础。作为医圣的张仲景同样是在前人的基础上不断总结经验、创新发展最终形成自身医学体系。

据《汉书·艺文志·序》记载，"当时所存之医书尚多，依例相校而除重复之后，计分为医经七家，二百一十六卷；经方十一家，二百七十四卷；房中八家，一百八十六卷；神仙十家，二百五卷。"两汉时期的"医经"家与"经方"家对于张仲景影响极大，二者各有侧重。"医经"偏重理论研究，"经方"则偏重实践用药。"医经"家的代表著作《黄帝内经》和"经方"之源《汤液经》等都为张仲景提供重要启鉴，其《伤寒杂病论》正是在前人经验的基础上，融合各家所长形成的。

在《伤寒论·原序》中写到"乃勤求古训，博采众方，撰用《素问》《九卷》《八十一难》《阴阳大论》《胎胪药录》并平脉辨证，为《伤寒杂病论》合十六卷"。通过研读古书，继承前辈的宝贵经验，并结合自身医疗实践经验，得以著成《伤寒杂病论》。

《黄帝内经》和《神农本草经》等书可谓是仲景医学的理论渊源，在其思想中处处体现这些古书医学思想与理论的运用。其一，阴阳学说是《内经》的核心思想，仲景继承了《内经》中阴阳为纲的理念。在其《伤寒杂病论》中，仲景云："病有发热恶寒者，发于阳，无热恶寒者，发于阴。"其二，继承了正邪相搏的理念。《黄帝内经》中主张"正气运存，邪不可干"。例如张仲景指出"血弱气尽，腠理开，邪气因入，与正气相搏，结于胁下"。在张仲景的著作中，贯穿着"扶阳气""存阴液"的基本内核，"将扶阳理念自始至终贯穿于《伤寒杂病论》之中，开创了扶阳大法之先河，并创立了诸多仲景扶阳经方，堪称中医学扶阳之典范。"其三，在病因与治疗方法方面，仲景医学与《内经》又是相通的。张仲景主张"脉证并治"，如"疟病脉证并治"等，这与《内经》治病理念一致，可见其传承关系。总的说来，《内经》的阴阳理念、正邪相搏思想及对于疾病的原因和治疗方法等内容，深刻影响着仲景的医学思想。

《伤寒论》之药理学基础传承于《神农本草经》，但并不是一味接受，而是有所继承和发展。仲景将其"辨症用药"发展为"辨证用药"，在中医发展史上留下浓墨重彩的一笔。虽然《神农本草经》对于张仲景影响深远，但是张仲景用药的依据和根本不局限于《神农本草经》一书，而是博采众长，以当时所有的本草类书籍为依据，取百家之所长。正如陶弘景所说"张仲景一部，最为众方之祖宗，又悉依本草"。

（2）创新

需要强调的是，尽管仲景吸取了《黄帝内经》《汤液经法》等前人的智慧结晶，但是却不拘泥于此。张仲景不仅对前辈们的经验成果进行反复验证，还结合自身几十年的医疗实践经验，独创众多疗法，为传统中医药的发展奠定坚实的基础。

1）理论创新：其一，脉法。作为中医理论的重要组成，脉诊是四种常见诊断方式之一。仲景的脉法源自《内经》，却又不固于《内经》。"张仲景在《黄帝内经》《难经》的基础上，既提出以寸口脉为主的脉诊诊法，又不完全抛弃三部脉的诊法，可以说是将两者巧妙地结合起来加以运用，使疾病诊断的误诊率得以降到最低。"其二，"仲景方选伊尹所著的《汤液经法》，又以医经家的脏腑经络气血理论为指导，编写成有方亦有论，方论结合的《伤寒杂病论》成为指导临床实践的重要典籍，"其三，"张仲景吸收《素问·热论》学说之精华，按六经分篇述其证治，同时又不拘泥'日传一经'，处处以证候为据，体现了辨证论治的治疗思想。"仲景论伤寒，虽源于《热论》，但高于《热论》。《素问》中指出"夫热病者，皆伤寒之类也。"在继承前人经验的基础上，张仲景根据自身医疗实践经验，进一步发展了该理论。他提出外感而引起的疾病，都可以叫作"伤寒"。张仲景可谓是医经、经方的集大成者。张仲景所著《伤寒杂病论》开创了独特的六经八纲辨证论治的先河，创建了有别于以《黄帝内经》为代表的医经派的经方理论体系。张仲景提出了"六经论伤寒"的新见解，主张"辨证论治"理念，其思想蕴含着丰富的哲学色彩。"辨证论治"即根据患者发病的原因、症状、脉象等，进行全面系统的分析和判断，并给出治疗方案。而马克思主义唯物论要求我们一切从实际出发，实事求是；矛盾具有特殊性，则强调具体问题具体分析，二者都与张仲景所开创的辨证论治理念高度契合。其四，张仲景还创立瘀血病名，构建了活血化瘀辨证施治的体系。使用"瘀血"这一专业词汇来描述人体血液运行停滞，更能形象地表达血液的病理状态，而且避免了《黄帝内经》里"恶血""留血""凝血"等较为混乱的名称，规范、明晰了"瘀血"病名及血瘀证适应证候。

2）治疗方法创新：在张仲景的医学实践中，张仲景坚持理论与实践相结合，创造了许多实用且高效的治疗方法，开创了多个世界第一：首次记载了人工呼吸、药物灌肠和胆道治疗蛔虫的方法。例如心肺复苏技术，早在1800多年前的古代中国，就已经有关于心肺复苏的案例记录了。受中西传统文化等因素的影响，在表述上关于心肺复苏技术的记载各不相同，但其实质是一样的，所采取的施救步骤基本一致。在《金匮要略》中，仲景云："一人以手按据胸上，数动之，一人摩捋臂胫屈伸之。若已僵，但渐渐强屈之，并按其腹。如此一炊顷。气从口出，呼吸眼开，而犹引按莫置，亦勿苦劳之，须臾。以管吹其两耳。"1800多年前的中国，尚没有现代科学技术作为支撑，却成为采取如此科学的心肺复苏法，可见古人的智慧。药物灌肠法也是由张仲景首创的，"仲景在《伤寒论》中除详细介绍了润肠通便的肛门栓剂及'蜜煎导'方外，还使用'土瓜根'与'猪胆汁'灌谷道以通便。"实践证明，药物灌肠法受其他因素影响小，治疗效果显著。这一方法影响深远，比西方早了上千年。与此同时，《伤寒杂病论》中描述了胆道蛔虫病的症状及其治疗方法，这是世界上最早的记载胆道蛔虫病的文献。张仲景在《伤寒杂病论》中提出"蛔厥者，乌梅丸主之"。采用乌梅丸治疗蛔厥症状，具有显著疗效，沿用至今。张仲景还主张针刺辅助中药治疗蛔虫，从时间上讲，它比曾经作为权威性西方医学教材使用长达800多年的《医典》，还要早900多年。此外，张仲景首创治疗心烦失眠的著名医方"黄连阿胶汤"和补肾祖方——肾气丸（又称八味肾气丸、金匮肾气丸），等等，为后世医学提供重要启鉴。这些医学方法历经数千年沧桑依旧闪耀着智慧的光芒，仍被现代医学所沿用。

生于官僚家庭，却心系百姓，始终坚持治病救人。医术高明，却毫无保留，将犹如珍宝的药方记录下来，从而得以流传至今。张仲景的一生始终坚持勤求古训、博采众方，在汲取了前人的医学智慧的基础上，同时根据自身实践经验，创造了多个世界首创，其著成的中医临床经典《伤寒杂病论》，可谓是中医药学的源头活水，在我国医学史上有着举足轻重的重要地位。"医圣"之名，张仲景当之无愧。

3. 仲景医学的发展——蜚声中外、纵横发展

仲景医学历经千载，沉淀厚重。伴随张仲景著《伤寒杂病论》一书，伤寒派逐渐兴起，受到了国内外医者的广泛推崇。"历代医家尊为医学宝典，奉为圭臬，视仲景学说为医门正宗，中医之魂。"与此同时，受其影响，其他相关学派与仲景医学相互交织、纵横发展，其医学思想渗透到传统医药的各个方面。秉承仲景先生勤求古训、博采众方原则，一代代医者薪火相传，使得仲景医脉不断滋长，焕发勃勃生机。

（1）在国内的发展

张仲景作为医圣，在我国医学史上占据重要地位。伤寒学派肇始于医圣。"据不完全的统计，截至1990年底，历代各类《伤寒论》研究著作达到2300多部，各类《伤寒论》研究论文也达数千篇之多。"

就现有资料来看，伤寒学派目前以晋唐时期、宋元时期和明清时期三个时期为主。受当时历史条件的限制，《伤寒杂病论》以竹简为主，不易保存，也面临着失传的命运。时任魏晋太医令王叔和不忍医书失传，通过到处寻找原本和旧证，走访他人，认真整理和修复，最终整理成《伤寒论》和《金匮玉函要略方》，使得《伤寒杂病论》得以流传于世。一代经方大家岳美中先生指出"后又钻研唐代《千金》《外台》诸书，其中质朴之学、实用之方，直上接仲景，果能用之得当"。药王孙思邈通过进一步整理《伤寒论》，集百家言，从而将伤寒归为十二论，伤寒禁忌十五条，为后世的研究提供了有法可循的门径，尤其为广义伤寒的详实增添了内容。

两宋时期有关《伤寒论》的医家医著较前代增长迅速，伤寒学派也得到快速发展。尤为突出的还是在研究的质量上，宋代医家大多数已不像他们的前辈一样把《伤寒论》作为一种方书来对待，而是把它作为治疗外感热病的专书，并试图以此为基础，构筑外感热病的诊疗体系，从理论和实践上研究和补充发展了《伤寒论》。

伤寒学派盛于明清。在这一时期，伤寒学派又可细分为错简重订派、维护旧论派和辨证论治派。方有执、喻昌等人是错简重订派的代表人物。"方氏撰成的《伤寒论条辨》一书，为后世医家开创了《伤寒论》错简之先河，被尊为错简重订学派的开山鼻祖。""喻昌治伤寒学，十分注重学习研究《伤寒论》辨证论治的思路。"张遂辰、张志聪和张锡驹三人，对于仲景医学《伤寒杂病论》主张维护旧论，但却崇古而不泥古，提出"六经气化"的学术主张。开创了我国最早以"医、教、研"相结合的钱塘医派。而辨证论治派，根据研究的特点，大致可分为以柯琴、徐大椿为代表的以方类证派，以尤怡、钱潢为代表的以法类证派和以陈修园、包诚为代表的分经审证派。各派思想为仲景医学注入了新的活力，使之不断发展。

近代以来，在仲景医学及其《伤寒杂病论》的研究方面取得了较为显著的进展。自洋务运动开始，西方社会思潮传入我国，医学家也深受外来思想的影响。"关于清末民初《伤寒论》的研究论述，历来对相关之人物或著作之研究成果多半归类为'中西医汇通'。"以唐容川、恽铁樵和陆渊雷为代表的医者坚持中体西用原则，推动了《伤寒杂病论》的研究进展。中国共产党成立以来，高度关注中医药事业的发展。在现代科学技术等的助力下，目前学界对于《伤寒杂病论》已经进行了较为全面和深入的研究，仲景医学发展到崭新的高度。

（2）在国外的发展

《伤寒杂病论》在海外流传甚广，受到国外医者的高度推崇。尤其是日本和韩国这两个邻国，其医学极大程度上受到中国传统医学的影响。此外，越南、印度尼西亚、新加坡、蒙古国等国的医学发展也都不同程度地受到其影响及推动。

"江户时代中叶，日本学术界掀起了一股提倡古学之风，医学界的学者们也开始探寻、追溯至《伤寒论》。"《伤寒论》流传到日本，形成了抄本的《康平本伤寒论》和《康治本伤寒论》。两种抄本的形成也使得仲景医学的影响不断扩大。与此同时，明清时期，中国萌发了研究《伤寒杂病论》热潮，促使日本古方派的形成和发展。曾获得"最高功勋奖"的日本汉方医家大冢敬节深受中国传统医学的影响，在研究仲景医学的方面颇有造诣。"大塚敬节肯定了古方派腹诊来源于伤寒论，而在日本医家手中发扬光大。"同时他对于《伤寒杂病论》的推崇并不是一味地听从，而是以实事求是、严谨求实的态度进行解读。直至当前，日本仍偏爱仲景医学，在日本的中药制药厂，仲景方仍占较大比例。"目前日本常用的294个处方，基本是出自张仲景《伤寒杂病论》中的原方，只不过将其收纳改名为'汉方药'。"

《伤寒杂病论》自从隋朝传入韩国，对于韩国医学的发展产生深远影响。在韩国，关于《伤寒杂病论》的记载主要集中在"《乡药集成方》《东医宝鉴》及《东医寿世保元》，这三部书在韩医学发展史上都具有划时代的意义。"从《乡药集成方》到《东医宝鉴》，再到《东医寿世保元》一书的形成，《伤寒杂病论》对于韩国医学的影响不断加深。"观《东医宝鉴》全书，书中引'仲景'105处，其中与《金匮要略》相关条文87处。"直到《东医寿世保元》一书的形成，韩国医者才更加关注仲景医学。韩国著名医学家李济马对张仲景的评价极高，认为医道德兴起，源自张仲景。在其著作《东医寿世保元》中写道："衰周秦汉以来，扁鹊有名尔，张仲景具备得之，始为成家著书，医道始兴。韩国医学无论是创新发展，还是纷争辨惑，总是离不开中国医学的影响，尤其是仲景学术思想的影响。""《东医寿世保元》标志着以体质为主的辨象辩证施治的"四象医学"理论的形成。该书以"四维之四象"形式为主要架构，充分汲取《黄帝内经》和《伤寒杂病论》等著作，并以辨象施治为主要内容的独特理论体系。"

（3）其他学派的纵横发展

张仲景不仅开创伤寒派先河，他的医学思想涵盖中医学的各个方面，涉及诊疗、本草和方剂以及内科、妇科、儿科和外科等临床各科，还蕴含着丰富的养生思想，后世医者都在不同程度上受到张仲景医学思想的影响。

中国金元时医学产生了许多流派，在学术上争鸣，最具代表性的有刘完素、张从正、李东垣和朱震亨，被称为金元四家。清朝周慎斋在其书《慎斋遗书》提出"东垣温补，河间清热，丹溪滋阴，戴人攻伐。四家者，概皆有闻，然俱各得仲景之一体"。四大家分属不同流派，刘完素为寒凉派，张从正为攻下派，李东垣为补土派，朱震亨为滋阴派。虽为不同流派，但是在其思想中仍见与仲景医学思想的交叉纵横。"刘河间主火而用寒凉，即仲景黄芩汤、白虎汤之意；张子和主邪而用汗吐下，即仲景麻黄汤、瓜蒂散、承气汤之意；李东垣主脾胃而重培土，即仲景建中汤、枳术汤之意；朱丹溪主相火而重滋阴，即仲景黄连阿胶汤、猪苓汤之意。可见，金元四家的治疗思想在仲景著作中均可找到其相应的根蒂。"

明清温病学派兴起，逐渐形成了温病与伤寒之间的派别之争。争论十分激烈，至今未停止。从表面上，温病与伤寒似乎是水火不容的状态，但是深究二者的理论渊源等，不难发现温病派与伤寒派的理论都源自《内经》，只是在病因和诊疗等方面认识不同。"事实上《温病条辨》中已经收集了《伤寒论》中的所有代表性方剂。"随着时代的发展，温病派在伤寒派的基础上有所发展，在各个方面的认识都更加完善。

与此同时，张仲景在妇科、儿科和外科也有着较为丰富的论述，为后世医者提供了重要启鉴。张仲景《金匮要略》主要有三篇专著涉及妇科，在他的论述中坚持辨证论治，并采取了有效的治疗手段，诠释了理论与实践相结合，对于当代妇科治疗具有指导意义。"其外治法开创了妇科冲洗和阴道纳药的先河，所创方剂，疗效显著，故仍为当今临床所采用。"张仲景的弟子卫汛著书《小儿颅囟方》，可见张仲景在儿科方面也有涉猎。作为张仲景书籍整理的第一人王叔和，在其《张仲景方论》中也涉及儿科的内容，进一步论证了张仲景医学的广泛性。

4. 仲景医学的展望——圆机活法、开拓创新

1800 多年前，"医圣"张仲景心系百姓，悬壶济世；1800 年后，仲景医学依旧光芒万丈，造福于民。这 1800 多年来，一代代医者孜孜不倦认真钻研《伤寒杂病论》，从中汲取养分。2020 年新冠疫情席卷全球，仲景医方以良好的疗效脱颖而出，进一步彰显了仲景医学的生机与活力。历经千载，仲景医学始终是我国的珍宝。现如今，张仲景所著的《伤寒论》和《金匮要略》仍为我国中医院校开设的主要基础课程之一。当前，我国已经迈上了"十四五"新征程，正朝着全面建成社会主义现代化强国奋进。在新时代，机遇与挑战并存。《中共中央、国务院关于促进中医药传承创新发展的意见》提出"传承创新发展中医药是新时代中国特色社会主义事业的重要内容，是中华民族伟大复兴的大事"。医学因传承而不朽，展望仲景医学的未来，必须坚持圆机活法、开拓创新。

（1）坚持取长补短，推动仲景医学融合发展

中医学派系之间的融合发展：作为一门实践科学，中医在其发展过程中产生了众多流派，以张仲景为创始人的伤寒派是其中之一。各个派系间主张不同，各有千秋。以伤寒派与温热派为例，二者所持观点不同，却有各自的优势所在。因此，仲景医学的发展应摒弃派系之争，坚持融合发展，实现优势互补、良性互动。如何更好推动中医药行业的发展才是当前的问题所在。因此，在新时代，要加强中医药内部体系的融合，形成统一的话语体系，推动中医各流派间的沟通与交流，建立健全统一的行业标准，形成共识，努力实现中医药健康发展这一最大"公约数"。

中西医之间的融合发展：中医与西医如同"车之两轮，鸟之两翼"。作为医学史上的重要组成，二者缺一不可。历史和实践证明，中西医各有所长。坚持中西医结合，是医学发展的必然趋势。庚子年新冠疫情肆虐，中医药临危受命，不负所托，给人民群众交出了一份满意的答卷。在抗疫过程中，我国坚持中西医并重原则，打出中西结合的"组合拳"，推动中西医并肩战"疫"，取得了显著的疗效，实现了 1+1 ＞ 2 的目标。作为中医的典型代表，仲景医学是宏观医学，注重整体，追求阴阳调和；西医则是微观医学，注重局部，追求恢复脏器的功能。坚持中西医结合，推动中医与西医优势互补、协同发展，更好造福于民。仲景医学的发展传承亦当如此。

（2）依靠现代科技，实现仲景医学的现代化

《淮南子》有云："苟利于民，不必法古；苟周于事，不必循旧。"在新时代，推动仲景医学的传承与发展，不能过于遵循旧法、故步自封。改革创新是发展的必然选择。把握科技浪潮，提升中医药现代化水平，将科学技术充分融入诊疗进程。仲景医学强调辨证论治，主张根据患者病因诊断治疗。在其治疗过程中，利用现代科学技术找准"病灶"，再根据患者自身情况等对证下药，进而提升诊断的准确性。

与此同时，中医药之所以遭受质疑，其中重要原因就是中医药是在继承前人基础上形成的实践科学，而非实验科学，并且很多现象没有得到合理的解释。习近平同志指出："我们要发展中医药，注重用现代科学解读中医药学原理。"因而，提升仲景医学的科学性，还应加快中医药的科研进展，加强技术攻关。在科学技术的支撑作用下，进一步明晰药材的成分、药材的药理药性等，以科学的方式解释中医药原理，突显中医药的科学性特质。在中药生产过程中，通过科技提升产业现代化水平，打造产业链。此外，依靠现代科技，继续优化中医制剂等。传统中医药以汤剂为主，不利于携带和使用。在不影响中医药的疗效的基础上，通过相关技术制成膏、丸及冲剂等，优化中医药的使用。

坚持"中医＋互联网"思维，发展数字中医药。现阶段互联网技术迅猛发展，已经深入人民群众日常生活当中。借助互联网，可以开展中医药网络问诊、远程指导等，使用方便、简单有效。此外，在大数据的支撑下，对中医药的疗效、用户情况及相关需求数量等内容进行深入分析，能快速将分析结果反馈给医者，从而尽快给出相关方案。利用科技发展中医药，既是遵循中医药的发展规律，在传承的基础上创新，也是现时代中医药事业蓬勃发展的必然选择。

（3）优化人才培养，促进仲景医学的"智力"发展

中医药的发展，人才资源是关键因素。中国社会科学院中医药国情调研组组长陈其广表示"中医药兴衰取决于能否培养出一大批遵循中医药基本规律和中医药原创思维模式，传承精华、守正创新，承袭、弘扬地道中医药的知识理论和方法技能的真正中青年中医药人才。"近年来，在国家的大力扶持下，中医药发展迅猛。然而，与西医相比中医仍存在继承不足、创新乏力等问题，甚至出现中医后继无人等致命危机。现阶段中医药人才培养以高等院校教育、师承及继续教育等为主，受多方面因素的影响，中医专业学生存在缺乏专业认同、过度"西化"，专业基础不扎实及中医文化素养偏低等问题，难以培育出复合型中医人才，进而直接关系到中医的传承与创新。推动仲景医学的"智力"发展，必须从优化中医人才培养方案着手，进一步增强中医学生的文化认同与文化自信，实现中医学子专业基础知识技能与文化素养的双向同行、协同发展。

（4）改革体制机制，提升仲景医学的标准化

中医与西医虽然有融通之处，但是二者在诊疗方式、治疗方法及药材使用等方面都存在较大差异，因而用西医模式管理中医只会弄巧成拙、背道而驰。因此建立中医管理体系有其必要性与重要性。然而，现阶段中医药管理仍存在体制不健全、职能不清等问题，在高等教育、人才评价体系等方面基本沿用西医的标准，这些桎梏严重束缚中医药事业的发展。当前，必须以大刀阔斧的态势推进中医药管理体制改革，建立健全行业标准。其一，通过做好顶层设计，加强规划指导，把中医药的发展纳入政府规划当中。其二，建立健全行业标准。中医药的疗效极大程度上取决于药材。目前中药鱼龙混杂，药材质量良莠不齐，致使中医的疗效大打折扣。其三、优化人才评价体系，调动中医人的积极性与主动性。把遵循中医药发展规律作为改革体制和制定政策标准的出发点和落脚点，建立符合中医药特点的管理体制。

（5）构建话语体系，加快仲景医学的国际化

中医药是中华优秀传统文化的重要标识与典型代表。科学无国界，仲景医学的现代化发展势必要与国际接轨。当前，中医药已经传播到近两百个国家和地区，世界各国逐渐认识到中医药的独特优势。张伯礼院士也指出"中医药走向世界是时代需求"。如今国外疫情依旧泛滥，不少国家已经将中医药列入防疫指南。推动仲景医学走向世界，一方面，加强对于中医药的科学研究，让国际上接受和认可中医药，塑造中医国际话语权；另一方面依靠"一带一路"倡议、孔子学院等平台，拓展中医药国际传播渠道，搭建中医药国际传播平台，让仲景医学在世界上展现中国智慧。

4. 结语

清代医家张志聪说过："不明四书者不可以为儒,不明本论(《伤寒论》)者不可以为医。"岳美中先生也指出："再研读《伤寒》《金匮》,见其察证候不言病理,出方剂不言药性,从客观以立论,投药石以祛疾。其质朴之实验学术,实逼近科学之堂奥,真实祛疾之利器。"美国华盛顿大学医学教授包德默先生曾感慨爱因斯坦创立了相对论,但张仲景早在1800年前就已把相对论的原理运用到实践中去,张仲景是我们人类的骄傲。1993年国际权威医史研究机构——英国伦敦维尔康医史研究所,把张仲景列入29位世界医史伟人名单,加以纪念和弘扬。作为中国古代十大名医之祖,张仲景的医学思想历经千年不朽,足见其生机与活力。继承永无止境,创新未有穷期。"传承精华,守正创新",铿锵话语传遍祖国大地。习近平同志对于中医药工作的重要指示,为中医药的发展指明了前进方向。回顾千载沧桑,仲景先生的医学思想烙印在一代代医者身上;再看今朝,仲景医学与时俱进、不断发展;展望未来,仲景医学的传承须遵循中医药发展规律,秉承仲景先生的治学态度;坚持传承精华、守正创新,做到"尊古而不泥古,重今而不倾今",以科学的方式诠释中医药,重塑中医药良好形象,为人类健康做出更大贡献。

三、科学求是，客观唯实

KEXUE QIUSHI
KEGUAN
WEISHI

2013 年 8 月 20 日，习近平在会见世界卫生组织总干事陈冯富珍时，表示中医药学凝聚着深邃的哲学智慧和中华民族几千年的健康养生理念及其实践经验，是中国古代科学的瑰宝，也是打开中华文明宝库的钥匙。"科学求是、客观唯实"的精神与原则就是我们中医药凝聚的深邃哲学智慧之一。

"科学求是"即用科学的方法研究事物的规律；"客观唯实"则是用客观的立场坚守事物的客观实在性，即事物发生、存在与运动的真实状态与过程。"科学求是、客观唯实"用一句话来形容就是"实事求是"。如何真正做到实事求是呢？《中庸》给出的答案是"博学之，审问之，慎思之，明辨之，笃行之"。竺可桢则表示为"一是不盲从，不附和，只问是非，不计利害；二是不武断，不蛮横；三是专心一致，实事求是"。医圣张仲景之所以能成为名垂千古的苍生大医，与他一生遵循与坚守"科学求是、客观唯实"的精神与原则密不可分。

1. 求医学之是

人体本身是一个极为复杂的系统，探究人体自身的规律极其难也，加之人体不断与外在的自然、社会进行信息与能量的沟通与交换，探求医学之规律更是难上加难。李时珍曾言："欲为医者，上知天文，下知地理，中知人事，三者俱明，然后可以语人之疾病。不然，则如无目夜游，无足登涉。"为求得医学之是，医圣张仲景一生都在坚守着对医学知识的"博学""审查"与"慎思明辨"。

（1）博学之

勤求古训：张仲景勤求古训，研读了大量的古代医书，包括《素问》《灵枢》《难经》《阴阳大论》《胎胪药录》《汤液经法》等，认真总结前人的理论经验。

博采众方：张仲景除勤求古训外，还博采众方。除了广泛搜集古今效方外，还大力搜集民间验方和独门秘方。张仲景遍访名医，拜师学艺，采各家之所长。年少时，张仲景拜同郡名医张伯祖为师，学习其毕生医学经验，加上张仲景广泛吸收各家医学经验，很快医学水平就超越其恩师，当时人称"其识用精微过其师"。除师承张伯祖外，还寻访茅山道士，承传沈槐家技，拜襄阳王承为师。出师时，王承赠其四句箴言："药草处处有，就靠两只手，人人是师傅，处处把心留。"张仲景将其谨记于心，坚守"三人行，必有我师"之师训。同时他还对针刺、灸烙、温熨、药摩、坐药、洗浴、浸足、灌耳、吹耳、舌下含药等民间治法一一进行研究，积累了丰富的治疗方法。

人之学有涯，医之理无涯，只有博学之，方可探究医理之一二，如故步自封，将自绝于医理之门外，如何能求得医学之是呢！

（2）审查之

审查包括审望、审闻、审问、审切四个方面。审即详细之意。医理艰深，疾病复杂，故而诊断需要审查之。即使博学，如非细查，亦难断患者所患之何疾。

审望："望而知之谓之神"，望主要是观察人体的神、色、形、舌等，由此获得患者病情的具体状况。张仲景的望诊匠心独运，对后世望诊的发展影响深远。

精气充足则体健神望，精亏气虚则体质神衰，张仲景通过望神来把握患者精气的整体状况，他尤重视观察两目是否有神。如"直视失溲""直视不能眴，不得眠""直视谵语""其目正圆者"等为张仲景对两目是否有神的描绘。

张仲景注重观察患者面部、五官、周身等的颜色，充分吸收《内经》五色诊理论，并将其运用于临床实践。"色缘缘正赤者""面色反有热色者""面色青黄""面目青""面和色赤""面赤斑斑如锦文""人面少赤""头面赤""脾色必黄""面色白""面无血色""目青面黑""身尽黄，额上黑""面色鳌黑""目赤""目赤如鸠眼""目四皆黑""两目黯黑""唇痿舌青""一身面目黄肿""身体尽黄""黄色浅淡而枯萎""身黄如橘子色"等都是张仲景详细记载的患者面部、五官、周身等的颜色，以此来反映病情。尤其是他在《脏腑经络先后病脉证》中比较集中且细致地论述了鼻部不同颜色对应不同疾病，"鼻头色黑，腹中痛，苦冷者死；鼻头色微黑者，有水气；色黄者，胸上有寒；色白者，亡血也。设微赤，非时者，死；其目正圆者，痉，不治。又色青为痛，色黑为劳，色赤为风，色黄者便难，色鲜明者有留饮。"张仲景反复提示作为医者，对于患者的面部、五官、周身等的颜色一定要敏感，只要是异于常色，均是某一疾病在体表的反映，切不可忽略。

人体胖瘦的转变、全身皮肤的异常、全身各部分的灵动与否、动作的异常等都是张仲景观形不可缺少的部分。"形体逐渐变瘦""素盛今瘦""面反瘦""面目肿大""目窠上微肿""目下有卧蚕""一身悉肿""四肢肿""耳前后肿""肌若鱼鳞""肉上栗起""半身不遂或但臂不遂""目摇也""目动也""独头动摇""息摇肩""身振振欲擗地""呼吸动摇振振者""叉手自冒心""循衣摸床"等是张仲景望形的具体描述,可谓是细致入微。

张仲景望舌主要是从舌质、舌苔两个方面来进行的,且"舌胎"一词最早也由他所首创。"唇痿舌青""舌即难言""舌上白胎者""口干舌燥者""舌黄未下者""舌上燥而渴""口伤烂赤""舌上白胎滑者"等是张仲景望舌的具体描绘,虽没有现在的舌诊那般细致,但望舌也是张仲景获取患者疾病信息很重要的部分。

对张仲景来说审望,就是将眼睛的视觉无限延伸,将医者在患者身上看到的所有异常进行记录,尽可能了解患者身体最真实的状态。

审闻:"闻而知之谓之圣",审闻是张仲景通过放大听觉感受患者真实身体状况的一种方法,声音、语言、呼吸、咳嗽、呕吐、呃逆、肠鸣、喷嚏等是其具体审闻之对象。

张仲景审闻患者的呼、笑、歌、哭、呻,如"邪哭使魂魄不安者""喜悲伤欲哭""或有忧惨,悲伤多嗔"。审闻患者说话的多寡、清浊、高低、长短的异常,如"患者语声寂寂然喜惊呼者""语声暗暗然不彻者""语声啾啾然"。审闻患者说话清晰与否,如"夫实则谵语""暮则谵语""下血谵语者"等。审闻患者呼吸声音的粗微、长短与快慢,如"吸而微数""其吸促""其吸远""呼吸动摇振振者"。审闻患者咳喘声的长短、清浊、高低、缓急,以及伴随症状等,如"暴喘满""喘不能卧""咳而上气,喉中如水鸡声""咳逆上气，喘鸣迫塞""短气不足以息者""喘息张口短气""肺痿唾沫""其人咳，口中反有浊涎唾沫""口中辟辟燥，咳即胸中隐隐痛"。审闻患者呕、呃声之高低，音之长短，时间之长短，及其伴随症状，如"鼻鸣干呕""心烦喜呕""腹满而吐""欲吐不吐""久久吐脓如米粥者""吐利""食则吐虫龙""干呕，吐沫""不能食，饮水则哕"。审闻患者喷嚏之欲与否、肠鸣音高低、痰之腥臭与否等，如"欲嚏不能""善嚏""呕而肠鸣，心下痞者""腹中雷鸣""腹中寒气，雷鸣彻痛""时出浊唾腥臭"等。

审问："问而知之谓之工"，审问是医者获取患者身体真实信息最重要的途径，不问彻底很难获得患者疾病之实，正如《内经》所言："诊病不问其始，忧患饮食之失节，起居之过度，或伤于毒，不先言此，卒持寸口，何病能中。"张仲景非常重视与擅长问诊且询问详细，其审问一般包括目前症状、素体情况、起病原因、治疗经过以及服药后情况等多方面。原卫生部中医司《中医病案书写格式与要求》中的问诊要求：问诊首当问一般，一般问清问有关，一问寒热二问汗，三问头身四问便，五问饮食六问胸，七聋八渴俱当辨，九问旧病十问因，再将诊疗经过参，个人家族当问遍，妇女经带病胎产，小儿传染接种史，痧痘惊疳嗜食偏。除"小儿传染接种史，痧痘惊疳嗜食偏"之外，基本上就是张仲景的问诊方法。

《伤寒论》中记载的大量自觉症状，基本都是医者询问的目前症状。如太阳病的"头项强痛而恶寒""发热，汗出，恶风"；阳明病的"不更衣，内实，大便难""身热，汗自出，不恶寒，反恶热"；少阳病的"口苦、咽干、目眩"；太阴病的"腹满而吐，食不下，自利益甚，时腹自痛"；少阴病的"但欲寐"；厥阴病的"消渴，气上撞心，心中疼热，饥而不欲食，食则吐蛔"等。张仲景除了问寒热、问汗、问头身、问二便、问饮食、问胸胁脘腹、问睡眠等外，还问患者的喜好，如"口燥但欲漱水，不欲咽者""身太热，反欲得衣者""身大寒反不欲尽衣者""欲食冷食""不能卧，但欲起""身热皮粟不解，欲引衣自覆""默默欲眠，目不得闭，卧起不安"等。

喘家、咳家、亡血家、支饮家、衄家、汗家、疮家、淋家、呕家、湿家、失精家等说明患者患有宿疾，酒客、羸人、强人等说明患者素来的身体状况，"患者旧微溏者"说明患者患病前的情形，无不反映张仲景对患者的素体情况格外重视，做到了然于心。

病因在张仲景看来无非是风、寒、湿等外邪入脏腑经络；饮食过冷、过热、过苦、过酸、过辛、过甘或受情志刺激；房室竭乏、金刃所伤、禽兽灾伤等。是否受风、寒、湿等外邪，是否饮食不调、情志异常，是否房室竭乏、金刃所伤、禽兽灾伤等无不需要向患者询问清楚，以此来推导患者所患疾病之病机。如张仲景在解释奔豚病病因时提出"皆从惊恐得之"，在解释风湿病病因时提出"此病伤于汗出当风，或久伤取冷所致也"，是否惊恐，是否汗出当风、久伤取冷无一不需要患者的诉说或肯定。

问治疗经过主要是了解患者以往采取的治疗手段，一方面给后来的医者提供治病思路，另一方面确认误诊误治的情况。如张仲景在解释从上焦有热的咳嗽如何发展成肺痿时，其病因为已向患者确认的"或从汗出，或从呕吐，或从消渴，小便利数，或从便难，又被快药下利"等误治方式，从而推断疾病恶化的根源为"重亡津液"。

问服药后情况，方可知患者对药物的反应，以此才能明确用药是否正确合理。张仲景询问患者服药后的情况，出现一服即效、一服无效、原症消失新症出现、病情出现本质变化等情况。一服即效表明医者诊断正确，药证相符，如"若一服谵语止者，更莫复服"。一服无效，如因病重药轻，则当加量继服至见效，如"以汗出不彻故也，更发汗则愈"。药后原症消失而新症出现，可根据相应的新症进行治疗，若新症很快消失，且脉静身和，则可坐待自愈，如"大下之后，复发汗，小便不利者，亡津液故也。勿治之，得小便利，必自愈"。病情出现本质变化，形成坏病，如"若已吐、下、发汗、温针，谵语，柴胡汤证罢，此为坏病"。

审切："切而知之者谓之巧"，《伤寒论》398条总条文中，脉诊多达151条，腹诊多达114条，可见切诊非常受张仲景重视，其审切主要包括切脉和切肤两个方面。

张仲景以阴阳为脉相之总纲，"凡脉大、浮、数、动、滑，此名阳也；脉沉、涩、弱、弦、微，此名阴也"；将脉的寸、尺部位定为阴阳，即阳寸阴尺，如"伤寒，阳脉涩，阴脉弦，法当腹中急痛"；以脉象言病机病证，如"阳微阴弦，即胸痹而痛，所以然者，责其极虚也""伤寒，脉浮滑，此以表有热，里有寒"；以脉象定病位，如"水之为病，其脉沉小，属少阴；浮者为风""今脉浮故在外，当须解外则愈"；以脉象判定预后情况，如"结胸证，其脉浮大者，不可下，下之则死""久咳数岁，其脉弱者，可治""伤寒一日，太阳受之，脉若静者，为不传；颇欲吐，若燥烦，脉数急着，为传也"。

"阳明脉大""脉微细""脉大为劳，极虚亦为劳""脉浮细脉但浮者""脉微弱""脉沉微""脉沉""阳微阴弦""脉浮""脉沉小""脉浮大者""脉沉而细""脉弱者"等都是张仲景对患者脉象的描述，通过精微而细致的诊脉，能使医者更确切地了解患者疾病的病机、病位、病性、预后等，有助于医者对患者整体状况的把握。

张仲景通过切肤的方式，感知肌肤的寒热、糙润；按之痛否；按之硬濡；喜按与否来协助判断疾病的寒热虚实以及病位。

张仲景通过切患者皮肤，感知其冷、烫来判断患者疾病的寒、热之性，如"伤寒，脉微而厥，至七八日肤冷，其人躁无暂安时者，此为脏厥"。当然也可能出现真寒假热之寒病、真热假寒之热病，如"患者身大热，反欲得衣者，热在皮肤，寒在骨髓也；身大寒，反不欲近衣者，寒在皮肤，热在骨髓也"，故需要结合整体情况仔细辨别。

通过切患者皮肤，感知其肌肤甲错与润泽，肌肤甲错知其肌肤失去气血之荣养，一般有虚实之分，可由痰瘀互结或淤血阻滞或气血津液亏虚所致，如"内有干血，肌肤四错""肠痈之为病，其身甲错""若汗出已反发热者，久久其身必甲错""脉数无疮，肌若鱼鳞"。

大结胸"脉沉而紧，心下痛，按之石硬者"，小结胸"正在心下，按之则痛，脉浮滑者"可见切诊在大小结胸证的区别中尤为重要，两者都有心下痛，不按就很痛的为大结胸，按压才较痛的为小结胸，且大结胸按压起来整个腹肌都很硬，如果不摸不按，如何能分辨二者的区别呢？同时痞证与大结胸证的分辨也离不开切诊。痞为寒与气阻塞在心下，大结胸为热与水互结在心下；痞按下的触感为自濡，也可在心下见鼓包，按下去是软的，能复原，大结胸按下的触感是硬的；痞一般无心下痛，即使有也较轻，而大结胸很痛。

张仲景通过患者对按压的喜欢与抗拒来判别患者疾病之虚实，喜按者为虚，拒按者为实，"病者腹满，按之不痛为虚，痛者为实"。

（3）慎思明辨之

慎思明辨即慎重地思考已掌握的医学知识与搜集到的患者信息之间的关系，辨明患者疾病之证。张仲景通过研读古代医书，广泛搜集古今效方、民间验方和独门秘方以及加上自己丰富的临床经验，确立了六经辨证的原则。

1）太阳病：张仲景确立了太阳病之主要脉证是"脉浮，头项强痛而恶寒"，只要收集的信息中见到此脉此证，不论感受何种病邪，不管病程长短，都可以确定为太阳病。因太阳病病位在表，肌表所感风邪、寒邪、温邪后呈现出中风、伤寒、温病三大证候类型，后来学者将其发展为太阳中风表虚证、太阳伤寒表实证、太阳温病之表证。

风邪为阳邪，伤了体表卫阳之气，两阳相加，故发热，同时风邪开泄，易使卫气不固，营阴不能内守而汗出。因被风邪所中，故恶风。因汗出，营阴外泄，故脉缓。加上太阳证之主要脉象，可知太阳中风之主症为"发热，汗出，恶风寒、头项强痛，脉浮缓"。

寒邪为阴，侵袭人体肌表，最易伤卫阳之气，导致卫外失护，不能温煦肌表，故恶寒突出。同时寒邪将卫阳之气闭郁在里，一定程度后将发热。加之寒性收引，使营卫气血凝滞，出现身体疼痛，脉紧。腠理闭塞故无汗，同时肺主呼吸外合皮毛，寒邪束表，腠理失宣，导致肺气失利，呼吸喘促。加上太阳证之主要脉象，可知太阳伤寒之主症为"或以发热，或未发热，必恶寒，头项及身体疼痛，无汗而喘，脉浮紧"。

温邪外受，最易伤津，故初起见口渴。温邪热变迅速，侵袭肌表时，恶寒轻微且时间短，发热，热则汗出、脉数。加上太阳证之主要脉象，可知太阳温病之主症为"口渴，汗出，始恶寒后但热不寒、头痛，脉浮数"。

鉴于患者各体质不一样，素有喘者、太阳经俞全部不利者、里有郁热者、水饮者、湿者、阳虚者、脾胃虚弱者、气血亏乏者、外感过程中饮水过多导致水气停蓄膀胱者，或是女子经期等感染外感疾病，需要根据患者所呈现的症状进行相应的辨证开方。

太阳证除了伤寒、中风、温病以及因患者体质原则导致的兼证外还记载了大量更为复杂的误治变证的辨治内容。误治的变证可能是误汗、误下、误吐、误火等所致。但不能认为是误汗、误下、误吐、误火的必然结果，要根据具体呈现的证候来研究其内在的病因病机，再确定证型后随证论治、制方选药。如误治后邪气传里，演变为阳明、少阳或三阴证者，仍属于六经病证治范围，就可以根据六经辨证来治疗。其实误治后的变证，大都属于内科杂病，我们可以采用脏腑辨证来辨别疾病的证型。

2）阳明病：张仲景确立了阳明病的主要脉证为"身热、汗自出、不恶寒、反恶热，脉大"，见到此证此脉就可以认定为阳明病。阳明病成因有原发和继发两种，原发是阳明在经之邪不解，由经及腑而构成；继发是太阳病之邪传里化热，或是在太阳、少阳病阶段误治伤亡了胃中津液而致。阳明证可分为阳明热证与阳明实证两种类型。

阳明属于燥热，燥热最能伤津，故大渴，喜冷饮，唇焦舌燥。若口中和而不渴，绝不可能为阳明证。太阳蓄水证也有口渴，但其口渴为气不布津液，而非热盛燥津液，必不能多饮且舌苔不干燥。阳明热邪易上乘心，多见神昏谵语，谵语需要与郑声相区别开。谵语的特点是神志昏糊，语无伦次，如见鬼状，声重有力，是实证。而郑声是神志似清非清，似昧非昧，言语重复，声音低微无力。

阳明热证与阳明实证最大的区别为邪热与肠中糟粕是否结成燥屎，未结为热证，已结为实证。身大热、汗大出、口大渴、脉洪大、舌苔薄黄干燥是阳明热证的主要特点。当然还会见到气粗如喘、面赤、心烦躁扰、谵语等证。阳明热盛极而郁于里，不能外达四肢，反会出现四肢厥冷的假寒现象，这点值得注意。通过按胸腹，发现其热必灼手，同时可观察其小便必短赤等症。阳明实证脉证是日晡所发潮热，手足汗出，腹部胀满疼痛，大便秘结，或热结旁流，腹中频转矢气，脉象沉迟有力，或滑数，舌苔厚黄干燥，边尖起刺，甚者焦黑燥裂。

值得注意的是，阳明病也有湿热郁蒸发黄证、里热与瘀血相合的蓄血证、素体胃阳不足的虚寒证等，与阳明里热实证有别之证。

同时还有太阳阳明合病、太阳阳明并病、少阳阳明并病等需要仔细思考，认真辨别其证。

3）少阳病：张仲景确立了少阳病的主要脉证为口苦、咽干、目眩、往来寒热、胸胁苦满、嘿嘿不欲饮食、心烦喜呕、脉弦细。少阳病的病位在半表半里，其病机主要是枢机不利。

少阳的兼变证有兼太阳表不解、兼阳明里实、兼里虚不足、兼饮停阳郁、兼邪气弥漫虚实夹杂等，同时还有太阳少阳合病、阳明少阳合病、太阳少阳并病。

4）太阴病：张仲景确立了太阴病的主要脉证为腹满而吐、食不下、自利不渴、时腹自痛等。太阴证的腹满痛需要与阳明实证的腹满痛相区别，太阴证的腹满痛为虚，且腹满时减、喜温喜按；阳明实证的腹满痛为实，满甚不减，痛必拒按。太阴病的兼变证有太阴虚寒证兼表、太阳病误下邪陷而致腹满时痛等。

5）少阴病：张仲景确立了少阴病的主要脉证为脉微细，但欲寐。少阴病的性质为全身虚寒证，心肾阳气均虚，阴寒独盛，故觉无热恶寒。心肾阳气衰微，无力鼓动血行，则脉微无力，阳气虚而阴血亦弱，脉道不充，则脉行细小。心肾阳气衰微，神气失养，故但欲寐。但欲寐神识清楚，反应敏捷，与嗜睡不一样。心肾阳气衰微，不能温运于四肢，所以厥冷，如虚寒程度不甚，一般手足自温。下焦阳气衰微，不能熟腐水谷，下利完谷，并伴有口渴，故说"自利而渴者，属少阴"，应与脾虚下利相鉴别，"自利而不渴者，属太阴"，邪热伤津证中也可能出现"自利而渴"，故要从整体来把握，参考旁证来辨证。

针对阴盛阳虚证出现的阴寒上逆之呕而不能食或饮食入口则吐等证，治当回阳救逆，如出现脉微欲绝，反不恶寒，则为阴盛格阳证，病势已趋于危急，需大剂扶阳抑阴才可挽回将脱之阳。如出现肢体疼痛、骨节痛、背恶寒而脉沉且里无热，口中和，知是阴盛阳虚的寒湿郁滞证，此需与太阳证中的肢体疼痛、骨节痛相区别。

少阴病除寒化证外还有热化证，如阴虚阳亢等。此阴虚阳亢所致的心烦不寐与栀子豉汤证的虚烦不得眠不同，阴虚阳亢，邪热已入营伤津，舌绛，脉象细数，治当清心火之亢，滋肾阴之虚，而栀子豉汤证是郁热胸膈，邪热犹在气分，津液未伤。同时要注意少阴病兼太阳表实、阳明里实的辨证。

6）厥阴病：厥阴病的证候特点为寒热错杂，具体呈现为上热下寒或厥热交替发作。张仲景确立厥阴病的主要脉证为：消渴，气上撞心，心中疼热，饥而不欲食，食则吐蛔。

呕逆自利，呕吐酸臭混浊，食入急吐为寒格胃热证；干呕，吐涎沫，颠顶疼痛"为肝寒上逆证，需与阳明病的"食谷欲呕"、少阴病的"吐利，手足厥冷，烦躁欲死者"相鉴别；利下黏腻脓血，腹痛，里急后重，肛门灼热，口渴，脉滑数，为肝热下迫证。

下利厥逆，大汗出，小便清利，恶寒，脉微欲绝，或身有微热，为寒厥；脉滑而厥，口干舌燥，烦渴引饮，小便赤黄，为热厥；脉微而厥，服冷，病者静而复时烦，须臾复止，得食而呕又烦，平素有吐蛔史，为蛔厥；脉微而厥，肤冷，躁无暂安时，为脏厥；四肢厥冷，心下悸，为水厥。厥阴病不可攻下，不可发汗。

2. 唯医学之实

对于探究的医学规律，坚定地遵守，笃行之；对于有误的理解，果断地改正，修正之，对于未知的事物，勇敢地探索，试探之。

（1）笃行之

张仲景对于已探知的医学规律笃定地执行，用"主之"两个字表示他对患者疾病的病因病机以及证型了如指掌，不带一丝疑问。如"伤寒五六日，中风，往来寒热，胸胁苦满，默默不欲饮食，心烦喜呕，或胸中烦而不呕，或渴，或腹中痛，或胁下痞硬，或心下悸，小便不利，或不渴，身有微热，或咳者，与小柴胡汤主之。"伤寒、中风均是太阳病，五六日表明正邪斗争有一个发展的过程，从"往来寒热，胸胁苦满"可知邪气已由太阳之表传至少阳之半表半里，且邪在胁下纷争，枢机不利。如邪气占优势，向里进，则会恶寒；如正气占优势，赶邪外出，则会发热，正邪进退于半表半里之间，故一阵恶寒，一阵发热，即寒热往来。胸胁为少阳经脉的循行位置，少阳气机郁滞，故胸胁部苦于闷满。少阳胆木抑郁，疏泄不利，故神情静默，木克土，少阳气机不利势必导致脾胃之气不畅，从而不欲饮食；胆火内扰则心烦，胆胃气逆则喜呕。张仲景把握了少阳病的根本病机为少阳枢机不利，半表半里之部位使得汗、下诸法皆无能为力，笃定用和法来调和，故小柴胡汤主之。同时邪在表里之间，病势不定，病情变化多，张仲景实事求是地记载了这一情况，并将有可能发生的影响一一呈现出来，并针对每一种可能，提供相应解决之道。若邪郁胸胁，未及胃，则烦而不呕，因热聚不用甘补，不逆不必用辛散，故去甘补之人参、辛散之半夏，因烦，加瓜蒌除热荡实。若热较盛伤及津液，则口渴，故需去温燥之半夏，加甘润之人参、凉苦之瓜蒌根清热生津。若胆木犯脾土，则腹中痛，因黄芩苦寒，不利脾阳；芍药酸寒，能于土中泻木，去邪止腹痛，故去黄芩加芍药。若肝胆气血郁滞过甚，则胁下痞硬，因大枣甘能增满，牡蛎咸能软坚散结，故去枣加牡蛎。若胆失疏泄，影响三焦通调水道，则水饮内停而小便不利，凌心则悸，因饮得冷则停，得淡则利，故去黄芩加茯苓。若里热轻而津液未伤则不渴，不需人参补里，表邪未尽则身有微热，故加桂枝解外邪。若咳，则形寒饮冷伤肺致气逆，因参枣生姜易致气壅不利于运化水饮，而五味子酸可收逆气，干姜辛可去肺寒，故去人参、大枣、生姜，加五味子和干姜。

（2）修正之

张仲景针对其余医者对患者病情病机的错误理解，果断地修正，提出了大量医理箴言。因对患者病因病机病情把握得不够准确，出现的大量误治，给患者的身体带来了诸多不好的影响，有些甚至很难调整恢复，如"伤寒脉浮，自汗出，小便数，心烦，微恶寒，脚挛急，反与桂枝，欲攻其表，此误也，得之便厥"。

为了减少误治带来的不好影响，张仲景直接提出了"不可发汗""不可吐""不可下"的诸多疾病情形。

不可发汗之情形，阳虚、阴虚、阴阳俱虚、阳虚阴盛、气虚、血虚、气血俱虚等，如"脉微弱者，无阳也，不可发汗"。

不可吐之情形，隔上有寒饮而干呕者、诸厥逆者、体虚正弱者、阳虚假热、胃阳虚躁者等，如"诸四逆厥者，不可吐之，虚家亦然"。

不可下之情形，诸虚者、上实下虚者、阳虚血少、气实血虚者、病在表者、病势向上者、阳虚阴盛者、血虚里寒者等，如"伤寒五六日，不结胸，腹濡，脉虚复厥者，不可下。此亡血，下之死"。

（3）试探之

医学何其复杂，何其艰深，犹是面对证候不全，病情复杂难辨之情形时，张仲景没有坐以待毙，放弃了之，而是秉着实事求是的精神，在慎重思考之下，小试之，以此来观察患者机体的变化情况，从而为精确治疗提供条件。

"此脉证之假有余，小试之，而即见真不足。凭脉辨证，可不惧哉"，这是柯琴在《伤寒来苏集》中对张仲景精妙的试探性诊疗方法的感叹。

"宜""与"二字见证了张仲景在纵观全局的基础上对试探性诊疗策略的灵活运用。包括探病邪、探病位、探病性、探病势等。

探病邪：如"阳明病，潮热，大便微硬者，可与大承气汤，不硬者，不可与之。若不大便六七日，恐有燥屎，欲知之法，少与小承气汤，汤入腹中，转时矢气者，此有燥屎也，乃可攻之。若不转矢气者，此但初头硬，后必溏，不可攻之，攻之必胀满不能食也。"阳明病，潮热，大便硬，应用大承气汤釜底抽薪，攻下燥屎。六七日不大便，无其他明显的热、汗问题，则肠中有无燥屎，难以判断。张仲景通过少量小承汤试探是否有燥屎。如有燥屎，则凝结比较重结，较难下，可与少量小承汤，虽药力很小，但能使燥屎稍有转动，产生矢气，患者转矢气，则可证明确有燥屎无疑，应换大承气汤峻下阳明腑实，荡涤肠胃。如果少量服小承气汤后，患者并不转矢气，则说明肠中尚无燥屎，胃家未实，此时不可攻下，以免损伤脾胃。

探病位：如"伤寒服汤药，下利不止，心下痞硬，服泻心汤已，复以他药下之，利不止，医以理中与之，利益甚。理中者，理中焦，此利在下焦，赤石脂禹余粮汤主之。复不止者，当利其小便。"本为伤寒在表，当汗出而解，然医者误下致心下痞硬，下利不止，至此当以泻心汤和胃消痞，然医者疑实邪在里，再次误下，致利更甚。此时病机复杂，病位难以确定，下利可为中焦脾胃阳虚、运化失常所致，可为下焦肾阳亏虚，大肠滑脱失禁所致，亦可为膀胱气化不利、水湿泛滥所致。张仲景使用试探法，先以理中丸温阳健脾，不效，患者下利仍不止，知其病位非在中焦脾胃。然后试用赤石脂禹余粮丸，以涩肠固脱，下利仍不止，便知病位非在肾，而在膀胱，可知此下利为膀胱气化不利，水湿浸渍大肠而致，当用五苓散类方温阳化气、利水渗湿而止利。

探病性：如"食谷欲呕，属阳明也，吴茱萸汤主之。得汤反剧者，属上焦也。"食谷欲呕，一般是胃寒不能纳谷，胃气上逆所致，但任何事物都不是绝对的，也可能是上焦蕴热所致，张仲景先用吴茱萸汤，得汤反剧，代表此病不是中焦畏寒，而是上焦蕴热。

探病势：如"少阴病二三日，咽痛者，可与甘草汤，不瘥，与桔梗汤"，足少阴肾经循喉咙，挟舌本，少阴阴虚有热，循经上犯咽喉，故咽痛，此咽痛无恶寒、发热、咳嗽、大便秘结等伴随症状，不可用苦寒而当用甘寒之药。今病二三日，邪热初起，其程度一时难以把握，故张仲景先考虑用生甘草为治，生甘草甘寒，能清虚热，治少阴阴虚有热；若不愈，则说明邪热较重，甘草汤力不足以祛邪，再加一味桔梗，行开宣肺气、清利咽喉之功。

试探性诊疗于错综复杂之中明确诊断，探求疾病本质，其化被动为主动，及时把握病情变化，调整用药偏差，做到用药精准、有的放矢，这为我们当今临床中大量疑难杂症的治疗提供了思路及借鉴。

3. 结语

医圣张仲景通过寻求古训、博采众方积累广博的知识，通过望闻问切收集大量的临床现象，根据已有知识来慎重思考收集到的患者信息，从而辨别其病因病机及其证型，真正做到以科学的方法来探究医学之是。因医理复杂且极其精微，对已知的医学规律，笃定地执行；对前人错误的认知，认真地修正；对未知的、不确定的病证，小心地试探，真正做到站在客观的立场来坚守医学的客观实在性。他这种"科学求是、客观唯实"的精神一代代传承，早已深入我们中医人的灵魂，刻入我们中医人的骨髓，成为我们中医疗效的最大保障。

四、坚韧不拔，勇攀高峰

JIANREN BUBA
YONGPAN
GAOFENG

显然，仲景精神对于湖湘医学的影响是深远的，仲景医学是伴随着乱世困境产生的，而传承千百年的中医药学也同样在年移代革中屡受冲击。但这些先人宝贵的医学智慧仍凭着穿透岁月的经典与先进被流传下来，而湖湘医学的前贤后学更是继承了这些智慧与精神，在大浪淘沙的时代巨轮中，秉持初心而坚韧不拔地勇攀医学高峰。由此，我们可以看到，以湖湘五老为代表的近现代湖湘医家，不仅流传下宝贵的医术财富，更为我们留下了无价而独特的医学思想。

1. 面对困境，坚韧不拔

（1）疫难孕育《伤寒论》

张仲景生活的东汉末年，是中国历史上一个极为动荡的时代。

统治阶级内部出现了外戚与宦官相互争斗残杀的"党锢之祸"。军阀、豪强也为争霸中原而大动干戈。农民起义的烽火更是此起彼伏。百姓为避战乱而相继逃亡，流离失所者不下数百万。汉献帝初平元年（公元190年），董卓挟汉献帝及洛阳地区百万居民西迁长安，洛阳所有宫殿、民房都被焚毁，方圆二百里内尽为焦土，百姓死于流离途中者不可胜数。

据史书记载，东汉桓帝时大疫三次，灵帝时大疫五次，献帝建安年间疫病流行更甚。成千上万的人被病魔吞噬，以致造成了十室九空的空前劫难。其中尤以东汉灵帝（公元168—188年）时的公元171年、173年、179年、182年、185年等几次的疾病流行规模最大。南阳地区当时也接连发生瘟疫大流行，许多人因此丧生。张仲景的家族本来是个大族，人口多达二百余人。自从建安初年以来，不到十年，有三分之二的人因患疫症而死亡，其中死于伤寒者竟占十分之七。面对瘟疫的肆虐，张仲景内心十分悲愤。他痛恨统治者的腐败，将百姓推入水深火热之中。对此，张仲景痛下决心，潜心研究伤寒病的诊治，一定要制服伤寒症这个瘟神，他行医游历各地，目睹了各种疫病流行对百姓造成的严重后果，也借此将自己多年对伤寒症的研究付诸实践，进一步丰富了自己的经验，充实和提高了理性认识，经过数十年含辛茹苦的努力，终于写成了不朽之作——《伤寒杂病论》。这是继《黄帝内经》之后，又一部最有影响的光辉医学典籍。《伤寒杂病论》是集秦汉以来医药理论之大成，并广泛应用于医疗实践的专书，是我国医学史上影响最大的古典医著之一，也是我国第一部临床治疗学方面的巨著。

张仲景的医学生涯开始于坎坷的人生经历，他遭遇了常人难以承受的巨大苦难，而他致力医学、博极医源以图强救夭，体现出面对困厄不气馁、不厌世、不悲观，反而以坚韧不拔之姿勇攀医学高峰，体现出一位医者甘于奉献、大爱无疆的价值追求，而这也正是他能在千千万遭受病厄之人中脱颖而出、致力医学的根本动力。

（2）近代中医的处境

如同张仲景于困境中致力医学，近代中医同样也遭受了很长一段时间的艰难处境。

西学东渐，中医处境维艰：1840年鸦片战争爆发后，西方的科技文化逐渐渗透到中国的传统文化中，西方的科技文化被称为是"新学"。这个时期出现了著名的洋务派口号"中学为体，西学为用"，我国自然科学也开始脱离传统模式，向世界科学融会变革。西学东渐对中医学也产生了很大的影响。明末清初，以利玛窦（1552—1610）为代表的西方传教士相继来华，带来了一些西方科技，其中包括西医药内容。鸦片战争后，诸多传教士医师来华，至十九世纪末在不到半个世纪的时间里，西医医院、诊所、学校以及书刊杂志遍及全中国。西医学在中国的传播也经历了一个从猜疑到肯定、从拒绝到主动吸收的过程。随着西医学的被认同，中医学则沦落到被种种非难和否定包围的局面之中。

首先，中医面临来自当时政府部门的摧残扼杀。1912年北洋政府召开了第一局临时教育会议，公布了《中华民国教育新法令》。其中有两个关于医药教育的法令：1912年11月部令第25号《医学专门学校规程令》，学科共计48门；部令第26号《药学专门学校规程令》，学科共计31门，在以上共79门学科中均未列入中医中药。1913年1月，教育部颁布大学规程，大学共分文、理、法、商、工、农、医七类，医类又分医学与药学两门，医学门的科目共有51科，药学科目共有52科，但也都没有将中医药学科列入其中。

1929年4月29日，国民政府教育部布告第八号，令中医学校改称传习所，不在学制系统之内，不需呈报教育机关立案，这一提案激起了全国中医界的公愤，上海各中医学术团体率先揭竿而起，通电全国表示反对。全国各地的知名中医和中医团体纷纷响应，在北京，孔伯华、施今墨等名医四处奔走，并组织了华北中医请愿团。不久，来自各地的中医界人士汇集上海，其中有华北中医界代表孔伯华，浙江中医界代表裘庆元、曹炳章，云南中医界代表吴佩衡等。1929年3月17日，全国中医界代表在上海举行了声势浩大的抗议集会，到会者包括全国15个省、131个中医团体的262名代表。这就是震惊中外的"3.17"事件。会上推举了5名代表组成联合请愿团前往南京请愿。由于全国中医界的奋力抗争，终于迫使当局收回成命，使中医免遭灭顶之灾。

振兴中医，探索学术革新之路：在政府的屡屡摧残和废止下，中医的发展受到前所未有的阻力；为振兴中医，许多有识之士开始了漫漫探索中医学术革新之路。1904年周雪樵在上海创办了《医学报》，在《发刊辞》中确立了"为群学之胚胎，改良之起点"的办刊宗旨，积极倡导引进西医、改良中医，1906年6月，上海成立上海医务总会，该会第一次议员会议决定办理四项工作：编辑中医教科书、开办医科学校、兴办卫生事宜、筹备医院。1908年绍兴医药学研究社何康臣、裘吉生创办了《绍兴医药学报》，该刊至1911年10月共出版44期，而后停办。1915年7月复刊，裘吉生任主编。1922年，该刊迁至杭州，并改为《三三医报》，一直持续到1929年。

这一时期还出现了许多中西医学汇通医家，其代表人物有陈定泰、罗定昌、朱沛文、唐宗海（一般称他为"汇通第一人"）、张锡纯等，他们掀起了中医学术革新的潮流。接着在20世纪二三十年代，兴起了"中国科学化"运动，国内医学界于1928年明确提出"医学科学化"的口号，到1931年，"中医科学化"已经遍及全国了。支持这一主张并产生广泛影响的医家有陆渊雷、施今墨、谭次仲、张赞臣、余无言等。

这些中医前辈们正是发扬了张仲景百折不挠、坚韧不拔的精神，逆流而上、勇攀高峰推动了中医药学的进步，这样的精神是医者的初心与使命，是值得无数后学面对困难和挑战所当坚定与发扬的价值追求，更是中医药学得以源远流长、历久弥新的精神源泉。

2. 近代中医，勇攀高峰

2015 年 12 月 22 日，习近平致信祝贺中国中医科学院成立 60 周年时写道："中医药学是中国古代科学的瑰宝，也是打开中华文明宝库的钥匙。当前，中医药振兴发展迎来天时、地利、人和的大好时机，希望广大中医药工作者增强民族自信，勇攀医学高峰，深入发掘中医药宝库中的精华，充分发挥中医药的独特优势，推进中医药现代化，推动中医药走向世界，切实把中医药这一祖先留给我们的宝贵财富继承好、发展好、利用好，在建设健康中国、实现中国梦的伟大征程中谱写新的篇章。"

千百年前，张仲景任长沙太守，每月初一、十五大开府门而义务行医，从而留下了"坐堂行医"的典故，留下了深入基层、贴心群众展开医疗服务的佳话，也留下了高妙绝伦的原创性医术。我们回顾往昔才发觉他的精神与风范已经深刻地影响了这片湖湘热土，潜移默化中，湖湘大地的人文精神、医学价值、文化底蕴、思维品性也已经深刻地烙印上了仲景精神。近代湖湘中医五老将仲景精神发扬光大。

湖南，位于我国东南腹地，"北阻大江，南薄五岭，西接黔蜀，群苗所萃"，东南西三面环山，中部、北部低平，形成向北开口的马蹄形盆地。是一块"不为中原人文所沾被"的荆蛮之地。湖南气候潮湿，雨水丰富。冬寒冷而夏酷热，春温多变，秋温陡降，春夏多雨，秋冬干旱。复杂的地理气候环境造就了湖湘医学实用性极强的特点。湖南历代名医迭起不穷。初有炎帝神农氏"尝味草木，宣药疗疾，救天伤人命"，尝百草，一日而遇七十毒。汉代苏耽"庭中井水，檐边橘树，可以代养。井水一升，橘叶一枚，可疗一人"之良药。唐、宋、元、明、清乃至今天，名医辈出，数不胜数。近代涌现出的湖湘中医五老更是将张仲景精神极大地传承与发扬。李聪甫（1905—1990）、刘炳凡（1910—2000）、夏度衡（1912—1992），谭日强（1913~1995）、欧阳锜（1923~1997）是自民国、历中华人民共和国成立至20世纪末享誉全国的五位湖湘中医学家，五位医家均悬壶于长沙，并称"湖湘五大名老中医"。从他们身上我们看到了湖湘大地上今天的仲景精神。

（1）立志中医而心存救济，勤奋刻苦以博采沉奥

学好中医首先要立志中医，进而一生为之奋斗，这种矢志不移的志向是中医事业中"刻苦钻研，精益求精"的动力源泉。在湖湘中医五老中，只有欧阳锜老出身中医世家。耳濡目染之中，潜移默化之下，幼承家学，立志中医。其他4位虽习医初衷有种种不同，在立志中医的同时，五老都是心存救济的。他们志存高远，誓救黎民之疾苦，其恻隐之心，造就了他们崇高的医德，也成为他们的又一人生动力源泉。

湖湘五老不仅心胸宽广、淡泊名利、待人和善，有着崇高的医德，并且以同样的标准要求后学者，以之代代相传。此外，就中医本身来讲，由于它的博大精深，这就要求学习中医者必须勤奋刻苦方能得其旨要。李老在学习中医时既有如下读书经验先求通，而后求透。

一是识字：例如通假字，更应寻其本字，而不能望文生训。知其通假，则涣然冰释，当然，这离不开文字的基本功，故中医学者应"欲精于医理，必先通于文理"。

二是存疑：遇到医籍中确难领会的经文，不可囫囵吞枣，也不能知难而止，而应当随录笔记，存疑待释，例如《内经》说："近而奇偶，制小其服也，远而奇偶，制大其服也。……奇之不去则偶之，是谓重方。"这段文字的"奇""偶""大""小"的意义与临床运用的关系令人难以捉摸，李老当初即批曰："参阅前贤之语，犹未明其奇偶之制，大小之用。"经过多年临床之后，他终于使此存疑获解，说"有的制剂是药味奇而用量偶，有的制剂是药味偶而用量奇。病轻、病近、病久，应该制小其服，就是药味多，用量轻。取效缓，病重、病远、病新，应该制大其服，就是药味少，用量重，取效急。因为，药少量重则力专，使之直达远的病所；药多量轻则力缓，能解途近的病证。奇方不能治好的病就使用偶方。奇偶互用则使错综复杂的症状运用重方获得相应的解决。所以，此段经文乃阐明奇偶相互为用的制方原则"。遇疑必须存疑，存疑乃为释疑，有疑即不懂，释疑即求通。治学如斯，方谓一丝不苟。

三是自省：实践是检验真理的唯一标准，在治学过程中，一定会逐渐形成自己的学术观点，而其正确与否，全在于实践的检验。偏执己见，固步自封，是治学的大敌。只有善于反躬自省，才能更上一层楼。李老在1963年曾经撰著过《五行必废论》，提出以脏象学说替代五行学说，激起中医学界强烈反响，支持或反对者均不乏其人。经过长期的医疗实践之后，又逐步认识到"五行学说"有一定的临床意义，因此重评五行之存废，认为"当前把相互的辩证的唯物的五行学说弃置不用，那就等于取消了脏腑学说，把脏腑说成静止的、孤立的、片面的东西，辨证论治也就失去了依据，那就会钻进形而上学的圈子"。"从而认为，五行学说，不能尽废，只能摒弃它的糟粕部分，吸取它有用的精华"（读"对五行学说的形而上学论必须批判"）在学术争鸣和治学中应持什么态度？李老常告诉我们："一忌浮夸不实，二忌隐讳观点，三忌门户偏见，而要实事求是，尊重实践，三省吾身，唯真理是从，方是治学之要道。"

四是深掘："博学之，审问之，慎思之，明辨之，笃行之"为古人所推崇的治学方法，简而言之，就是在具有一定的知识基础之后，要向纵深开掘，善于归纳、分析、演绎，而不停留于人云亦云的阶段。学问方能与日俱增。例如：关于水肿的病机与治则，前人已作多方面的探讨，《灵枢·水胀篇》说："水始起也，目窠上微肿如新卧起之状，其颈脉动，时咳，阴股间寒，足胫肿，腹乃大，其水已成……"《素问·藏气法时论》指出："肾病者，腹大胫肿，喘咳声重。"《素问·水热穴论篇》又指出："汗出逢于风，内不得入于脏腑，外不得越于皮肤，客于玄府，行于皮里，传为胕肿，本人于肾。"李老分析上述诸论，只不过述及肺肾同病的特征。而又考张景岳等对"其本在肾，其末在肺，其制在脾"之论有极为精辟的阐释，然则肺、脾、肾三者在水肿的病机上是如何相互关涉的呢？治疗的总则如何？李老本前贤之论，结合自身的临证，深掘其理，囊括而言之说："能制水行气者在于脾，脾既能伐肾牙卜以制水溢，又能助肺气以行治节，故治脾是治水肿的中心环节。"真乃一语破的，入木三分，实可谓"从心所欲不逾矩"。

自识字至存疑，由自省而深掘，即是先求其"通"，而后再求其"透"。正是这些中医学家早年求学时期的勤奋刻苦，使得他们的医术日趋精湛，终成一代名医。

（2）打好传统文化基础，提高中医古文水平

中医成才的关键所在，那就是在良好的古文学基础上对历代中医古籍进行广泛而深入的研习，这一点是中医成功的治学经验中的基本原则所在，但却也是目前中医教育最大的忽略之处。现代中医医学生绝大多数在中医的学习上只学了用以入门的现代统编教材，并且现代中医教学的课程设置过于庞杂，或许这样可以使学生的知识面更广，但这对他们在中医上的成才是很不利的。在中医古医籍中，经典医籍是中医的源头，历代医家的著作是中医的活水，只有掌握了这些作为中医源头活水的古医籍，才能把中医在真正意义上传承下来，并使之源远流长。否则没有源头活水，中医的传承难免停滞不前，成为一潭死水。

（3）立足经典医籍，博采百家之论

在学习中医初始阶段，都需要深入研读甚至背诵中医的经典医籍。对于历代名医及诸子百家的著作等也同样需要进行深入的学习研究。众所周知，中医的理论基础和精髓在于《内经》《伤寒论》等经典医籍中，这些经典医籍是中医临床各科的理论基础和临证典范，亦是历代医家所公认的学习中医必读之书。李老在自学之中，总结了培训基本功的两条办法：

择善本，苦奠基，追源而上：中医书籍，汗牛充栋，哪些适合入门之学？哪些适合临床参考？哪些适合精研探理？慎重选择善本极为重要。比如，《伤寒论》的注释者，多达二百余家，各有所长，李老认为柯韵伯的注释比较切合实际，它具有因方辨证、分析详细的特点，易于系统学习，于是选择了《伤寒来苏集》为学习《伤寒论》奠基。其实，理、法、方、药每一大类，李老都有一至两本奠基读本。

理：《内经知要》《伤寒来苏集》《金匮心典》《素灵类幕》。

法：《濒湖脉学》《诊宗三昧》。

方:《汤头歌诀》《医方集解》。

药:《药性赋》《药性解》《本草备要》。

综合运用:《医门法律》《士材三书》《医宗必读》。

这样打稳基础,再由此追源而上,就不至于茫无头绪了。

勤于问,精于思,辨明径渭:要能求得真知,必须向一切内行的人们求教,历代著名医家,如李东垣,朱丹溪,叶天士等,无一不是从问难质疑中获得了学问,"好问则裕,自用则小。"仅仅勤于问还不够,更进一步要精于思。思,就是辨明径渭,找出规律,寻觅准绳。例如李老在读《濒湖脉诀》时,对其中类比之语虽三思而犹把握不定,深感其玄奥,后来多方参阅脉学之书,并结合临床体验,反复揣摩,历时十载,终于在1941年将二十八脉按"浮、沉、迟、数"四脉为纲,写成五方律诗,叙述脉的体象和主病大要,并在每一脉的诗句之后加以简要说明。现录"洪脉"为例:

洪如波浪涌,来盛去悠悠。

势洞形非硬,牙卜淫火独浮。

繁滋虽应夏,烙烁岂宜秋。

失血同肠痢,阴虚一见愁。

全诗不仅平仄协调,音韵和谐,用字贴切,对仗工整,更主要的是将洪脉脉象、诊法、鉴别要点、所主病证、病机病因、宜忌顺逆等描述确切而形象,具有很高的临床实用的价值。

(4)在临证实践中读书,在良师指导下深研

中医是一门实践性很强的学科,除了要有扎实的理论基础外,更要有丰富的临证经验。在过去师带徒的方式下,边读书边临证,使得这两方面都能兼顾。欧老15岁随其伯父欧阳履钦学中医,履钦先生为湘南名医,藏书丰富,勤于著述,对从学要求甚严,欧阳氏从小受其熏陶,养成严谨治学风尚。刘老幼习文史,1926年拜长沙名老中医柳给庭为师，专攻内、妇、儿科。夏老1932年考入湖南国医专科学校学习，毕业后又师事著名中医学家郑守谦三年，得蒙深造。中医学只有经过长期、反复的临床实践，才能真正掌握它。一定要多临床，多实践，如同人体四肢百骸不用则废一样，不与临床相结合，所学的书本知识，就将付之流水。夏老研究动静理论，肇始于头风等病证的临床治疗；研究肝胃理论，初得自胃脘痛的临证体会，均发萌于临床，探幽于临床，检验于临床。李老重实践，多切磋，精益求精，对于临证中的所得与所失，所知与所疑，均一一详予记录。每逢疑难之证诊治以后，必定检阅记录，参阅医籍，究明得失的源本，并且不断与友人切磋琢磨。例如他治愈了九江"生命活水医院"诊断的脑膜炎，盲肠炎各一例，写了《脑膜炎与盲肠炎之认识》一文，结语中指出："脑膜炎""盲肠炎"皆属肠胃湿热积滞为病，上下郁遏者为盲肠炎，肠痈是也；表里郁遏者为脑膜炎，痉病是也。

（5）师古不泥古，推陈以出新

学习中医虽然需从经典医籍出发，但也不能拘泥于古人，而是需从实际情况出发，与时俱变地将中医基础理论与现代的临床实际结合起来。在历代的中医医籍中，除经典医籍和少数名家著作为历代医家广泛推崇外，其他医籍所持观点大多有偏失之处，这就要求学习中医者在读书时要择善而从。

夏老指出"好古而不迷信古人，博学而能取长舍短"，他读王肯堂《证治准绳》，赞其"头痛'之说，而不崇其"面痛"之论，对陈修园《时方妙用》充分肯定，而对其《景岳新方砭》却以为大谬不然。前人之书，多为经验之作，不能因寸朽而弃连抱之材。但人生有期，经验有限，特别是一些全书、通论之类，为求其全而大，难免犯粗制和转抄之弊。"善学者学其全，不善学者学其偏"，对各家之说，只有全面地考究，才能识其真要，取其精华。

欧老自幼从其伯父欧阳履钦学医，深感辨证的准确性与提高疗效关系密切，经反复读书临症及孜孜不倦的求索，20世纪50年代即初有所成，先后发表或出版了辨证研究专著《内科辨证学》《中医内科证治概要》等书，对历代医家内科辨证理论与方法进行了系统的总结，为建立自身独特的辨证体系奠定了十分扎实的基础。在临床实践中，欧阳氏发现，凡病情单纯，证候典型，运用历代医家各种相应的辨证方法，多易辨治；而病情复杂、隐蔽，或多方面牵涉，或病情变化处于转折关头出现的证候，多不典型。此时如果辨证不清，治疗就难免舍本求末。医者会诊时做出的辨证结论不一致，也多是在这种情况下产生。从历代名医医案中，不难发现前人对诸多疑难复杂病症，应手取效。这究竟是历代名医都独具慧眼，灼见病情，还是有一定规律、标准可循呢？从20世纪60年代至70年代，时历20余年，欧阳氏反复研读历代名医论著、医案，以及现代哲学、方法论名著，结合自身临症体会，并从《矛盾论》中有关主要矛盾与次要矛盾的论述及其伯父"辨其异同，明其主次"的教诲中受到启发，逐渐认识到：历代名医对于复杂疑难病证，善于明辨主次。一旦掌握其主要病变所在，集中解决主要问题，其他枝节问题也就随之得到解决。任何一个证候，其中必然有一些起决定和影响作用的症状，其他症状都是随着这种症状的转变而转变的。前者应属主要症状，后者则为次要症状，辨证分主次，即以此为准。对于疑难复杂证候，要认真观察病情，分析病势的轻重缓急，要了解发病的前后经过，要透过表面现象抓住疾病的本质，具体应从病势的轻重缓急，发病的先后因果，证象的真假异同三个方面着眼，如此则不难分析出谁是主症，谁是次症。这就是复杂疑难证候辨证分清主次的三大关键。从思维方法学角度提出主、次症及其辨析三大关健的论点，不仅为三纲鼎足互为纲目的辨证体系提供理论核心，而且也是欧老对中医辨证学的一大贡献。

立志救济，进而苦学勤求是中医成才的首要前提；良好的古文学功底，在立足经典医籍的基础上博采百家之论是中医成才的基本原则；在良师指导下临证读书，更好地理解古医籍，并对中医有感性认识，这是中医成才的捷径；而在师古中出新则是学以致用的必然要求。

3. 结语

今天，我们重温张仲景之医德精神，认为其精神时至今日仍有重要的价值与意义，而名扬全国的"湖湘中医五老"——李聪甫、刘炳凡、夏度衡、谭日强、欧阳锜等前辈传承了张仲景"人命至贵、医药为务，感丧奋进、图强救夭，勤求古训、博采众方，观其脉证、随证治之，省疾严谨、临证审慎"的医学精神，创造了湖湘中医的辉煌时代。他们在湖湘大地传道、授业、临证，他们医术精湛、医德高尚，他们的学术思想、临证经验和成才之路为我们研究 20 世纪湖湘中医的发展提供了宝贵的资料，也为湖湘中医的发展提供了可资借鉴的经验。未来，仲景医学这条富有生命力的长流仍将奔流不息，滋养与启迪一代又一代的中医人。

第四篇

ZHIZHONG
ZHIHE

执中致和
道法自然

DAOFA
ZIRAN

一、天人合一，
道法自然

TIANREN HEYI
DAOFA
ZIRAN

天人合一思想不只是中医学所倡导的核心命题，更是中国传统文化自古以来所强调与因循的核心思想之一，那么身为中医药学代表的仲景医圣，更是在其理、法、方、药的阐发中将这一思想贯彻与实践得淋漓尽致。

1. 天人合一

"天"是中国最为古老而久远的哲学范畴之一。中国古代的思维模式造就了"天人合一"这一哲学命题，同时整体主义的"合一"也是中国古代哲学的基本特征和精髓。"天人合一"的主旨精神在于人与自然的和谐统一，即人与自然的整体观念。前人通过气、阴阳、五行三者，将"天人合一"的哲学命题引申至中医学领域，并且指导着生理、病理、治则、养生等诸多理念的确立。

（1）"天人合一"思想面面观

天人观是中医学关于人与自然相互关系的理论，也就是中医的自然人体观。人类生息于天地之间，日月之下，与大自然浑然不可分离，自然界有昼夜朝夕四季节气之更替转换，生命活动亦有抑起扬落之应合。正如《灵枢·岁露》所谓："人与天地相参也，与日月相应也。"张仲景继承发扬了《内经》天人相应整体观思想，创造性地将其运用于临床实践，贯穿于生理、病理、诊断、治疗和预后之中。

1）生理：《素问·宝命全形论》说"人以天地之气生，四时之法成"。仲景基于《内经》的理论，强调人与自然密切相关。认为"天布五行，以运万类"（《伤寒杂病论》序）。"天地动静，阴阳相击，各正一气。""是故冬至之后，一阳爻生，一阴爻降也。夏至之后一阳气下，一阳气上也"（《伤寒例》）。"冬至之后，甲子夜半少阳起，少阳之时，阳始生，天得温和"（《金匮要略》）。随着自然界阴阳的消长，一年四时有"春气温和，夏气暑热，秋气清凉，冬气冰冽，四时正气之序"（《伤寒例》）的周期性变化。仲景特别重视阴阳交替之夏冬二至和阴阳平衡之春秋二分，认为"冬夏二至，阴阳合也；春秋二分，阴阳离也"（《伤寒例》）。可见，二至二分是阴阳气交的枢机，阴阳消长的转折点。

"人禀五常，以有五脏。经络府俞，阴阳会通，玄冥幽微，变化难极"（《伤寒杂病论》序）。而且"人禀五常，因风气而生长"（《金匮要略》）。人体顺应自然界四时变化，表现为春生、夏长、秋收、冬藏的节律。如"冬时严寒，万类深藏，君子固密则不伤于寒"，"君子春夏养阳，秋冬养阴，顺天地之刚柔也"（《伤寒例》）。在人体正常生理活动中，脉象最能反映这种节律变化。《金匮要略》说：

"寸口脉动者，因其旺时而动。"即《平脉法》所说："脉有三部，随时动作，效象形容，春弦秋浮，冬沉夏洪。""肾沉，心洪，肺浮，肝弦，此自经常，不失铢分。"进而具体论述了四时平脉，如"东方肝脉，其形何似。肝者，木也，名厥阴。其脉微弦濡弱而长，是肝脉也"（《平脉法》）。此外，面部色泽也随四时各异。《金匮要略》说："假令肝旺，色青，四时各随其色。"

由于人们所处地区气候的差异，地理环境和生活习惯的不同，从而也会影响人体正常生理活动，正如《伤寒例》所说："土地温凉，高下不同，物性刚柔，餐居亦异。"因此，人们应该随四时的推移做到衣着节其冷热，饮食节其五味。而且饮食应顺时而用，《金匮要略》说："春不食肝，"因为"春为肝之王，脾气败，若食肝则又补肝，脾气败尤甚，不可救。""若非王时，以肝补之佳，余脏准此"，并在《果实菜谷禁忌》篇中详细论述了从正月至十二月不能食之物品，以免损伤正气，导致疾病的发生。

2）病理：《素问·六微旨大论》说"应则顺，否则逆，逆则生变，变则病"。人与天合度，与地同纪，顺之则治，逆之则乱。故《伤寒例》说："阴阳交易，人变病焉。"人体若不能顺应天地阴阳气交变动，就会引起相应的病理反应。仲景根据《内经》的脉学理论，论述了四时五脏的病脉死脉。如"西方肺脉，其脉毛浮者，肺病自得此脉""东方肝脉，假令得纯弦者，死"（《平脉法》）。并对"非其时色脉，皆当病"（《金匮要略》）的相乘相克病脉作了全面的阐述。《平脉法》说："脉有相乘，有纵、有横、有逆、有顺，何谓也？师曰：水行乘火，金行乘木，名曰纵；火行乘水，水行乘金，名曰横；水行乘金，火行乘木，名曰逆；金行乘水，木行乘火，名曰顺也。"

一年春夏秋冬四时更迭，夏至以后，阳降阴升，冬至以后，阳升阴降。对误用大汗大下而致阴阳俱虚的患者，就有"夏月盛热，欲著复衣，冬月盛寒，欲裸其身"的病理变化，因为"五月之时，阳气在表，胃中虚冷，以阳气内微不能胜冷，故欲著复衣。十一月之时，阳气在里，胃中烦热，以阴气内弱不能胜热，故欲裸其身"（《辨脉法》）。《金匮要略》云："下利差，至其年月日时复发者，以病不尽也。"此乃病邪尚未尽除，以致来年同一季节，因感受时令之气，内外相感。

一日之中的阴阳进退变化，也必然影响人体的病理变化。如《伤寒论》说："下之后，复发汗，昼日烦躁不得眠，夜而安静。"《金匮要略》云："妇人伤寒发热，经水适来，昼日明了，暮则谵语如见鬼状。"此乃阳气亏虚、寒邪内盛与阴血不足、热邪内扰两种截然相反的昼夜病理变化。

3）诊断：《素问·疏五过论》说"圣人之治病，必知天地阴阳，四时经纪""知病本，八正九候，诊必副关"。天人合一的整体观念是诊断疾病的基本原则。仲景在《伤寒例》中说："夫欲候四时正气为病，及时行疫气之法，皆当按斗历占之。"并具体阐述了两者的诊断要点。四时正气为病是"伤于四时之气"，有"中而即病，名曰伤寒"和中而"不即病"的温病、暑病；时行疫气是"非其时而有其气"，故有"一岁之中，长幼之病多相似"的病理特点。

就具体的病证而言，亦可借由症状出现在不同的季节，作出正确诊断。《金匮要略》说："从春至夏衄者，太阳；从秋至冬衄者，阳明。"仲景还根据疾病症状的变化节律，结合其他临床征象，对某些疾病进行辨证诊断。《金匮要略》说："病者一身尽疼，发热，日晡所剧者，名风湿。"阳明旺于申酉日晡之时，土恶湿，风湿相干，当其旺时，邪正相搏，故诸症加剧。又如《金匮要略》诊断女劳疸，即根据"微汗出，手足中热，薄暮即发"的特点，结合"额上黑，膀胱急，小便自利"而确诊。

4）治疗：《素问·五常政大论》说"故治病者，必明天道地理，阴阳更胜，气之先后，人之寿夭，生化之期，必先岁气，无伐天和，无盛盛，无虚虚"。仲景亦常根据四时阴阳变化而确立治疗的一般法则，如其在《伤寒论》中指出："大法，春夏宜发汗……春宜吐……秋宜下。"《金匮要略》在论述治未病时说："四季脾旺不受邪，即勿补之。"因脾土旺于四季之末十八天，此时虽有肝病传脾，无须补脾，如不知此而妄用实脾，则犯实实之戒。

治疗疾病，还应注意气候变化对疾病的影响。如《金匮要略》湿病，风湿相搏，值天阴雨不止，此时须随之应变，掌握法度，发其汗，但微微似欲出汗者，风湿俱出，疾病才能痊愈。遣方用药，亦应顺应天和，《金匮要略》之"退五脏虚热，四时加减柴胡饮子"就是顺时用药的例证。而且煎药的溶剂也应因时选用，如《金匮要略》的麻黄醇酒汤，"冬时用酒，春月用水煮之"。根据一日之中阴阳的变化，仲景有许多按时服药的论述，如治疗悬饮的十枣汤，方后注明"平旦服"等。

5）预后：《灵枢·顺气一日分为四时》说"夫百病者，多以旦慧、昼安、夕加、夜甚，何也？段伯曰：四时之气使然"。仲景在《内经》疾病预测思想基础上，通过临床实践，认识到某些疾病的转归预后，存在不同的时间节律特征。《金匮要略》说："病疟以月一日发，当以十五日愈，设不差，当月尽解。"因为五日为一候，三候为一气，人受气于天，气节更移，邪当解也。《金匮要略》又有"黄疸之病，当以十八日为期，治之十日以上瘥，反剧为难治"的记载，因土寄旺于四季之末十八日，故以土旺之数为黄疸之期，十日为土之成数。

《辨脉法》说："立夏得洪大脉，是其本位，其人病……若汗濈濈自出者，明日便解。"因为"立夏脉洪大，见其时脉，故使然也。四时仿此。"可知，虽病但脉顺四时，说明正气充实，其病可愈，如果出现"非其时色脉，皆当病"，则预后不佳。如"二月得毛浮脉，何以处言至秋当死？""二月肝用事，肝脉属木，脉应濡弱反得毛浮脉者，是肺脉也。肺属金，金来克木，故知至秋死，他皆仿此"（《平脉法》）。

对感受外邪而发的外感病，还可以一日的阴阳盛衰变化作为判断病愈的依据。如《辨脉法》说："假令夜半得病，明日日中愈。日中得病，夜半愈。"因为"阳得阴则解，阴得阳则解"。例如，《伤寒论》有"伤寒始发热之日，厥反九日而利……后三日脉之，其热续在者，期之旦日夜半愈"。因为"夜半阳气还"。《伤寒论》六经病欲解时，最能体现仲景预后的天人观。三阳病分别解于日出、日中、日入前后，人体三阳气应天时阳气的升降或壮大，有助于正气驱邪；三阴病解于夜半至天明左右，阳生阴长，有助于扶正，说明六经病欲解都与阳气活动有关。

（2）天人合一思想的当代价值

新冠疫情的暴发从多个环节暴露出部分人在思想素养方面的匮乏，这种匮乏不仅会引发新冠疫情这类造成社会动荡的恶性事件，在很大程度上也导致人类生活环境每况愈下。而"天人合一"思想中的生态智慧通过与时俱进，能够成为现代人的道德准则、行为准则。

1）"天人合一"思想对新冠疫情防控具有警示意义：在全球共同抵抗新冠疫情的当下，我们不得不因疫情演变为极难控制的局势而进行痛彻的思索，并以更加冷静严谨的眼光来审视这次疫情暴发全过程中的每一个环节。无论从哪个方面来看，人类对自然的失敬、在灾异面前丧失的主动寻找改善方案的自觉，还有在事态恶化时的迟钝与麻木，都是使人类陷入当下这一境地的原因。

野生动物携带大量细菌、病毒，忽视自然界中这种隐藏的风险而贸然食用野味很大概率会染上疾病，甚至可能成为传染源，危害人类的健康安全。事态演变至此，可谓是"人失敬，天命殛之"，只顾满足口腹之欲甚至猎奇心理，丧失对风险的警惕心及对自然法则的敬畏心，犯下逾越之举的人必会招惹灾祸。倘若领悟掌握了"天人合一"的内涵，我们就不难明白：自然要求人类热爱生命、尊重自然法则。"仁者以天地万物为一体"（《二程遗书卷二上》），作为同时具有理智与道德的人类，我们应当坚守心中的仁与德，学会克制、摒除不合理的私欲，从"天人二分"自然而然地过渡到"天人合一"的境界。如果人类能够做到热爱自然中形形色色的生命，就不会逾越道德的界限，自然也不会引火烧身。"心之官则思，思则得之，不思则不得也，此天之所与我者"（《孟子·告子上》），人类应以天作为心性的根源，知晓"盖人生天地之间，禀天地之气，其体即天地之体，其心即天地之心。以理言之，是岂有二物哉"（《中庸或问》），将天人本一物的理念铭记于心，对生命的存在心存敬畏，让人类的生命同世间万物的生命和谐共存，与大自然和谐共存，彼此保留着最基本的尊重与距离。道家思想"复归自然""万物与我为一"的精神境界和儒家"天人合德"、自觉履行自然之法和坚守道德原则的思想觉悟，都是人们在这次疫情发展中所欠缺的人文修养。人们应谨记"天人合一"的思想，应当明白"国家将有失道之败，而天乃先出灾害以谴告之，不知自省，又出惊异以惊惧之，尚不知变，而伤败乃至"（《汉书·卷五十六·董仲舒传·举贤良对策》），应对自然给出的警告保持警戒敏锐，在事态发展至无可挽回的地步前悬崖勒马、及时止损。

2）"天人合一"思想对生态文明建设具有指导意义："天人合一"思想是中国传统文化的精粹，它不仅体现了中国历代哲学家深刻的思考和博大的情怀，同时极具生态智慧的光辉，对于我们坚持可持续发展道路具有重要的指导意义。

马克思曾说："被抽象地理解的、自为的、被确定为与人分割开来的自然界，对人来说也是无。"他也曾在《1844年经济学哲学手稿》中提出"两个和解"的重要命题——"人同自然的和解"与"人同本身的和解"。马克思和恩格斯关于人需要调解人类自身同自然之间的关系的观点也是人同自然和解的本质，由此我们可以推断出：人在利用自然的同时，必须要对自然界生存发展的规律以及生态法则加以尊重和维系。现代人与自然和谐统一的新理念奠定在马克思主义唯物辩证法科学原理基础之上，同时也是对历史经验教训的深刻总结，而这与中国"天人合一"思想的内在要求不谋而合。马克思恩格斯的生态文明思想折射出经过实践检验过的真理的光辉，而作为凝聚着中国哲学智慧的"天人合一"思想在当代仍具有指导价值，将二者相结合必将呈现出崭新的形态。

"天人合一"思想不仅强调了生态环境保护的价值性，更为人类提供了建立健全、完善人生观的指导思想，将这一思想运用在生态保护领域，其或进化为实现中华民族伟大复兴的、富有中国传统文化情怀及核心价值观念的全新形态。人类应在继承马克思恩格斯关于人与自然辩证关系的科学论述基础上，立足于社会现实，丰富发展"天人合一"思想，坚持人与自然和谐统一的思想，这样既能继承发扬中国传统文化中的人生及生态智慧，又能发展创造出独具中国特色的生态文明思想。"天人合一"思想将不仅成为关乎民族未来发展的重要思想，更会是对世界生态发展也具有重要战略意义的宝贵思想。如此一来，我们便能向世界展示一种全新的、带有中华文化自信的文明发展理念。但"天人合一"思想只能给我们提供提升境界的方法，并不能直接提供认识、改造自然以及保护并改善生态环境所需要的知识及法则，不能直接运用以解决目前的生态问题。要真正解决当下人类面临的生态问题，必须把人与自然看作是一个有机的整体，充分运用多方面的知识手段进行综合治理。其中最根本且有效的途径是在科学发展观的指导下，在提高科技水平大力发展社会生产力的同时，实现生产发展、生活幸福、生态良好的良性循环和辩证统一。人们应将新冠疫情这一灾难性经历所带来的痛苦牢记于心，痛定思痛，对人类所做出的一系列对自然失敬、将人与自然割裂开的行为作出反思，进一步升华自身的思想观念、基本修养和道德品质，做到从思想层面根除不健康不恰当的生活方式，同自然互相尊重、和谐共处，从而实现"天人合一"的宏大理想，达到"天人合一"的至真、至善、至美境域。

2. 道法自然

道法自然是老子思想中的一个重要命题，也是道家学说的主旨之一。老子说："道大，天大，地大，人亦大。域中有四大，而人居其一焉。人法地，地法天，天法道，道法自然。"（《老子·二十五章》）这里的"道"不仅具有宇宙本原的涵义，还具有宇宙根本规律的涵义，"自然"是指"道"自然而然的本来面貌，道法自然，即是指"道"以"自然"为法则，即顺应万物的天然本性，以宇宙的客观规律为法则。在张仲景的《伤寒杂病论》里，可以散见很多养生之法，这些具体养生方法的背后都鲜明体现了"道法自然"的思想观念。

（1）道法自然思想面面观

1）饮食：在《金匮要略》一书中，他谈及饮食时说："凡饮食滋味，以养于生，食之有妨，反能为害。自非服药炼液，焉能不饮食乎？切见时人，不闲调摄，疾疹竟起，若不因食而生？苟全其生，须知切忌者矣。所食之味，有与病相宜，有与身为害，若得宜则益体，害则成疾，以此致危，例皆难疗。"（《禽兽虫鱼禁忌并治第二十四》）这段话简明扼要地指出，人们所享用的食物以及饮用食物的方法，必须与机体相适宜，不可以随随便便，只有这样做对机体才有益，否则便是损害机体。这是每一个不同的生命体客观存在的自然之道，所以珍惜生命者，在饮食上一定不要从食物的好坏及美味来养生，而要从自己身体对食物的需求进行调摄。否则事与愿违，甚至可能引起疾病。如《金匮要略·禽兽鱼虫禁忌并治》中说："麋脂及梅李子，若妊娠食之，令子青盲，男子伤精。"

饮食除了考虑宜忌之外，还要考虑到食用的度，这个度通俗讲就是刚好，太过与不及都对人体不利。《金匮要略·脏腑经络先后病脉证并治第一》中说"服食节其冷热苦酸辛甘"。这一个"节"字，从两方面言说，一是节食物冷热之性，二是节食物之五味，总的来说就是要求饮食性味无所偏，适度、均衡摄入。由此可见，这个"节"字并非示人不吃什么或尽量少吃之意，而是要考虑到人体接纳食物的度，所以任何一种性味的食物摄入过多或不足都有可能导致脏腑功能的偏盛偏衰，疾病由此而产生。正如《金匮要略》所说："桃子多食令人热……令人病淋沥寒热病……梅多食坏人齿""李不可多食，令人腹胀。"

人体自身不仅是一个整体，人体与环境也是密不可分的整体。所以食物、人体、时令之间也是有着相互联系的，并且它们之间还存在着一个客观规律来维持着一种平衡。一旦这种平衡打破，人就会得病。这反映在两方面，一是不同食物的搭配对机体的宜忌。如《金匮要略》说："羊肉不可共生鱼、酪食之，害人""马肉、豚肉共食，饱醉卧，大忌。"另一方面就是不同时令机体对饮食的宜忌。如《金匮要略》说："春不食肝，夏不食心，秋不食肺，冬不食肾，四季不食脾。"

2）避邪：《黄帝内经》言："正气存内，邪不可干，邪之所凑，其气必虚。"因此，很多人从顾护正气谈养生，但事实上，正气存内，邪未必不可干，邪之所凑，其气未必虚，如瘟疫就是如此。鉴于此，避邪也是养生中很重要的内容，这里实际上谈到人与自然气候的关系。张仲景认为自然界的气候变化是由天道支配的，人们应该顺应天道而养生，如《伤寒论·伤寒例》说："君子春夏养阳，秋冬养阴，顺天地之刚柔也。"如果人们的形神活动不能顺应天地阴阳消长变化，必定会感邪而生疾病，正如仲景《伤寒杂病论》所说："小人触冒（即逆天地阴阳而动），必婴暴疹。"为什么要这样做呢？因为人法地，地法天，天法道，道法自然，人体的生命活动与自然气候之间本来就存在密切联系和固有规律，只有人体遵循这个规律才能维持人与自然气候的平衡，否则自然气候就会变生淫邪损害机体。如《金匮要略·脏腑经络先后病脉证》说："夫人禀五常，因风气而生长。""风气虽能生万物，亦能害万物，如水能浮舟，亦能覆舟。""天地之气，顺之则万物生，逆之则灾害生。"它还举例说明人体的生命活动是如何顺应自然而变化的，人之脉象"春弦秋浮，冬沉夏洪"（《伤寒论·平脉法第二》）。既然如此，人们要想维护健康的生命状态，仅仅靠固护正气是不够的，还需要主动避开邪气，故张仲景在书中说"若人能养慎，不令邪风干忤经络"则人无恙，倘若形神活动不顺应天地阴阳消长之道，逆天而为之，必会招致"客气邪风，中人多死"的后果。

3）调神：自然之道是淡泊宁静、无为而治的，对于人体来讲，要想维持身体的健康，就一定要清心寡欲，顺其自然，中和平正，不要过度劳形伤神，这也是必须遵循的客观规律。如论及房事，在《金匮要略·脏腑经络先后病脉证并治》中说"房室勿令竭之"。这里房事，即性生活，也有称"房室""入房""阴阳""合阴阳""交媾"等。在房室与健康的问题上，张仲景并不是提倡禁欲观念，而是在说房事不可无，但不可过，换句话说，既不提倡禁欲，也不赞同纵欲，而是以中和为宝。这符合自然之道的本性，也符合房事活动及心理存在本身所遵循的自然之道。就精神情志活动来说，它是在脏腑气血的基础上产生的，正常的精神情志活动对人体健康有正面的意义和帮助，所以古人非常重视精神情志活动的调摄，这就是调神。张仲景在《伤寒杂病论·序》强烈批评当时的一些人"竞逐荣势，企踵权豪，孜孜汲汲，惟名利是务"。这段话清楚地反映出仲景重视调神养生的思想。张仲景对"唯名利是务"是极不赞同的，所以他期勉世人不唯名利是图，无私、寡欲才能到达清静的境界，而只要保持思想清静，便能获得调养精神、却病延年的结果。此外，自然之道不仅是宁静的，还是包容的，它为大仁大爱所充满。因此，在养生方面，张仲景特别强调，作为一个爱惜生命的人，一个懂得养生的人，要常怀仁爱之心，善待他人，善待自己，善待自然。他在《伤寒杂病论·序》强烈批评当时的一些居世之士"进不能爱人知人，退不能爱身知己"。这里的"知"字作明了、懂得之意，其实仲景这是从医学的角度讲"爱"，他将"爱"与"知"相提并论，实际上是告诉我们只有懂得这种发自内心本性的道理，才会理解什么是爱，才会对自己、对他人、对世间万物流露出爱意。所以，仲景所讲的"爱"是养生学意义上的爱。他告诉我们，人活在世上，时刻都要有一颗发自本性的仁爱之心，既爱自己，又爱他人，上爱君亲，下爱贫贱，要善待世间万物，如此方能形与神俱，颐养天年。

（2）道法自然思想的当代价值

道法自然思想对当代公民道德建设的启示："道法自然"思想因为置重于自然与德性，凸显着"天地与我并生"的基本精神和基本观念，不仅视域高超、立意高远，而且襟怀博大、气度恢弘，不仅情志深邃、丰厚笃实，而且内外交融、主客和谐。这种熔高超、广博、深邃与和谐于一炉的思想确实是对中国传统道德的卓越贡献，同时也对当代公民道德建设有着重要的启示。

首先，在人与自然的关系上，"道法自然"思想有利于提高当代公民的生态道德素质，自觉维护自然生态平衡。道家以"道法自然"作为起点和基础，看到了人与自然的差别与矛盾，看到了自然对人的作用，反对人为干预自然，主张以人去顺依自然，其精神实质可以补充和修正长期以来存在的"天人对立"的现实，引导人们把尊重、爱护自然转化为内心的道德律令，指导人们从道德哲学的高度来认识人与自然和谐相处的重要性和必要性，有利于提高公民的生态环境道德，从而自觉地维护自然生态平衡。依据"道法自然"的思想，道家认为天地万物既然都由道而生，人与万物在道的自然变化中就没有等级、优劣、贵贱的分别，人在自然世界中没有特别权利可以妄加一己意愿或群体需要去控制、主宰其他万物，只具有保护、维持天地万物的和谐、不遭受任意破坏的责任。同时还举例："水善利万物而不争"，强调尊重自然发展规律，不妄动，不强横，不人为地强力干扰，这是一条重要的自然进化的法则。不仅如此，道家还提出"将欲取之，必固与之"的道德准则，提醒人类在开发利用自然资源时，不要只顾眼前利益，过度索取，以致破坏生态环境，危及人类自身的生存，而应当有计划、有步骤，合理地利用自然资源、保护自然资源，采取各种措施促进自然生态的生息发展和良性循环。总之，道家依据"道法自然"思想阐发的观点，表明热爱大自然，保护环境，就是维护人类自身的利益，它具有不可忽略的道德价值，应当成为我们行为的道德规范。

其次，在人与社会的关系上，"道法自然"思想有利于塑造当代公民高尚的道德人格，建立和谐的人际关系。人与社会的关系问题实际上就是一个人如何处理自己与他人的关系问题。在这方面，道家围绕"道法自然"思想，具体阐述了"为而弗争""上德若谷""守柔曰强"等道德精神，如果我们能够很好地加以转换借鉴，并应用于当代公民道德建设，将有利于塑造公民高尚的道德人格、建立和谐的人际关系。一方面，在道家看来，人无尊卑贵贱之分，作为自然界的一分子，人人都是平等的，无论王侯、圣、贤都不能改变这一自然之道。道家主张以百姓之心为心，要尊重别人，不应以社会等级、贫富、亲疏、贵贱区别待人，而应对所有的人都一视同仁、平等施予、相互包容，以善良、平等、同情的态度和睦共处。这对于培养公民尊重他人、关心他人的道德品质十分有益。另一方面。道家提出的"上德若谷"是宽容和合之道，主张人的胸怀要像空旷的山谷一样，玄远博大，化育万物、包容一切，反映了道家对调和社会矛盾的主动精神。人际间的宽容、忍让是一种维护社会稳定的巨大凝聚力。人类的现代化进程，往往会付出道德的代价。现代社会中人与人之间的关系会由于宗教信仰、价值观念、思维方式、文化背景的差异，由于与他人发生各种权利、利益的矛盾而趋向紧张甚至冲突。损人利己、损公肥私、尔虞我诈、权力倾轧等现象较为普遍。因此，道家所主张的"上德若谷"之宽容退让、和谐相处的精神对于我们现实社会人际关系的调整，遏制恶性竞争，具有重要的指导意义。

再次，在人与自身的关系上，"道法自然"思想有利于形成当代公民知足不争的道德品质，实现身心的自由与发展。道德侧重于处世之德，但同时也包括对己之德，善待自己也是一种美德。"道法自然"思想主张保育和涵养人自身中的自然，认为人之生命的自然本性是"见素抱朴""少私寡欲"，指出"祸莫大于不知足，咎莫大于欲得。故知足之足，常足矣"。这种思想对中国人知足不争的文化心理结构的形成起到了促进作用。因为放纵欲望无论对个人、社会、生理和心理都具有消极作用，适当地节制个人的感性欲望是合情合理的。尤其是当前我国正处于市场经济和社会转型时期，物质利益原则日益凸显，拜金主义、享乐主义有所抬头，各种"现代病"和异化现象时有出现。道家从推崇人的自然本性出发倡导知足不争和"不贵难得之货"，有利于调节与平衡个体的人格心理和物质欲求，抑制过度的哀乐之情、利害之欲，可使身心怡乐、处事泰然，为我们当前的道德建构昭示了人道主义的旨归和向度，对全体社会成员完善自我心灵、提升道德境界，实现身心的自由和发展，无疑会有所裨益。

道法自然思想对民族精神和文化自信的影响：2018年，习近平总书记首次全面阐释"中华民族精神"，是"中国人民在长期奋斗中培育、继承、发展起来的伟大民族精神"，包括"伟大创造精神""伟大奋斗精神""伟大团结精神"和"伟大梦想精神"。民族精神之于国家发展、人民进步具有十分重要的意义，从古观之，中华民族历史悠久且是世界上唯一仅存在的四大文明古国，中华民族形成的独特民族精神和民族文化，世代相传，生生不息，使其在抵御外来侵略，民族同化的过程中始终保存自己。从这点来看，一个民族本质上是合其力而形成的思想和精神，一个民族根本上是被思想和精神所铸造的。从现实意义看，中华民族精神是国家、民族和人民在世界交往中的民族特征的体现，它深刻影响中国人民和国家的发展。

传统文化蕴含民族精神。我国传统文化是儒道等思想相互融合、互为补充的影响下发展流传至今的，它蕴涵了许多优秀的民族精神，如：道法自然、天人和谐、居安思危、厚德载物、以民为本、仁者爱人、和而不同、天下大同等。在中国历史发展中，儒道互为表里，成为中国文化发展的独特形态。金克木先生曾将中国文化分为显文化和隐文化，以孔、孟思想为代表的儒家文化多占据主流位置，成为显文化，体现核心价值取向；以老、庄为代表的道家思想是隐文化，处于从属和补充地位。但是道家思想所具有的超然的智慧，深刻的哲理以及鞭辟入里的反思和经验总结，使得它在中国人的精神世界中占得一席之地，逐渐形成中国人的血液和精神中的印记。

道法自然思想蕴含"爱好和平"的民族精神。它体现在两个方面，其一是反对战争，尤其反对不义之战。道家思想中，社会应该是"虽有兵甲，无所陈之"。战争会给人类带来极大的灾难，给人民带来痛苦，老子正是看到了战争带来的弊端，所以才重"道"，合于道，法自然，则战争不复存在。其二是法自然体现出来的和谐思想。道法自然思想主张天人和谐的观念。一旦和谐的观念在我们的思想中存在，我们就会与天地人和谐相处，从而达到和平。从更广泛的角度来说，道法自然思想契合、融入了民族精神。

道法自然思想影响下的文化自信体现在两个方面，其一是作为传统文化，对中华民族精神的贡献；其二是作为哲学自身，对中国哲学的贡献。反之，坚持以文化自信守护民族哲学和中华民族文化根脉。"中国哲学"首次出现是在1913年民国政府颁布的《教育部公布大学规程》之中，与西洋哲学并列。但"中国哲学"这一学科自成立以来，就受到否定与质疑。否定和质疑主要是两个方面：其一是中国哲学之名；二是中国哲学之实。否定中国哲学之名，反映的是西方中心主义的偏见。中国的哲学源远流长，老子道法自然思想就是其重要体现，然而中国学术系统并无"哲学"一词，鸦片战争后才经由日本传入中国，始见于黄遵宪的《日本国志》（1890年）。"中国哲学"实乃中西文化结合的产物，牟宗三认为，哲学有普遍性与特殊性之分。各民族哲学具有特殊性，因此不能以西方哲学衡量中国哲学。中国哲学是中华民族的哲学。自先秦以来，中国的形而上之学就已产生，"轴心时代"的中国哲学与中国历史发展相互促进，以老子"道"的哲学体系为例，老子哲学以道本体的自然主义为架构，以道法自然为根本宗旨，以批判否定为根本方法，以实现人性的返朴、社会的无为而治为目的，建立甘美安乐的和谐社会。所以，中国哲学有名有实。

中国哲学有名有实，是我们文化自信的重要底气。上述内容提到了老子道法自然思想的内容的丰富性以及对中国历史、文化影响的多重性和深远性，不仅如此，道法自然思想也对世界发展具有深刻借鉴意义。德国哲学家海德格尔甚至认为"道"可以推翻现代科学技术的统治地位而成为世界的主宰，这可以为我们的文化自信提供佐证。老子道法自然思想不仅对于老学研究者具有重要意义，对于中国人民，乃至全世界都具有重要意义，它的受众范围极广，群众基础深厚，十分利于传播和推广。

中华民族发展至今，已有数千年历史，创造了灿烂的中华文明，对中国乃至全世界的文化产生深远影响。今天的中国正在高速发展，国际影响力也不断提高，在实现中华民族伟大复兴的道路上奋力前行，"我们比历史上任何时期都更接近、更有信心和能力实现中华民族伟大复兴的目标"。正是在这种情况下，我们更需要清醒地认识到，越是发展迅速，越需要回顾经典，越需要优秀文化的底蕴作支撑。老子道法自然思想不仅是当今中国发展的智慧之库，也是实现中华民族复兴梦的精神之源。中国特色社会主义社会的发展需要老子道法自然思想提供助力，对其进行返本开新，结合时代发展的需要，挖掘合理成分，是文化自信的表现和实践，扩大民族文化的影响力，屹立于世界民族之林，是文化强国的体现。

二、辨证论治，燮理阴阳

"阴阳"不只是古人辨识世界的一堆符号，更是先贤用以辩证分析、探索研究、总结归纳凡事万物的一个核心思想，可以说这一思想影响了我们的认识观与方法论，更在仲景医学中得到了进一步的创新运用。

1. 辨证论治

"辨证论治"作为中医学的基本特点，即是指通过四诊、八纲、脏腑、病因、病机等中医基本理论对患者表现的症状、体征进行综合分析，属于中医学对疾病的一种研究和处理方法，包括辨证和论治两个部分。辨别是何种证候称为辨证；在辨证基础上，拟定治疗措施称为论治。张仲景在《伤寒论》中提及的"观其脉证，知犯何逆，随证治之"反映了中医辨证论治全过程，其中"观其脉证，知犯何逆"是辨证的过程，"随证治之"则是论治的过程。"观其脉证"，具体而言是运用中医四诊手段收集信息的过程，观察辨析是否脉与证相符，体现了科学分析的医学思维。"随证治之"，具体而言是据证立法，依法选方，因方施治的治疗过程。

（1）"辨证论治"思想面面观

"辨证论治"这一具体名称，是在 20 世纪 50 年代任应秋与秦伯未等对中医理论的系统整理后被广泛地接受和使用，成为中医基础理论的基本特点之一。同时也是中医在诊断、预防、治疗疾病时最重要的指导思想，是中医认识疾病、治疗疾病的基本原则。准确把握症、证、病的概念及其相互关系，充分理解辨证论治的内涵，既是理解张仲景医学思维的方法，也是掌握中医临床思维的方法。

中医学强调辨证论治的思维模式，最早起源于《黄帝内经》。虽然书中没有"证"的具体名称，但在论述某些病症，如疼痛、咳嗽、昏厥等时，常涉及诸如脉象、症状、病因、病机、病位、病性等内容。《黄帝内经》中出现的阴阳五行学说可看作中医辨证的提纲挈领性质的内容，广泛出现在书中各种辨证法内。

张仲景的辨证论治原则在《黄帝内经》的基础上进一步发展，明确提出了"证"这一重要概念。他在《伤寒论》中以"脉证"为名分篇立目对疾病进行分类，强调临证治疗时要"观其脉证，知犯何逆，随证治之"，进一步提出"六经辨证"概念，标志着辨证论治思想的形成。

《伤寒论》奠定了中医学辨证论治的基础，标志着中医辨证论治思想的形成。虽然书中记录的是外感疾病的治疗，但在诊治过程中十分重视结合因患者不同体质、基础病、误治、失治等因素而导致疾病在发病过程中演化出的不同病证类型。这反映的辨证论治思路给予后世医家很大的启发，如同病需审寒热虚实而异治；病证可因体质禀赋不同而转归不同；详细辨明病位、病性而予以治疗；治随证变凸显的辨证原则等。

辨证思想：医者应密切关注疾病的"变"并仔细审查病症的"辩"的思想贯穿《伤寒论》始终，因为"变"会因正邪斗争的此消彼长而出现，也会因医者失治误治而产生，又可因季节、时间、地点、患者体质不同而有所不同。变化如此广泛存在，注意仔细辨析才被反复强调。要在动态变化中准确把握疾病变化的本质，才能在治疗过程中真正做到法依证立，方随法出，从而避免"用药失据"和"执死方以治活病"的情况发生。

至于辨证的具体方法，张仲景分别提出六经辨证和八纲辨证。六经辨证是以太阳、阳明、少阳、太阴、少阴、厥阴经所关联的脏腑经络、气血津液的生理功能与病理变化为基础，结合人体抗病能力强弱、病因属性、病势性质、发展、转归等因素，对外感疾病的发生、发展过程中出现的各种症状进行分析、总结、归纳，从而判断病变的部位、证候的性质特点、正邪消长的趋势等，并以此作为立法处方等问题的辨证手段。八纲辨证则是以阴、阳、表、里、寒、热、虚、实来归纳、辨别患病部位深浅、病性寒热、正邪盛衰和病类阴阳的一种辨证方法。

如慢性胃炎、溃疡病的患者，根据研究结果表明，有相当一部分病因与感染幽门螺杆菌有关，从西医角度看需要彻底杀菌才能根治，可是在用抗生素杀菌时，往往有部分细菌未能被杀死，患者对抗生素的苦寒药性而导致胃脘不适增加等副作用。从中医临床证候的表现来看，胃炎可以因为体质偏颇或病程阶段的不同，而具有脾胃虚寒和湿热中阻这两个性质截然相反的证型以及其他证型。对于脾胃虚寒的患者，可因抗生素之苦寒药性加重症状，故在治疗上中医往往针对病性选用温中散寒或清热化湿等方药进行治疗以提高疗效，这样才符合中医的辨证论治精神，否则就犯了"虚虚实实"之虞。

体质在疾病发展过程中也有重要的影响作用。在同一病邪的作用下，可能会因为患者体质不同，存在不同的基础病，或者其素体的阴阳偏颇差异，或者说宿疾的不同，更可能在失治误治的情况下，病情的发展会出现与平常不同的发展规律，从而表现出寒热错杂、虚实并存的复杂现象，这时就应根据患者的临床表现特点，详细分析，仔细辨别，寻找病机的关键，采取相应方法进行治疗。如某患者可能素体心阳不足，感受外邪之后，因发汗过多，进而导致心阳更虚而出现"心悸欲按"之证，在这种情况下，虽然外感尚未全解，也不应继续发汗，因为此时如果不及时针对心阳虚"心悸欲按"证进行救治，病情继续发展就会导致心阳欲脱，甚至心阳暴脱的危重结果，所以应该选用桂枝甘草汤以补益心阳，扶正祛邪。

论治思想：首先，是确立治法。无论是《伤寒论》辨治外感病证，还是《金匮要略》辨治内伤杂病，各篇篇名中均明确使用"病脉证并治"或"病脉证治"的文字，十分清晰、醒目地突出了四个字，即"病""证""脉""治"。"病"是指疾病，"证"是指证型病机，"脉"则实指"脉症"，即四诊搜集到的症状和脉象，"治"是指治疗。由此可以看出，张仲景强调中医辨证论治应"辨病"与"辨证"相结合，而这二者皆离不开病患所表现出来的症状。

比如《伤寒论》中有多处提到腹泻这一症状。第32条"太阳与阳明合病者，必自下利，葛根汤主之"中指出太阳与阳明合病，说明在本条条文中的葛根汤证除了有腹泻外，还应该有高热，恶寒等表现。根据葛根汤由桂枝、麻黄、白芍、生姜、大枣等辛温发汗解表的药物组成来看，此证其主要病机为太阳风寒表实证。由于表邪外束，阳明之气抗邪于表，因此不能顾里，从而致使脾胃气机失调，升降失常，所以伴有腹泻，主证是恶寒、发热、无汗。至于腹泻作为伴随症只要外邪得解，主证得除，脾胃功能自然恢复，不需特意治疗就可自愈，所以治疗方面重在解表以和里。

其次，是选方用药。张仲景强调辨病论治，也擅长对症用药，如其在《金匮要略》中论治历节病时，同为历节病，虽有风湿证、寒湿证的不同，皆以关节疼痛为主症，因此都加入芍药、甘草缓急止痛以对症；再如治疗黄疸，喜用利胆退黄之专药——茵陈以对症；治百合病不离百合以对症等，皆展示了辨病论治也包含"对症下药"之意，这也是常常在临床沿袭运用的治疗方法，在辨证分型论治基础上，加以对症药物，针对性地增强对某些突出症状的治疗功效，这不仅没有违背辨证论治之意，还能增加临床疗效。

又如《金匮要略》提及"消渴"，虽然仅列出白虎加人参汤、肾气丸两方治疗上消、中消和下消，但可以看出，前者针对肺胃热盛之机，后者针对肾气亏虚之机，二者病机证型大异；亦可以看出，二者皆有的共性，上、中二消用人参益肺胃之气；下消治方名为"肾气丸"，顾名思义应是补益肾气之方。由此可见，张仲景辨治消渴，除了根据病机不同而立法制方外，还重视同为"消渴"病，皆口渴且饮水不解的主症，提示尽管病或在上中焦，或在下焦，都有"气虚不能布散津液"这一共同病机，治疗理应在根据不同病机选白虎加人参汤或肾气丸方的基础上，重视皆需"益气布津"这一共性，故上、中二焦加人参以益气，而下焦因无直接专补肾气之品，故借"少火生气"，滋肾阴以助肾阳，进而化生肾气，并没有简单地加入生津止渴药。

又如张仲景论及湿病的基础治法强调取"微微似欲出汗"，论及痰饮病的治疗大法时谓："病痰饮者，当以温药和之"，都是抓住疾病的共性病机，佐以针对该共性病机的相同治法。

（2）辨证论治思想的当代价值

辨证论治作为中医学认识疾病、治疗疾病的方法，又因其中包含的哲学性，就像哲学的普适性一样，使其能够运用于其他领域的实践中。张仲景提出的辨证思维，可以借鉴为一套分析框架，在认识事物、解决问题时先用分析框架——与事物对应，获得初步认识，把握事物的本质，从而对事物的发展、转归做出预判，采取相应的措施，同时注意相似事物之间的鉴别，最终根据事物本身的特性妥善地处理。

1）"辨证论治"思想在中国特色现代化社会主义建设中的体现：中国特色现代化社会主义即是"辨证论治"的现代运用。中国共产党在充分结合中国国情的基础上运用马克思主义思想，这样既不违背马克思主义思想的初衷——一切为了人民，也能保持政党、国家的能量和活力，最终实现共产主义社会这一终极理想。经过实事求是，理论结合实际的百年奋斗，中国的经济、科技、国防、综合国力都有显著提高，中华民族的崛起，社会主义国家的崛起，造就了举世瞩目的成就。在中国共产党的领导下，中国用几十年光阴完成了发达国家用几百年完成的工业化进程。2020年，中国正式宣布彻底消灭了绝对贫困，已完成脱贫攻坚的阶段性工作，全面建成了小康社会，并将继续带领人民走向共同富裕。反观实行共产主义制度的其他兄弟国，因未能找到最适合本国发展的社会主义路线，渐渐被经济的颓势笼罩。

中国作为现存五个社会主义国家之一，用中华传统哲学智慧，辨证论治，走出了一条不同的社会主义道路，一条中国特色社会主义道路。既保证了经济的发展，也确保了政权的稳定，确保了人民当家作主，确保了一切为了人民的党性没有变化。

2）"辨证论治"思想对现代医学的补充意义：面对现代医学所

未知的疾病时，辨证论治再次发挥重要作用。2020年新冠病毒肆虐加速了全球范围内的百年未有之大变局，面对急速变异和传播迅猛的新冠病毒，各国并没有完全可供参考的成功案例，此时更加需要"辨证论治"的思维模式，在认识问题所需的大部分信息未知的情况下，找出问题的本质，解决问题。

在特效药尚未研制成功，病毒变异速度快于疫苗研发速度的情况下，进行隔离管制，这一平息1910年东北鼠疫的"笨方法"再次得到了印证。可见病毒性质区别很大，但在具有高度传染性的病毒，无特效药的情况下，严格执行隔离政策是阻止病毒传播、控制感染率最有效的手段。

新冠病毒的新变异株不断涌现。面对这些迫在眉睫的新问题，被感染者的生命以天来计算，我们不可能等到把问题研究透了才采取行动，在人命关天的情况下，中医辨证论治和中医药的优势发挥得淋漓尽致。在上一波疫情中，中国的新冠感染率、死亡率都远低于世界水平，这与政府及时采取行动进行严格管控有关，也与中医药善于进行辨证论治的特点有关。当新疾病出现而现代医学束手无策时，毫无疑问辨证论治是处理这些紧急问题的最佳思路和方法。诚然，中医药也有其局限性，但对于现今临床医学来说，辨证论治仍有不能低估的价值和特殊意义。

2. 燮理阴阳

"燮理阴阳"一词最早出自《尚书·周官》，其曰："立太师，太傅，太保。兹惟三公，论道经邦，燮理阴阳。"燮，意为调和；理，意为治理。原意指的是治理国家的策略和方法，后世医家将其用于疾病的治疗法则。燮理阴阳即为调和阴阳，调理气血之意。通过调和、治理等方法，使阴阳恢复原有的平衡。因为从根本上说，疾病的发生是阴阳的相对平衡遭到破坏，出现偏盛或偏衰的结果。如《伤寒论》第58条曰："凡病若发汗、若吐若下、若亡血、亡津液、阴阳自和者，必自愈。"

《易经》认为阴阳在作用上是相反相正，相克相生，相激相荡，相辅相成。因此，阴阳就有了不同的形式：如相生、相克、转化、共存、互惠、相对和统一等。人体的阴阳气血调和是机体"阴平阳秘"的前提，失之则百病丛生。《淮南子·氾论训》中说："天地之气，莫大于和。和者，阴阳调。"说明了阴、阳二气的协调就是"和"，阴阳和合，万物乃生。故调阴阳能使人体自动维持和恢复健康状态。

《史记·扁鹊传》云："越人非能生死人也，此自当生者，越人能起之耳。"此中"自当生者"，张仲景对此种思想也颇为认同。如《伤寒论》第58条曰："凡病若发汗，若吐，若下，若亡血，亡津液，阴阳自和者，必自愈。"意思是不论是中风或者伤寒，采用汗法、吐法及下法，本因祛邪所设，若治之得法，则邪去正安；若不得当，则"亡血，亡津液"；倘若正气尚能自守，阴阳又不甚偏颇，表示机体有自然自愈能力，可不必用药，通过饮食调补即可，加上安定其心志，给予充分的休息疗养，那么凭借人体阴阳的自我调节达到新的平衡即可以自愈，此即所谓"于不治中治之"之法。柯琴谓"阴阳之相生，正阴阳之相得，即阴阳之自和也"。

（1）燮理阴阳思想面面观

1）辨证：辨证之重，首为阴阳，阴阳统摄六经。《伤寒论》第7条"病有发热恶寒者，发于阳也；无热恶寒者，发于阴也"，即是以阴阳为总纲，而辨其病阴阳寒热。纵观全文，其立法的主旨，一是扶阳气，一是存津液，以使机体阴阳"和"，和则病愈。

阴阳自和是中医辨证施治的关键法门：如阳盛阴虚者，需抑制亢阳，填补真阴；阴盛阳虚者，需祛除阴寒，温养阳气。"归根结底，中医治病是审其不和的原因而施治，或"壮水之主，以制阳光"或"益火之源，以消阴翳"促其自和。中医治法在《内经》中就有论述，《伤寒论》中虽未明确地提出"八法"之名，但在"发汗、催吐、攻下、和解、温热、清凉、滋补、消导"等治疗的方法中，提出了"汗、吐、下、和、温、清、补、消（利）"等八法，实为确立"八法"的治法分类。八法或扶正，或祛邪，或和解，皆为实现机体阴阳自和而铺平道路，使阴阳恢复平衡协调。因此，疾病痊愈关键在于阴阳自和。患者阴阳自和，疾病向愈，必有外在之表现，善为医者应当敏于捕捉机体内部释放的信号，能够做到司外揣内，及时恰当地进行治疗。

张仲景运用阴阳理论辨析病症的思路在《伤寒论》中比比皆是，如第 27 条"太阳病，发热恶寒，热多寒少，脉微弱者，此无阳也。不可发汗，宜桂枝二越婢一汤"。第 94 条"太阳病未解，脉阴阳俱停，必先振栗汗出而解。但阳脉微者，先汗出而解；但阴脉微者，下之而解。若欲下之，宜调胃承气汤"。其方药的配伍处处都体现出燮理阴阳的"中和"思想，借助药物性味的阴阳偏性来调整人体阴阳之气偏颇，从而使脏腑气血的阴阳偏盛偏衰回归于平衡，最终达到恢复健康的目的。

2）治则：阴阳求和是燮理阴阳在治疗原则上的体现，如《素问·至真要大论》所说"谨察阴阳所在而调之，以平为期"。因此，燮理阴阳以促进"阴平阳秘"是临床疾病治疗的根本法则。燮理阴阳包括"损其有余"和"补其不足"两个方面。

损其有余：是指对阴或阳过剩有余的一方采用的治疗方法，即"热者寒之""寒者热之"；但是，在阴阳的偏盛病证中，一方的偏盛常导致另一方的不足，故在调整阴或阳的偏盛时，要兼顾阳或阴的不足，辅以扶阳或益阴的方法。补其不足：是指对阴或阳虚损不足的一方采用的治疗方法，即"壮水之主，以制阳光""益火之源，以消阴翳"；对于阴阳两虚者，则阴阳双补。

张仲景认为，因病之本在于阴阳不和，故病之愈必因于阴阳自和。阴阳自和强调了人体本身具有的自发性自愈能力。无论外感内伤，寒热虚实，兼夹错杂，是否经过汗吐下等治法，若能"阴阳自和"，则疾病必将痊愈。这是从疾病形成的本质进行论述的，因而具有普适性。张仲景的阴阳自和思想，训诫医者当谨察阴阳不和之原因，因势利导，或期其自和，或促其自和而愈。《金匮要略》第17条"夫诸病在脏，欲攻之，当随其所得而攻之，如渴者，与猪苓汤。余皆仿此。"审其阴阳不和之原因，是水热互结下焦伤阴，故予以猪苓汤育阴利水，水去而热除，渴亦随之而解。水邪既去，阴亦得济，得与阳相配，则阴阳自和而愈。

3）治法：以张仲景名方桂枝汤为例，其证为发热汗出，脉浮弱，津液受损，所以用桂枝汤发汗调和营卫的方法重新建立起来的平衡是一种虚损状态下的相对平衡，也就是"病态平衡"。虽然这种平衡不够稳定，但病态平衡的建立，也是机体得以做到阴阳自和的先决条件。从桂枝汤组方和用药来看，对于此证，提要为"阳浮而阴弱"，即营卫不和。全方蕴涵的"调和"思想主要通过阳药桂枝和阴药芍药配伍体现出来。

从桂枝汤的服药调护来看，"服已，须臾啜热稀粥一升余，以助药力"，《周书》说："黄帝蒸谷为饭，烹谷为粥。"《素问·汤液醪醴论》也提到："为五谷汤液及醪醴奈何……必以稻米，炊之稻薪。"热粥中的稻米受之四时阴阳的平和之气，滋养作用甚佳。服用桂枝汤后的患者，从原来阴阳偏盛的状态过渡成为一种相对的病态平衡。所以一方面需要借热粥的热力以助阳散邪，使汗出表和；另一方面又需要借热粥以助汗源，为机体提供阴阳自和的物质源泉。《伤寒论》第 5 条"温覆令一时许，遍身漐漐，微似有汗者益佳，不可令如水流离，病必不除"，这里说的是桂枝汤证中微汗即可透邪而外出，大汗恐造成漏汗。所以谆谆告诫之："若一时逼之，致使如淋如洗，则急遽间胃气已达，而营气未周，反有不到之处，且恐大伤元气，非善法也。"提示我们以温服、微汗出为用药指标，防止汗多伤正，从而过度损害人体阴阳，使这种"病态平衡"太过，不利于机体阴阳自和。"若一服汗出病差，停后服，不必尽剂"中病即止，密切关注其营卫阴阳的平衡状态，以免伤正。在服药禁忌方面，"禁生冷、黏滑、肉面、五辛、酒酪、臭恶等物"，因服用桂枝汤后，人体阴阳虽然达到平衡，但较"平人"来说，仍是一种虚损的平衡状态，生冷、肥甘等食物就如刘渡舟所说："因其伤害胃气，有损清阳之气故列为禁忌。"既伤阳碍阳，又不利于脾胃运化，阻碍了后天之精的化生，从而影响了人体阴阳自和的能力，故服药后避免进食这些食物。

4）康复：阴阳自和是疾病痊愈的关键。《伤寒论·辨脉法》云："日中得病夜半愈者，以阳得阴则解也；夜半得病，明日日中愈者，以阴得阳则解也。"虽不能因此而机械地推导其病愈的时间，但阴阳相得而自和之理确实是没有争议的。当代学者祝世讷氏亦指出"阴阳自和"是人身固有的、内在的、本质的特性，是人身阴阳运化的一条根本规律。阴阳自和是机体自我调整的动态过程，但有时单靠人体正气是不够的，这就要辨证论治，借药力以调整阴阳。调整阴阳是中医学的一项重要治则，通过调整阴阳的偏盛偏衰，损有余，补不足，便能恢复阴阳协调状态而使"阴平阳秘"。

又如第 58 条"凡病若发汗、若吐、若下、若亡血、亡津液阴阳自和者必自愈"。第 59 条"大下之后复发汗、便不利者亡津液故也。勿治之得小便利必自愈"。这种对疾病不治自愈的观点，也表明人体有一定的免疫能力及自稳调节功能，但前提是在阴阳自和范围内，即一定的范围内人体会依靠自身调节功能和适当的调理而使疾病痊愈。

《伤寒论》中有欲愈、欲解、瘥等字样的条文都可理解为阴阳和。阴性病或阳性病的势趋向生理态的回复，就是阴阳自和。

体现在阳病欲愈方面，如第 23 条"太阳病，得之八九日，如疟状，发热恶寒，热多寒少，其人不呕，清便欲自可，一日二三度发。脉微缓者，为欲愈也；脉微而恶寒者，此阴阳俱虚，不可更发汗、更下、更吐也；面色反有热色者，未欲解也，以不能得小汗出，身必痒，宜桂枝麻黄合半汤。"太阳病发热恶寒，是疾病的本态，经过八九日的消耗后，仍然是热多寒少，说明疾病的大体还是属于太阳病，热多寒少是以太阳病本态作参照给出的一种症状标度；如疟状，一日二三度发，从发作频率上有别于少阳病的往来寒热，这是以少阳病为参照给出的另一种症状标度；其人不呕，则再次确认了没有少阳证；圊便欲自可，说明没有阳明证，这些症状都是度。尽管最后的脉微缓似乎是微小的新生力量，但前面排除了太阳病传变的可能，并不妨碍它成为趋势。有的阳性病还可采取向外部突破的方式来达到缓解的目的。如第 47 条"太阳病，脉浮紧，发热，身无汗，自衄者，愈"。太阳病发展到极限，发热无汗自衄而愈。显然衄使得阳气外越，有人也把衄称为红汗。阳盛自损则愈，这在阳性病中是特例。

体现在阴病自愈方面，最好的例子是第 287 条"少阴病，脉紧，至七八日，自下利，脉暴微，手足反温，脉紧反去者，为欲解也，虽烦，下利必自愈"。少阴病，这里出现了和太阳病转愈几乎相似的过程。少阴病脉紧，是疾病的本态，至七八日，阴阳相持已久，阳气尚耐久，足以内守。若此时出现了自下利，脉暴微，可能是少阴病加重抑或累及于太阴，这种现象的实质却是类似于涨潮前的水位回落，假象也代表本质。

5）预后：保持阴阳自和是瘥后防复的第一要务。病瘥以后，每每多食复、劳复。大病初愈，邪势初退，正气未复，脾胃之气尚处于虚弱状态，阴阳气血均未平复，此时若调摄失宜，或起居不慎，或食饮不节，或妄作劳，或使复感微邪，旧疾皆可以复发。因为大病初愈之人，阴阳尚处于调和过程，未达到平衡的状态，而久坐久立，多语多视，皆耗损阳气，"阳气者，烦劳则张"，虚阳浮越于外，故容易导致发热。患者瘥后，家属烹制滋补的美食给患者进补，这本无可厚非，但患者脾胃之气未复，或易因伤食而导致疾病复作。

（2）燮理阴阳的现代价值

燮理阴阳的核心在于"和"字，这是十分具有东方色彩的思想，阴阳的健康状态在于"和"，阴阳对立统一，即是相互制约的关系，也是相互化生的关系。

燮理阴阳思想对辨证分析人类社会的指导作用：阴阳理论源于日光向背，古人认为阴阳是宇宙的两种本原力量，认为万物皆由阴阳构成，这体现了古人对生命本原力量的认识。阴阳学说认为，宇宙的一切现象都可以用阴阳来理解，事物与现象是由这两种力量相互作用而产生的。"阴"与"阳"性质相异，通过相互交感、互根互藏、消长转化、相互化生来保持动态的和谐平衡。只有阴阳交融互补才能维持和谐平衡的状态。阴阳同时又具有符号的象征性，可以将世界万物都包容到阴阳理论的范畴之内，并以符号体系表达了系统论的结构特征。阴阳理论将二元对立的两者融为一体，表现为天人相应、物我同构的系统有机哲学理论，体现在重视人与自然的和谐统一，重视整体系统的发展论，与当代医学科技发展的新思路，如系统论等都有一定程度的契合度。

如张载《正蒙·太和篇》有云："有象斯有对，对必反其为。有反必有仇，仇必和而解。"意思是所有事物都有相互对立的两个方面，相对立的事物其行为方式必定截然相反，于是矛盾和冲突就不可避免，但最终相互对立的双方一定会和解、和谐，这是终极目标和结果。反映在历史政治格局、极端天气变化、社会发展进程等也是如此，一方或各方力量失衡则引发动荡的社会格局或天气，但阴阳最终会因自力或外力进行调和，回到和谐平衡的状态。

在我们日常生活中，燮理阴阳的哲学观也能起到很大的作用。人不是孤立的人，而是社会中的人，燮理阴阳中体现的"和"思想，与儒家社会所欣赏的循中和之道而为之的中庸之道有相似之处。中庸之道要求凡事居于不偏，恒行天道，所谓"和而不流，中立不倚"。行事不偏不倚，也可以说是保持阴阳平衡的状态，刘劭在《人物志》中将"中庸"看作一种极高的德行来推广，把"中庸"列为最完美的"情性"。

燮理阴阳对医学的指导作用：中医认为人体作为一个整体，阴阳平衡才能身强体壮。《素问·生气通天论》曰："陈阴阳，筋脉和同，骨髓坚固，气血皆从。如是则内外调和，邪不能害，耳目聪明，气立如故。"只有阴阳调和，人体的筋脉才能和顺，骨髓才能坚固，气血才能顺从，耳目聪明，正气运行如常，达到内外调和，邪气不能侵害的境界。若阴阳失和，则会招致疾病，如《素问·阴阳应象大论》曰："阴胜则阳病，阳胜则阴病。"《素问·生气通天论》曰："阳强不能密，阳气乃绝……阴阳离决，精气乃绝。"说明调摄人体阴阳以达到平衡的状态是保持身体健康的必要方法。

本质上说，中医学使用药物、针灸等手段帮助患病的身体、心智回到阴阳平衡的状态，从而拥有健康。理解阴阳理论是恰当运用中医理论的基础之一。

阴阳学说对包括医学在内的很多学科都有重要的指导作用。在医学应用中，阴阳既可以指代具体的物质，也可以指代物质间的现象。如在代谢层面，代谢亢盛可被看作为阳，代谢抑制可被看作为阴；合成代谢可为阴，分解代谢可为阳。在细胞层面，细胞的兴奋可为阳，细胞的抑制可为阴；刺激细胞兴奋的离子、神经信号、激素和其他调节因子可为阳，抑制细胞兴奋的激素、离子等可为阴。阴阳的划分是相互关联的矛盾的对立面。

区分阴阳是为了认识到阴阳的平衡状态，认识到所有矛盾都是处于一定范围内动态平衡的状态。体现于人体也是如此，例如每天进食、吸收、消耗、排泄的环节，原本应处于一种动态的平衡状态，一旦平衡被破坏，则会产生消瘦和肥胖这样的结果。血液中葡萄糖的浓度随着进食、运动、昼夜节律等在正常范围内不断波动，当血糖浓度超过正常值则会导致糖尿病，而血糖低于正常值则会引起低血糖。

用阴阳自和的理论来看中医与现代医学，两者的研究对象都是致病因子与人体，故两者在对立统一的运动中，定会相互吸纳、融合，最终殊途同归。毕竟医学发展的目的是卫生知识的普及，疾病的预防和治疗，实现人民健康和生活质量的提高。

三、思患预防，司揣内外

SIHUAN YUFANG
SICHUAI
NEIWAI

居安思危，防患于未然，是我们耳熟能详的中国传统文化理念，而这一理念同样在中医药学领域中被深刻贯彻。以张仲景为代表的先贤，不只着眼于"治病"，还会考虑"预防""预后"，不仅着力要解决患者的病痛，也在未病先防、欲病救萌、已病防变、病后防复中进行了深入的研究，从而提供了诸多方技。

1. 思患预防

《易经》被誉为中华文明的源头活水、群经之首、大道之源，与中医学相结缘而行。《易传·系辞》有云："君子以思患而豫防之。"提炼为成语"思患预防"，也就是防在于预，预在于思，其目标是"患"，强调在灾难或祸患还未发生时就采取必要措施加以预防，这种防患于未然的治未病思想在《黄帝内经》《难经》中得到了充分体现，后又备受以张仲景为代表的中医历代先贤所"勤求"推崇，并始终贯穿于其经典著作《伤寒杂病论》始终，成为其重要的医学思维的重要组成部分。

（1）"思患预防"思想面面观

《素问·四气调神大论》曰："圣人不治已病治未病，不治已乱治未乱，此之谓也。夫病已成而后药之，乱已成而后治之，譬犹渴而穿井，斗而铸锥，不亦晚乎？"这从正反两方面强调了治未病的重要性。张仲景对此不断发挥，丰富了"思患预防"这一治未病思想的内涵，具体内容包括未病养生，防病于先；欲病救萌，防微杜渐；已病早治，防其传变；瘥后调摄，防其复发。

1）未病先防：未病先防即平素养生，防病于先。指人体处于健康状态时，应防止体内病因发生或（和）外邪入侵的未病先防，进行身体健康时的养生防护，或传染性疾病的预防。在《金匮要略·脏腑经络先后病脉证》中列"上工治未病"于首条，告诫人们平时就应注意"房室勿令竭乏，服食节其冷热苦酸辛甘"。通过将未病先防的概念具化，强调既要重视发病内因"五脏元真通畅，人即安和""不遗形体有衰，病则无由入其腠理"，又不能忽视外因"若人能养慎，不令邪风干忤经络"。提示人体若能内养正气，外慎风寒，对外抗御机能增强，使腠理这一气血流行和内脏正气通会之处成为防御外邪的坚强门户，并与自然界四时气候相适应，就可以抵御外邪侵袭，避免疾病发生，这是预防疾病的关键之所在。

此外，《金匮要略·禽兽鱼虫禁忌并治篇》中有"凡饮食滋味以养于生，食之有妨，反能为害，自非服药炼液、焉能不饮食乎？切见时人，不闲调摄，疾疢竞起；若不因食而生，苟全其生，须知切忌者矣"的论述，清晰地指出了食疗和饮食禁忌在摄养于无疾之先中的关键机制和作用。

2）欲病救萌：欲病救萌即防微杜渐，欲病救萌。指人体处于潜病未病态时，外表上虽然有不适的症状表现，到医院检查各项指标又都未见异常，医生不足以诊断为某一种疾病。欲病之病，实质是人体处于未病与已病之间的一种状态，相当于处于现代医学中的亚健康状态。此时五脏没有虚损，六腑尚未衰败，气血运行还未紊乱，神气犹未涣散，病势处于轻浅阶段，应当及时调理，消兆于未患之时。

张仲景重视"治病萌芽"，提出"邪风适中经络，未流传腑脏，即医治之，四肢才觉重滞，即导引吐纳，针灸膏摩，勿令九窍闭塞"（《金匮要略·脏腑经络先后病脉证第一》）的救病于萌思想，指出治未病重在预防，通过"思患"（了解疾病的发生规律）达到预防疾病的目的。而张仲景的这种思想在其治疗处方中也有所体现，如《金匮要略·奔豚气病脉证治第八》原文中有"发汗后，其人脐下悸者，欲作奔豚，茯苓桂枝甘草大枣汤主之"的论述，即将茯苓桂枝甘草大枣汤运用于"欲作奔豚"之时即奔豚病发作之前，意在将奔豚病扼杀于发病之前，使奔豚将发而未发。

3）既病防变：既病防变即已病早治，防其传变。指人体处于既病未变态时，机体的某些脏腑已有病变，或机体有气血紊乱，但其他脏器仍然是健康的。此时应对已病部位进行早期治疗，同时采取措施对可能受邪的靶位进行保护，以防止疾病由表及里、由浅到深、由一脏传向另一脏。

张仲景继承发扬"思患预防"的治未病思想，最突出的体现便是对"既病防变"思想的具体应用。在《金匮要略·脏腑经络先后病脉证》中遵《难经》之意，云："夫肝之病，补用酸，助用焦苦，益用甘味之药调之……故实脾，则肝自愈。治肝实脾之要妙也。"他预见地认为"治未病者，见肝之病，知肝传脾，当先实脾"。依据脏腑病证的传变规律，以治肝实脾为例，系统阐述了这一传变规律，提出了治肝补脾、防止传变的原则，指出在治疗疾病时应注意照顾未病的脏腑，防止疾病的传变途径，防其蔓延为患，使疾病向痊愈方面转化。并创"四季脾旺不受邪，即勿补之"，提示"防变"还当根据临床具体情况具体对待，成为既病防变灵活运用的经典论述。此外，经典中处处蕴含着既病防变的思想，如《伤寒论》第八条云："太阳病，头痛至七日以上自愈者，以行其经尽故也。若欲作再经者，针足阳明，使经不传则愈。"即是根据六经传变规律，预先针刺阳明经穴位以防太阳病邪气内传；《金匮要略·痉湿暍病脉证并治》曰："太阳病，无汗而小便反少，气上动胸，口噤不得语，欲作刚痉，葛根汤主之。"太阳病虽在表，有里传之势，为发痉先兆，若不加治疗，将发展成角弓反张、卧不着席的痉病，故选用葛根汤以生津养筋；以及治阳明腑实证所创三承气汤急下存阴法，皆是为"治未病"的典范。

4）瘥后防复：瘥后防复即瘥后调摄，防其复发。指人体处于愈后防复态，此时瘥后初愈，虽然症状消失，但此时邪气未尽，正气未复，气血未定，阴阳未平，此时体弱易复，愈而或复，应采取各种措施，防止疾病的复发。也就是在病愈后，可适当用药物巩固疗效，同时配合饮食调养，注意劳逸得当，生活起居有规律，以期早日康复。

预防疾病的复发，从广义的角度来说，张仲景在《金匮要略·呕吐哕下利病篇》提到："呕吐原而病在膈上，后思水者，解，急与之。思水者，猪苓散主之。"本条因骨中停饮上逆于胸膈而引起呕吐，呕吐后渴欲思水，这是饮去阳复。病情好转的表现，所以说"思水者，解"。此时宜"少少与饮，令胃气和则愈"。如此，则因胃弱而不能消水，就有旧饮方去，新饮复停的可能。所以，预先给服小量猪苓散，猪苓散方中，白术健脾，茯苓、猪苓利水。白术与二苓同用，则能健运中焦，利水化饮，使中运复常，气化水行，则停饮尽蠲，渴呕亦止，续进新饮而不致复发。此外，在《伤寒论》中于六经病篇之后，设有《辨阴阳易瘥后劳复病脉证并治》，指出伤寒新愈，若起居作劳，或饮食不节，就会发生劳复、食复之变，从而示人疾病初愈，应慎起居、节饮食、勿作劳，做好疾病后期的善后治疗与调理，方能巩固疗效，防止疾病复发，以收全功。

（2）"思患预防"思想的当代价值

"思患预防"这一治未病理念植根于东方古典文化的沃土，是中医学理论体系中最浓墨重彩的一笔，其历经上千年的时间，与新时代医疗卫生环境完美地碰撞与融合，形成了全方位、多层次的具有中医特色的预防新医学，至今仍葆有强大生机。在新时代下，这种未雨绸缪、防重于治的治未病精神，在临床有很大的指导意义，同时对推动我国伟大民族复兴的政治大局颇具现实意义。

1）对以新冠肺炎为代表的疾病预防具有指导意义："思患预防"的治未病思想与目前提倡的"疾病关口前移，以预防为主，防治结合"的医疗发展方向及传染病防治提倡的"早发现、早诊断、早隔离、早治疗"的防治理念相契合。结合新冠肺炎的中医病因病机及证候演变规律，将中医治未病核心内涵贯穿新冠肺炎预防、救治和康复全过程是我国在全球战疫中取得亮眼成绩的重要因素。

从未病先防的角度来看，对于未感染新冠病毒之人应当要注意顾护肺肾养正气从而保证机体"正气存内，邪不可干"，同时要戴口罩、勤洗手、少外出、少聚集，从而对"虚邪贼风，避之有时"。新冠肺炎属于中医疫病范畴，发病基础为正气不足，从而感受疫疠邪气。疫邪多从口鼻而入，首犯肺卫，卫气作为正气的重要组成部分，是人体的第一道防线，其生成输布与肺肾密切相关。肾阳是一身阳气之本，乃人体正气的重要组成部分，因此，我们可以通过养护肺肾二脏来提升正气，从而在未病阶段防御疫气。具体可以进行五禽戏、八段锦、易筋经等皆有补肺益气的养生功法锻炼，或是运用艾灸、食疗、佩戴芳香类药物等方法固护肺卫，增强人体免疫功能从而在一定程度上遏制病毒的入侵。

从欲病救萌的角度看，针对大量居家隔离的疑似患者和有发热、乏力等症状的人群进行早发现、早诊断、早治疗，防微杜渐，通过为其提供通治方治疗，将疾病扼制在萌芽状态，起到了消除症状、防止发病的作用。

从既病防变的角度来看，就是要掌握新冠病毒传变规律，用中医药及时阻止病程进展，让轻型患者第一时间服用中药，防止转为重症，而患者到了重症时，用中药配合西医救治，从而减少死亡。其目的是防止其肆意蔓延，确保轻型或普通型患者不向重型、危重型转化，同时还要防止肺部病变加重以及对其他脏器产生影响。而我国在各省市的研究发现，使用中药汤剂组的重症和危重症患者死亡率降低八成以下，证明"既病防变"的思路正确、效果显著。

从瘥后防复的角度看，要通过及时有效的养护指导，促进正气恢复，清除未净之余邪，防止新冠肺炎核酸检测复阳。有研究发现新冠肺炎患者恢复期比较明显的症状是乏力、疲倦、痿软，活动后气短等，可遵《素问》"治痿独取阳明"的思路进行防复，在补肺的同时重视益脾，脾气充足，气血生化有源，则肺气自然充足，卫气强而正气复，病邪无所犯。

2）对以党的作风建设为代表的治国理政具有借鉴意义："思患预防"的治未病思想实际上是传统文化中忧患意识的集中体现。这种忧患意识贯穿于领导人的治国理政之中，无论是作风建设，还是反腐败斗争，习近平总书记一贯强调"加强源头治理"，要学会"下先手棋"，防微杜渐、未雨绸缪，努力把问题解决在萌芽状态。当前，我国经济社会发展正处于全面深化改革的重要历史时期，呈现出许多不同以往的新特点、新情况，对于各种问题，要防患于未然，化解于无形。

从未病先防的角度看，党的作风问题本质是党性问题，"党性纯，则党风正"正是蕴含了增强正气，未病先防的治未病理念。将未病先防借鉴到加强党的作风建设，从增强党性入手，教育培养党干部清正廉洁的价值观从而使"正气存内"，以不断增强党员对外界不良习气（邪气）的抵御能力，循序渐进地加固党员"不敢腐、不能腐、不想腐"的信念高度达到"邪不可干"。

从欲病救萌的角度看，2012年习近平总书记在中央政治局会议上发表关于改进工作作风、密切联系群众的讲话时指出，"党风廉政建设，要从领导干部做起……最重要的就是要防微杜渐，不要'温水煮青蛙'"。党的作风建设之所以渐渐酝酿成顽症痼疾，重要原因就是不正之风出现征兆时未能及时采取有效措施监察遏制，使其暗暗生长发芽，愈演愈烈，最终有可能积重难返。以"欲病救萌"的治未病理念加强党的作风建设，用监督执纪"四种形态"层层设防，对种种不正之风"欲病救萌"，将处于萌芽阶段的"邪气"扼杀在摇篮中，防微杜渐，早发现早解决，对症下药，则可以更好地预防形式主义、官僚主义、享乐主义等问题的发生发酵。

从已病防变的角度看，预防在纪律上犯小错，正是党的作风建设的关键时间节点。意识到这样的时间节点并有力惩治需要中医"已病防变"的治未病思想，强化惩治，标本兼治，减少腐败存量，遏制腐败增量，逐渐形成"教育＋干预＋监督"的协同式预防体系，抓早抓小，截断其发展路径，控制减少其无序的积累，从而将腐败势头有力铲除。

从瘥后防复的角度看，党的十九大报告中也隐现着"瘥后防复"

的执政理念，"'四风'问题反弹回潮隐患仍然存在，党员干部违规违纪问题仍然频发，全面从严治党永远在路上"。开展巡视、"回头看"等工作是全面从严治党的一个重要手段，是党内监督的战略性制度安排。在党日常工作中，把握巡视工作的契机，树立党工作"杀回马枪"的威力，切实把全面从严治党贯彻到管党治党全过程，营造风清气正的党内环境。

2. 司揣内外

"司揣内外"出自《素问·外揣》，其中有"远者司外揣内，近者司内揣外，是谓阴阳之极，天地之盖"的论述，根据上下文进行推敲，有学者提出从语言逻辑的角度来看，该条文之后，省略（隐含）了"道者合而为一"或"道者司揣内外"的关键文字和思想。而结合历代医家的论述，"司揣内外"所蕴含的正是一个完整的中医诊断过程，包含"司外揣内"和"司内揣外"两个方面的内容，二者有机结合，一方面是中医的整体观念的集中体现，要求整体审查，四诊合参，另一方面也遵循了中医动态诊断原则，要求重视病史，重视对患者疾病发展趋势和预后，作出准确判断。

（1）"司揣内外"面面观

某种程度上说，"司揣内外"概括指出了中医诊病的最高境界，更是中医诊断思想的精髓，而将"司内揣外"与"司外揣内"应用于临床诊断的人当首推张仲景。

1）说文解字："司"是认识过程。"司"有掌握、观察之义，是指中医学对"脏和象、生理和病理"的观察、分析和归纳，在中医理论指导下，获取科学事实，形成感性和理性认识的过程。

"揣"是逻辑思维过程。"揣"即度量、揣测，是指根据人体生理、病理现象，揣测生命运动所处状态的逻辑思维活动。是将长期观察得到的现象与生命运动的规律性联系，形成概念并加以巩固、规范，然后由概念展开判断和推理活动。这是一个以生命"现象"为认识的出发点，经过逻辑思维（概念、判断、推理活动）之"揣"，达到对生命本质的理解和把握的目的。

"外"是研究现象。"外"即人体外在的各种表现和自然环境等，中国古人擅长于对"象"的观察、研究。中医学就是充分发挥了人体感知系统的潜能，利用视、嗅、触、听，四诊合参，最大限度地寻找并发现人体生命运动的生理病理现象与生命运动所处状态间的内在联系，将事实之"象"形成科学概念，将感性认识上升为理性认识。

"内"是把握状态。"内"是指中医学通过对生命现象的观察、研究，经过理性思维来认识和把握生命、疾病所处的状态。然而所把握的生命和疾病的本质，不是脏腑组织结构与功能层面，不是基因与遗传层面，而是人体的生理和病理状态。

2）内涵界定："司揣内外"是"司外揣内"和"司内揣外"两者合而为一所形成的有机整体。有学者指出，"司外揣内"，是一种常规诊疗思路，亦即常法辨证思维；"司内揣外"，则是特殊诊疗思路，亦即变法辨证思维。前者的"司外"，目的十分明确，就是为了"揣内"。而后者的"司内"，则属于偏义词组，目的不是"揣外"，其重心就在于"司内"。而张仲景"司揣内外"的医学思维模式，这具有司、揣、内、外各要素排列组合而构成的 4 个有意义的基本内涵。其中有已知的"司外揣内"和"司内揣外"，还有新的"司内外"和"司内外揣内外"。这些基本内涵之间具有彼此递进的因果关系，阐述了从"远者""近者"而达"道者"的认识过程，可表示为"司外揣内"到"司内揣外"再到"司内外"最后达到"司内外揣内外"。其中，"司外揣内"是中医学在临床上辨识疾病的主要方法，在几千年的医疗实践中发挥了巨大的作用，故世代相传，一直奉为圭臬，主要指通过诊察其外部的征象，便有可能测知内在的变化情况。简言之，是通过把握疾病外在的现象，就可能推测出其内在的病理本质。而与之相对的，"司内揣外"即通过把握疾病内在的病理本质，就能推测出疾病外在的症状和体征。"司内外"是指能全面地把握疾病的现象和本质；"司内外揣内外"则是指以把握一个疾病的本质和现象为基础，而能推测另一个相关疾病的本质和现象。

综上，"司揣内外"内涵的完整表述可归纳为：在认识疾病发生、发展和变化的过程中，可以通过把握疾病的症状和体征，推测其可能的内在病理本质（司外揣内）；更可以通过把握疾病的本质推测其可能的表现，从而获得关于疾病过去和现在的全面认识（司内揣外）；并以此为基础，对其转归、预后及将来可能发生的有关疾病作出一定的预测。

3)《伤寒论》的应用：张仲景在《伤寒论序》中明确指出"撰用《素问》《九卷》《八十一难》《阴阳大论》《胎胪药录》，并平脉辨证，为《伤寒杂病论》合十六卷"，故《伤寒杂病论》全书贯穿着张仲景从《黄帝内经》《难经》等中医经典中汲取的诊治思路和方法，而"司揣内外"就是其中重要的学术思想，体现在整本书的诊断和辨证论治之中。张仲景在《伤寒杂病论》中将"司揣内外"熟练应用于临床的整个辨证诊断的中医思考分析之中，可见"司揣内外"也是张仲景医学思维中的重要部分。

张仲景《伤寒论》第96条原文概述了小柴胡汤的四大主症："往来寒热，胸胁苦满，嘿嘿不欲饮食，心烦喜呕"。其中胸胁苦满、不欲食和烦躁等主要症状是通过"司外"所得，属于实证的主要表现症状；而若单通过"司外"而"揣内"，则当判断患者体内也应当属于脏腑的实证，然而在小柴胡汤的组方中却出现了大枣、人参类滋补的药物。张仲景遣药组方以用药精准著称，若无虚证何要补药的原因，其后进行了解释："血弱气尽，腠理开，邪气因入，与正气相搏，结于胁下。正邪纷争，往来寒热，休作有时，嘿嘿不欲饮食。脏腑相连，其痛必下，邪高痛下，故使呕也。"张仲景认为，少阳为枢司开阖，是正出邪入的必经之路，正邪纷争于此，所以出现诸如往来寒热等症状，但究其原因，邪气之所以能进入到少阳，是因为"血弱气尽，腠理开，邪气因入"，也就是此处气血亏虚，所以邪气才能够乘虚而入，这与《素问·评热病论》所说的"邪之所凑，其气必虚"的观点是一致的。此处张仲景通过"司内"发现患者气血亏虚，所以"揣外"判断患者卫气亏虚、皮肤腠理打开，邪气因此入内；"司内"发现患者体内出现正邪纷争，所以"揣外"则会出现患者寒热往来、胸胁闷满、不欲食、烦躁等症状。由此可见，小柴胡汤之所以配伍补益药物，是因为张仲景"司内"发现患者有虚证，并通过"揣外"发现与患者的实际症状相同，明确诊断了患者的虚实，也正是张仲景司揣内外诊断学术思想的体现。

（2）"司揣内外"思想的当代价值

"司揣内外"是中医对疾病发生、发展和变化认识的最高境界，至今仍葆有强大的生命力，符合中医药守正创新发展的时代旋律，对医学实践具有较强的现实意义。

中医药学是中国古代科学的瑰宝，也是打开中华文明宝库的钥匙。2019年10月25日国家主席习近平针对中医发展问题做出重要指示：中医要遵循自身的发展规律，传承精华，守正创新，坚持中西医并重推动中医药和西医药相互补充、协调发展。而"司揣内外"正是需要传承创新并举的一种中医诊疗模式，符合中医药守正创新发展的时代旋律。

一方面，要遵循中医药发展规律，传承中医的思维模式。西医学是在尸体解剖、临床观察、动物实验的基础上发展而来，其理论体系强调局部、微观，具有诊断规范，疗效确切，可重复性强、学科体系开放、思维方式与现代自然学科同步发展等优势，但缺陷在于诊疗疾病有过度依赖定量检测之虞，整体认识复杂生命现象不足，从总体上尚未真正完成医学模式的现代转变。通常而言，西医学往往在疾病出现明确的诊断指标后才会采取治疗措施，而许多严重的疾病比如癌症等常常在初期（在某种程度上相当于中医学的"未病"阶段）很难被西医的检验、影像等手段发现，而一旦通过仪器发现了就往往已经变严重，从而贻误了最佳治疗时机。而中医的思维模式在这方面就具有很大的优势，通过"司揣内外"把握疾病的本质推测其可能的表现，从而获得关于疾病过去和现在的全面认识，往往在疾病发生前就早期发现身体的异常状况，从而采取措施，而且即使疾病已经形成，中医依然可以在西医标准下的很多症状尚未出现时，通过辨证论治的前瞻性预测，采取有针对性的中医治疗，因为在疾病的产生发展过程中，中医的"证"往往要比西医认识的"症状"出现得更早。因此，要始终立足于天人合一的整体观念，辨证论治的思维方式等，将人作为一个整体的生命"现象"为认识的出发点，经过逻辑思维（概念、判断、推理活动）之"揣"，达到对生命本质的理解和把握的目的。

另一方面，要与时俱进，充分利用大科学、高概念、大数据时代的优势技术，创新吸纳东西方一切科技文明，推动中医诊疗活动不再囿于黑箱，拓宽"司外"和"司内"边界。中医学在形成和发展过程中，受到古典哲学思想的影响，形成具有朴素唯物主义辩证法思想的认识论和方法论，认为事物之间存在着因果关系和相互作用，人是一个有机的整体，局部的病变可以产生全身性的病理反应，全身的病理变化又可以反映于局部。因此，疾病变化的病理本质虽然藏之于"内"，但必有一定的症状、体征反映于"外"，局部的表现可反映整体的状况，而整体的病变可以从多方面显示出来。传统中医受古代科技和社会的限制，"司外"的途径一方面是通过直接的观察如望、闻等方式来获知，另一方面则借助阴阳五行等哲学思想，基于"有诸内必形于外"，运用整体观念将人体自身、人与自然视为一个不可分割整体，采用取类比象的方式将人体各个部分与自然界分为不同的"象"系统，通过收集观察事物表现出来的外部信息来观察、分析和归纳疾病的外在征象。而随着认知的提升和科技的发展，实验室、影像和器械等现代医学常用理化检查方法越来越广泛地为中医所用，中医借助以上现代技术直接分析人体内部和微观生命现象，扩宽自身视野发展完善自身理论体系，丰富了诊断途径，拓展了"司揣内外"的"外"延，而这也是中医走向现代化的必经之路。

第五篇

LIYAN
RONGGUAN

理验融贯
经方致用

JINGFANG
ZHIYONG

一、麻黄类汤方的方义精神

麻黄汤是仲景在《伤寒论》中提出用以治太阳表实证的代表方剂。又以麻黄汤为基础方，继而创造了许多新的衍生方，如大青龙汤、小青龙汤、麻杏苡甘汤、麻杏甘石汤等，既在方药配伍中有相似之处，又在适用证、组方、煎服法等方面有其独特之处，故被统称为"麻黄类汤"。本文试从诸子百家思想的角度，探讨麻黄类汤的方义精神。

1. 兵贵神速，攻邪宜速

受兵家"兵贵神速"思想影响，中医提出了"攻邪宜速"的治则。《孙子兵法·九地》曰："兵之情主速。"《孙子兵法·作战篇》又曰："故兵贵胜，不贵久。"皆指出用兵作战最贵速胜，不宜久拖。

西晋时期陈寿在《三国志·魏书·郭嘉传》中将其总结为"兵贵神速"。战争对一个国家的人力、物力、财力消耗巨大，所以应速战速决。对疾病亦是如此，疾病给人带来的痛苦和消耗难以言喻，更应该迅速祛除。

仲景用麻黄类汤治疗疾病就是最好的体现。麻黄类汤中最主要的药物就是麻黄，麻黄辛温，发汗之力峻猛迅速，为发汗解表第一要药。《神农本草经》记载麻黄"主中风伤寒头痛温疟，发表，出汗，去邪热气，止咳逆上气，除寒热，破症坚积聚"。《神农本草经百种录》中描述麻黄"较之气雄力厚者，其力更大"，《本草害利》赞其"轻扬善散，发表最速"，张锡纯称麻黄"为发汗之主药"。仲景在麻黄汤中使用三两麻黄，是欲取其峻汗之力，令风寒之邪从表"速解"，伤寒得解。大青龙汤证因感受寒邪更重，肌表郁闭更甚，故在麻黄汤的基础上倍用麻黄，使其辛温发汗之力更峻猛，衍生发汗重剂——大青龙汤，力求速解外邪，防止疾病经久不愈发生传变。

所以清朝吴鞠通在《温病条辨》中说："治外感如将，兵贵神速。"他指出外感发病迅速，稍有延误就可能循经入里，如果没有大将般的雷厉风行，就可能导致变证数起，贻误病机。这也刚好是对仲景在麻黄汤、大青龙汤等方中使用麻黄以达"兵之情主速""兵贵胜，不贵久"目的，及早治愈、不拖延病情原则的概括。

2. 慎战：知己知彼，善用善胜

孙武是中国兵家的创始人，明确主张慎重对待战争，继而引出兵家"慎战"思想。《孙子兵法》第一篇《计篇》开宗明义说："兵者，国之大事，死生之地，存亡之道，不可不察也。"《孙子兵法·火攻篇》就指出"主不可以怒而兴师，将不可以愠而致战"，《孙子兵法·谋攻篇》强调："知己知彼，百战不殆；不知彼而知己，一胜一负；不知彼不知己，每战必败。"《孙子兵法·谋攻篇》提出五点知胜之道："故知胜有五：知可以战与不可以战者胜，识众寡之用者胜，上下同欲者胜，以虞待不虞者胜，将能而君不御者胜。此五者，知胜之道也。"战争是一个国家的头等大事，关系到军民的生死，国家的存亡，在战前一定要慎之又慎，要慎重周密地分析，"亡国不可以复存，死者不可以复生"，所以战时必须研究、熟悉敌我双方的情况，知己知彼，知人善用。

"慎战""知己知彼""善用善胜"的思想皆反映出了古代兵家对战争的严肃态度，也彰显了对人的生命的尊重，这与医家治病救人的根本目的是一致的。治病救人同样也该如此，医者的诊断治疗决策关系到患者的身心健康，倘若不能小心谨慎则可能导致疾病继续发展，甚至危及性命，所以仲景在治疗中也有"随证治之""慎药"的原则。仲景强调应当四诊合参，脉证并举，全面完整地搜集病情资料，仔细进行观察分析判断，找出疾病的症结所在，明确具体病因、病机，做出可靠的诊断，再根据正确诊断，运用理法方药的知识，针对疾病的病因病机，确定治法方药，此即"观其脉证，知犯何逆，随证治之"之义。在用药上，医家论医术，求用药之法。仲景对临证所用之药，如同面对麾下战将，熟知每味药的性味归经及功用，才能做到善于用药，中病即止，疗效卓著。

麻黄汤证、小青龙汤证与麻杏石甘汤证皆可见喘，但它们的病机、主症、治法各不相同。麻黄汤证的重点在于表，伤寒表实，寒为阴邪，其性收引，营阴闭郁，又因肺主气，外合皮毛，毛窍闭塞，肺失宣降，肺气不利，故无汗而喘，兼见恶风、发热、头痛、身疼、腰痛、骨节疼痛，治以辛温发汗，宣肺平喘。小青龙汤证为太阳伤寒表实兼内有水饮，水寒射肺，肺气上逆致喘，见无汗有内饮，兼有恶寒、发热、咳嗽、脉浮紧或浮滑，治以辛温解表、温化水饮。麻杏甘石汤证重点在肺，邪热壅肺，宣降失司，且热壅于肺，蒸迫津液而外泄，故汗出而喘，兼有咳嗽、口渴、苔黄、脉数等症，并无表证，故治当清热宣肺，降气平喘。

再看麻黄加术汤、麻杏苡甘汤这两个方剂，二者均出自《金匮要略·痉湿暍病脉证治第二》中的湿病，且顺序上下承接，正是因为这二者之间有相通之处。但二者虽然都治湿在肌表，在具体病机适用证治法用药上也有所区别。麻黄加术汤用治寒湿在表的表实湿病，当有身疼而无汗，故加温散之桂枝；麻杏苡甘汤用治风湿在表伴有化热的湿病，可见身疼而发热，故用清化淡渗的薏苡仁。

上述两组对比皆有相同之处，但均不可作为同一疾病证型来诊治，而应当结合其余主症兼症、舌苔脉象等，仔细审查，辨别疾病本质，对其有足够的了解，辨证论治，才能对证用药。

在用药上，仲景秉承着"慎药"的原则，仔细考虑用药并对其煎服法提出要求，中病即止。在《伤寒论》第 38 条中，仲景特别强调"若脉微弱，汗出恶风者，不可服之"。"脉微弱"示其里虚，"汗出恶风者"又为表虚，表里俱虚，则为大青龙汤之禁例。如不慎而误用之，必大汗亡阳损阴，四肢筋脉失于温养，或手足逆冷，筋肉跳动。条文中还记载了大青龙汤的煎服法："先煮麻黄，减二升，去上沫，纳诸药，煮取三升，去滓，温服一升，取微似汗，汗出多者，温粉粉之。一服汗出，停后服。"并指出"若复服，汗多亡阳遂虚，恶风烦躁，不得眠也"。这里指出应当先煮麻黄并去上沫，温分三次服用，且取微微汗出为佳，皆是为了防止过汗伤阳。因本方发汗力强，不易控制，若汗出过多，可用温粉扑身以止其汗。若一服汗出邪解，当中病即止，即停后服，后二剂可不再服用。这是因为如果复服过汗，乃至亡阳，患者就会出现恶风、烦躁、不得眠等症状，应及时救治。此处仲景强调大青龙汤的禁例，并详细给出误用大青龙汤后患者的具体表现，正是因为他对大青龙汤有足够的了解，知道该方麻黄用量大，为发汗之峻剂，故在使用上更加需要谨慎用药，中病即止，否则易伤人体阳气，疾病无法得到有效治疗，人体正常生理功能不能恢复如初。

正如《备急千金要方·食治》所说："药性刚烈，犹若御兵；兵之猛暴，岂容妄发。"强调无论是药还是兵，都是刚烈之性，在使用时，必须慎之又慎。倘若辨证不明，信手下笔，只会枉折人命。仲景在麻黄类汤中体现出的"辨证论治""慎药"的原则，正是兵家"慎战""知己知彼""善用善胜"思想的具体体现，表现了仲景面对疾患时的谨慎态度。

3. 法与时转则治，治与世宜则有功

"法与时转则治，治与世宜则有功"出自法家著作《韩非子·心度》，原文为："法与时转则治，治与世宜则有功。时移而治不易者乱，能治众而禁不变者削。故圣人之治民也，法与时移而禁与能变。"意为法度顺应时代变化而变化，就能治理好国家，统治方式与社会实际情况相适应，就能取得成效，指出国家应根据社会形势的变化而及时对治国策略做出调整和改变。但如果时代发生变化，治国的

办法却不随之改变，则会导致国家混乱，国民的智能普遍提高但禁令规定却一成不变的，国力必定会被削弱。圣人治理社会、管理民众，法治会随历史同步发展，禁令和智能水平会同步变更。《韩非子·五蠹》中也指出："夫古今异俗，新故异备。"从朴素的社会进化论出发，认为社会在进化变化，用以治世之道也应随之而变。2016 年 10 月，在党的十八届六中全会上，习近平总书记就《关于新形势下党内政治生活的若干准则》和《中国共产党党内监督条例》起草的有关情况作说明时，引用了"法与时转则治"；2020 年 5 月 29 日在十九届中央政治局第二十次集体学习上，习近平总书记在就民事立法有关讲话时同样引用了"法与时转则治"。

在麻黄类汤中，随着疾病发展进程的不同，仲景选用不同的经方来有针对性地进行治疗，同样体现了其"法与时转则治，法与世宜则有功"的诊治思想。

我们来看麻黄类汤的麻黄汤、大青龙汤、麻杏石甘汤这三个方剂。麻黄汤证即伤寒表实证，为外感之始，是由风寒束表，卫阳被遏，营阴郁滞，经气不利，肺气失宣导致。证见头痛、发热、身疼、腰痛、骨节疼痛、恶风、无汗、喘等八个症状，被称为"麻黄八症"或"伤寒八症"。此处的发热是因外邪袭表，正邪交争，表闭阳郁，不得宣泄。故在用药上不特意使用清热之品，而是依靠麻黄发汗解表，三两麻黄，意在疏散风寒之邪，使卫阳营阴得以宣泄，其热自除。

如果表证阶段没有得到及时正确的治疗，或者感寒更甚，可能就会由于表邪的郁闭，汗孔闭塞特甚，阳气无从发越，则阳气内郁益甚，郁热内扰心神，可见烦躁一症，仲景将其描述为"不汗出而烦躁"，变为大青龙汤证。大青龙汤证的发热较麻黄汤证更甚，可理解为高热之状。因大青龙汤证是风寒外束兼阳郁内热，故在治法上除了外散风寒，还应当内清郁热。但在此证中外寒郁闭较重，而内热尚轻，故方中使用麻黄六两、石膏如鸡子大（约三两），二者比例为2:1。麻黄汤本为峻汗之剂，大青龙汤在其基础上倍用麻黄，重用麻黄辛温发汗，外散风寒，以开祛邪之路；加石膏辛寒，以清郁闭之热，使郁热除则烦躁止。麻膏合用，共起开泄腠理，驱散外邪，兼清里热之效。喻昌在《尚论篇·太阳篇》中指出："大青龙汤为太阳无汗而设，与麻黄汤证何异？因有烦躁一证兼见，则非此法不解。"

倘若随着病情发展，外寒入里化热渐甚，里热逐渐加重，壅滞于肺，宣降失司，"汗出而喘"，即形成麻杏甘石汤证。仲景在原文中写到"无大热者"，此处"大热"并非指"高热"，而应当理解为"阳明之热"，说明该热虽由表证入里化热，但并未入阳明之里而见阳明大热之象，即仅累及于肺系，而未达肠胃。但因其为邪热壅肺，故需清热宣肺，降气平喘，其治仍以麻黄配石膏，令邪热从肌表而泄。方中使用麻黄四两，石膏半斤，相较于大青龙汤，仲景增加石膏用量而减少麻黄用量，且石膏用量为麻黄的两倍，麻黄石膏比例为1:2，既因病情入里，主要矛盾已不在表，需借石膏入肺经之力清泄肺热，又因其大寒之性能防麻黄辛温助长肺热。此时石膏为主但亦不能过用，麻黄为辅也需宣肺而散热达外。麻黄与石膏二味相合，温寒相制，两者之间配合精当，清泄肺热而不至于冰伏邪气，宣通肺气而不至于助长内热。

从以上对麻黄汤证、大青龙汤证与麻杏甘石汤证不同表现与治疗用药的阐述，我们可以体会到外邪发病由表入里的变化过程，这也是诸多六淫之邪侵袭人体发病的一般规律。针对疾病不同发展阶段的不同用药，仲景给出了"阶梯式"组方用方治疗的答案，这也正是"法与时转则治，法与世宜则有功"在麻黄类汤中的具体体现。

4. 无为而无不为

　　《道德经》第三十七章有云："道常无为，而无不为。"第四十八章"无为而无不为。"那么，什么是"无为"？什么又是"无不为"？理解"无为"与"无不为"之前，我们先来看看"道"字。《道德经》第二十五章提出："人法地，地法天，天法道，道法自然。"对这句话，王弼在《道德经注》中理解为："法谓法则也，人不违地，乃得全安，法地也。地不违天，乃得全载，法天也。天不违道，乃得全覆，法道也。道不违自然，乃得其性，法自然者。"由此，人的正常生理功能就是人的"自然"，即人之"道"。当人获得其性之后，这就是人本来具有的，并且是自性具有的，也可以说，是自然的。而在道家看来，由道赋予给万物的自然本性是不能变化的，是不容改变的。因此，老子和庄子就将这一状况用"无为"的概念加以规定和描述。《淮南子·原道训》中也说："无为为之而合于道。"换言之，"无为"即不妄为，外界不给予过多干涉，使事物顺应其自身的内在规律而发展。而"无不为"就是"无为"的目的、是"无为"的最终境界。不妄为，不给予过多干涉，使事物顺应其自身的内在规律而发展，那也就是没有什么趋向"自然"但不作为的了。这就是道家"无为而无不为"的思想。

　　"无为"思想是道家文化中的重要组成部分之一。《道德经》第二章中说"是以圣人居无为之事，行不言之教，万物作而弗始也，为而弗志也。"仲景在诊治疾病过程中也是如此，根据疾病的发生发展规律，不加以自己的意向随意治疗。

　　麻黄类汤，最基本的就是麻黄汤，而桂枝类汤，最基本的就是桂枝汤。我们探讨麻黄类汤的方义精神，自然可以从最基本的方剂入手，探讨麻黄汤与桂枝汤的不同之处。二者分别主治太阳中风与太阳伤寒，即中风表虚证与伤寒表实证。既然要体现"无为而无不为"，那么就从二者方剂的服法来着手讨论。在《伤寒论》第35条麻黄汤方组成之后，仲景特意交代应该"覆取微似汗，不须啜粥，余如桂枝法将息"。这里就指明了麻黄汤与桂枝汤服法的异同。"余如桂枝法将息"指出二者相同之处，即麻黄汤其余调理同桂枝汤法，如不效继进、见效停药，做到中病即止，祛邪而不伤正，注意药后禁忌等。二者同用汗法，服用麻黄汤应当"覆取微似汗"，而非大汗淋漓，否则汗多伤正，邪反不去；桂枝汤同样要求"温覆令一时许，遍身漐漐微似有汗者"，强调"不可令如水流漓，病必不除"。但在发汗的辅助方法上，二者体现出了不同之处。桂枝汤除了"温覆"，还要求"服已须臾，啜热稀粥一升余"，目的就在于"以助药力"。但麻黄汤明确指出只需"覆取"微汗，不须啜粥。究其原因，这正是因为伤寒表实证与中风表虚证的不同、麻黄汤与桂枝汤的不同。中风证基本病机为卫阳不固，营阴失守，症见汗出、脉浮缓，故又称表虚证，治法时发汗只用三两桂枝一味药，故须啜粥，一是借谷气以充汗源，二则是借热力以鼓舞卫气，使汗出表和，祛邪而不伤正。但伤寒证基本病机为卫阳被遏，营阴郁滞，以无汗、脉浮紧为特点，故又称表实证。因其风寒束表，故用三两麻黄峻汗之品，发汗解表，并加入桂枝二两，解肌祛风，助麻黄发汗之力。正因如此，麻黄汤无须啜粥，否则就可能过汗伤正，病不除甚至产生变证。

在服法上，桂枝汤在前而麻黄汤在后，相较于桂枝汤，麻黄汤去除了啜粥一项，这正是仲景面对伤寒表实证时的"无为"之法，不符合疾病规律的事项就摒弃不用，这就是不妄为，如此便可达到"无不为"的境界，即向疾病治愈的目的趋向。这就是仲景在麻黄汤的诊治思想中的"无为而无不为"。

纵观全文，我们至少可以从仲景的麻黄类汤中看见兵家、法家、道家的思想主张："兵贵神速"，所以仲景使用麻黄这味发汗解表第一要药，取其峻汗之义，速解外邪；"慎战""知己知彼""善用善胜"，故仲景在面对相似症状或病机时四诊合参，随证治之，且用药时非常注重适用症与禁例，做到中病即止；"法与时转则治，治与世宜则有功"，随着疾病发展进程的不同，仲景选择"阶梯式"组方用方治疗；"无为而无不为"，仲景顺应疾病自身内在规律，不做过多干涉。麻黄类汤中蕴藏着诸子百家，这也就是麻黄类汤的方义精神。

二、桂枝汤中的"和合"思想

GUIZHITANG ZHONG
DE
HEHE SIXIANG

　　"和合"是中华传统文化中传承下来的一种思想，"和""合"二字都可见于金文及甲骨文之中，二者合用，意在指一种和谐的状态，这种和谐的状态可见于人与人之间、人与社会之间以及人与自然之间。而太阳中风之证正是违背了人与自然之间这种"和合"的状态，从而导致了人体出现了生理功能的失调，故用桂枝汤调和营卫以助病者恢复"和合"的状态。桂枝汤由桂枝、芍药、生姜、甘草、大枣五味药组成，方中君以桂枝，能解肌祛风，温通卫阳，以散卫分之邪。臣以芍药，敛阴而和营。桂枝芍药配伍，一收一散，在发汗之中寓以敛汗，在和营中又有调节卫气之功。佐以生姜、大枣，生姜助桂枝发散风寒以解肌；大枣甘平补中，助芍药益阴而和营；炙甘草调和诸药，且配合姜桂辛甘化阳以助阳气，伍芍、枣酸甘化阴以滋营阴。五味药，散中有敛，发汗而不伤正，止汗而不留邪，五味药之中包括了对营卫的调和、对脾胃的调和。以下将从不同的方面介绍桂枝汤的调和之效。

1. 营卫和合，天人相应

"天人合一"是中国古代哲学中重要的组成部分，最早是由著名的道家学者庄子所提出的，《庄子·达生》中言："天地者，万物之父母也。"而在这之中"天"具体又是指什么呢？哲学大家冯友兰曾在《中国哲学史》一书中将天分为五类，分别是物质之天、运命之天、主宰之天、义理之天以及自然之天。分别是我们所能看到的天；人力所不能改变的，代表既定命运的天；对帝王等主宰者的代指的天；代表原理规律的天；以及代指自然运行规律的天。在这五个天之中，自然之天与中医学中天人相应理论的关系最为密切，《黄帝内经》中言"阴阳四时者，万物之终始也，死生之本也"，人体的产生、成长、衰老、死亡都与自然息息相关，都是自然界的一部分。《老子》中提到"人法地，地法天，天法道，道法自然"。便是提示我们需要顺应自然的规律，做到不胡为、不妄为的"无为"状态。自然为万物造化之主，顺之则昌，逆之则亡，正如《素问·四气调神大论》中提到的："逆之则灾害生，从之则苛疾不起，从之则治，逆之则乱。"若人执意要违背自然的规律，导致自身正气不足，外邪就会乘虚而入，就如《内经》中所记载的"风胜则动，热胜则肿，燥胜则干，寒胜则浮，湿胜则濡泻"。邪气侵犯人体，发而为病。《黄帝内经·生气通天论》中说："夫自古通天者，生之本，本于阴阳，天地之间，六合之内，其气九州九窍、五脏、十二节，皆通乎天气。其生五，其气三。数犯此者，则邪气伤人，此寿命之本也。"这可以得出人体的生命之气与自然之气是相通的，即人与天的运行变化相应。而天运的变化之中包括了气、候、时、岁，其中候与气是最能反映天运变化的基本单位。一年由二十四个气组成，一气由三候组成，一候由五日组成。只要人的生命活动能在这四个方面上与天的变化活动相协调，就能做到顺应自然。反之，若违背其规律，就是在与自然对抗，导致自身的阴阳失衡，营卫不和，从而产生疾病。此外《周易》之中也提到："有天地，然后有万物；有万物，然后有男女；有男女，然后有夫妇；有夫妇，然后有父子……"由此可见，人的诞生与天息息相关。自然界之中的运行规律与人体本身的运行都是相互对应的，所以在人体的运化失常，产生疾病时，可以参照自然界中的运行规律来进行治疗。天属阳，地属阴，天地阴阳和合则化生人，人作为天地之间化生的产物，自然应当与天地相合、与自然相合。因此人类本身一则需要顺应自然，二则需要适应天地的变化规律，如四季、昼夜、地域等因素。桂枝与甘草辛甘化阳，即人与天相应，与四季、气候、昼夜相应；芍药与甘草酸甘化阴，即人与地相应，与地域相应。两者相合，一升一降，形成全身气机循环，方可达到阴阳调和的结果。若阴阳不和，则会出现营卫不和，卫气不和，不能固摄营气，则营阴外泄，营阴外泄又会令卫气失托逸散，故用桂枝汤以保证营卫的正常运化充养。营卫和，则阴阳合，则与天地合。

2. 肺胃和合，升降相应

在讨论脏腑关系之前，应当先了解五行，"五行"一词最早见于《尚书·甘誓》："有扈氏威侮五行，怠弃三正，天用剿绝其命，今予惟恭行天之罚。"但在这之中的五行并不是我们日常所理解的五行，而是约束、规范的意思。我们所理解的水、火、木、金、土的表述最早见于《尚书·洪范》："五行，一曰水，二曰火，三曰木，四曰金，五曰土。水曰润下，火曰炎上，木曰曲直，金曰从革，土曰稼穑。润下作咸，炎上作苦，曲直作酸，从革作辛，稼穑作甘。"这句话中将自然界中的物质的性质都进行了具体的解释，火性向上且会发热，水性向下且能濡润，金能被改变而成不同的形态，木在生长的时候能向不同的地方弯曲伸直，土能够给种植的庄稼谷物提供营养与生长的条件。这五个不同的点正好就能对应上中医学理论中五脏的生理功能。此外五行更能相克相生，《淮南子·主术训》中就记载到"夫火热而水灭之，金刚而火销之，木强而斧伐之，水流而土遏之，唯造化者，物莫能胜也"。所以五行之间是一种相对动态的平衡状态，如果有一方的状态被异常物质破坏，其余部分也会不断调节直到恢复曾经的平衡状态。

所以五脏之间也是相互联系，相生相克的，《素问·六节藏象论》中就写道："未至而至，此谓太过，则薄所不胜，而乘所胜也，命曰气淫。至而不至，此谓不及，则所胜妄行，而所生受病，所不胜薄之也，命曰气迫。"

肺属金，为一身之华盖，主气司呼吸。胃主腐熟受纳，《史记·天官书》写道："胃为天仓……胃明则天下和平，五谷丰稔。"胃与脾共同接受人从外界摄入的饮食物并进行运化成为后天之精充养全身，肺需要接受脾胃所产生的后天之精才有动力不断地进行运作，所以肺是否能保持正常的宣发肃降功能，与脾胃气机是否正常密切相关，正如五行之中的土与金的关系。在经络之间的联系上足太阴脾经属脾而络胃，足阳明胃经属胃而络脾，两条脉表里并行。此外肺与胃同气相求，在结构上经气相通，在功能上气机同降，在性质上都喜润恶燥；所以在肺气不降时，胃气亦不能顺利地通降。肺胃不和，营卫生化无源，输布不畅，从而导致营卫不和。营卫不和，自然会拿出仲景的桂枝汤来治疗，再针对肺气郁闭，失于肃降而出现的咳、喘等症状，加上厚朴、杏仁二味药，正如《伤寒论》第18条和第43条中所提到的"喘家，加厚朴杏子佳""太阳病，下之微喘者，表未解故也，桂枝加厚朴杏子汤主之。"这二味药的加入，一则可以调顺中焦枢纽之气，二则可以肃降肺脏上逆之气，共调人体两大气机循环，以达到气机和合，升降相应的目的。

3. 寒热相合，表里相应

在这一条的分析中，我们可以看到唯物辩证法中矛盾观的内容在中医学中有所体现。对立是指矛盾双方相互排斥，相互分离的属性，趋势，所谓统一是指矛盾双方相互吸引，相互联结的属性，趋势，它有两种情形，矛盾双方在一定的条件下相互依存，矛盾双方依据一定的条件相互转化。而这里所指的矛盾就是桂枝汤中的寒与热：桂枝汤中桂枝性温，能发汗解肌，助阳化气，而芍药性酸苦微寒，能养血调经，敛阴止汗，二者一寒一热，看似是一对矛盾对立的物质，但二者合用却能起到在发汗解表的同时兼顾到不会汗出太多而伤阴，这充分体现了矛盾双方相互依存、相互联结。而整副汤药中又以桂枝为君药，抓住了患者外感寒邪的主要矛盾，以桂枝温散风寒。再配入姜、草、枣、芍药以敛阴扶正，解决患者所面临着的次要矛盾。从这一个方剂中我们可以看出中国传统哲学与中医药文化的博大精深，这是在几千年前仲景所写，在这一个小小的方中，唯物辩证法体现得淋漓尽致，在现在我们大多数人的眼中，那个时代是处于落后与艰难中的，但是那个时代的人留下的宝贵的精神财富却在千年后与我们所认为的先进文化不谋而合，所以在中医药文化中，或许还有更多的宝藏等待我们去挖掘与开发。

除了在桂枝汤中有唯物辩证法的影子之外，桂枝汤的变方也根据主要矛盾的变化将方剂的配伍进行调整与更新。在患者本有胸阳不振或被误下之后而导致的表邪内陷，胸阳受损的情况之下，酸收的芍药会阻遏阳气的升发从而加重病情。成无己在《注解伤寒论》中写道："芍药益阴，阳虚者非所宜，故去之。阳气已虚，若更加之微寒，则必当温剂以散之，故加附子。"《伤寒论》第21条和第22条也说明了这一点："太阳病，下之后，脉促胸满者，桂枝去芍药汤主之。""若微寒者，桂枝去芍药加附子汤主之。"脉促一证，一则反映邪气从表入里，胸阳已伤但仍能与之对抗，正邪相争，僵持不下；一则反映胸阳受损，不能完全抗邪外出的状态；微寒即脉微而恶寒，则阳虚更盛。本病太阳，错当误下，则巨阳损伤，气机失常，下后定无完气，气伤则阳损，因此当舍去阴柔之芍药，避免碍其胸阳恢复。后者加味附子，附子通行十二经，为回阳之圣品。可复内损之胸阳，并且能激发少阴肾阳通过三焦通贯全身，达到祛寒复温，寒热和合的目的。余味药物则能行于肌腠之间，将表寒散，调里寒，最终实现表里相应，恢复一身阴阳平和。由此不难看出，仲景的治疗思想中也包含了和合观的思想。通过对和合观研究可知两条条文均为阴偏盛而阳偏衰。后者微寒则为前者之渐，即胸阳受损程度的不同，因此阴阳调和的手段也有所差异。桂枝汤本为调和营卫之品，但这两条条文中都是以胸阳不振为主要发病的原因，而胸阳即是卫阳散布于胸中进行卫外和温煦的部分，若胸阳不振，即是卫阳不振，营卫不和，故仍可用桂枝汤调和营卫之法使卫气得调，胸阳得振。

4 气血和合，内外相应

在中医学理论中，气血是构成人类生命活动的基本组成物质，气属阳，主动，《灵枢·决气》曰："何谓气？岐伯曰：上焦开发，宣五谷味，熏肤充身泽毛，若雾露之溉，是谓气。"而在中国古代哲学的理论之中，气的定义有广义与狭义之分，狭义的气是指存在于宇宙之中无形而运动不息的极细微物质，广义的气则是指存在于宇宙之间的一切事物。北宋理学家张载就在《正蒙·乾称》中说："凡可状皆有也，凡有皆象也，凡象皆气也。"而气的运动是物质世界存在的基本形式，天地万物的诞生与死亡都是气在不断运动所造成的结果，正如张载《正蒙》中写道："气坱然太虚，升扬飞降，未尝止息……为风雨，为雪霜，万品之流形，山川之融结，糟粕煨烬。"气在不断地流行运动，所以世间万物也在不断变化不曾停止。气的运动，称为气机，包括升、降、浮、沉、出、入等。气的变化称为气化。在中医学的理论中也包含着以上气一元论的内容。气既然可以构成世界万物，那么人体也不会例外，人体也是由气构成的，同时气也能遍布全身，作为中介之物散布于全身脏腑四肢经络之间，在一定的条件之下化为精血津液参与到人体的各项生命活动之中，就如《灵枢·决气》云："人有精、气、津、液、血、脉，余意以为一气耳。" 同时，气的运动也就是气机能够带动起各个脏腑经络组织的生理活动，如脾胃的升清降浊，膀胱的气化水液，肺的宣发肃降，等等。所以人体是否会发生疾病取决于气的状态，如果气机不利或者气化失调，人体就会出现各种不适的症状，故《素问·举痛论》说："百病生于气也。"所以在中医学中，调畅气机是很重要的一个治疗手段，在许多的方子中我们都可以找到其踪迹。

血属阴，主静，由水谷精微奉心化赤而成，能循环流注于全身，而其运行与心、肺、肝、肾等脏器密切相关。《难经》中言"血主濡之"。此外，血也是机体精神活动的重要物质基础，《素问》中言："血气者，人之神，不可不谨养。"血液充沛则神志清晰，否则就会出现各种不一样的情志方面的病症。而气与血之间也存在着密切的联系，《血证论·阴阳水火血气论》说："守气者即是血。"血是气的物质基础，血能化气，并能作为气运行的载体，即"血为气之母"。《血证论·阴阳水火血气论》也提到："运血者即是气。"气对血由化生、推动和统摄等作用，即"气为血之帅"，二者一个为阳主动，一个为阴主静，共同运行着机体，保持机体的正常状态，而这个一动一静又能与中国古代哲学中"动静合一"的思想联系起来。在中国古代哲学中，动与静之间的关系包括"静为动本""动静互涵"和"动静皆动"等，与前文所述的气血之间的关系不谋而合。

在桂枝汤证中，太阳中风表虚是由于人体本身正气亏虚再加上气血不足所导致。而正气亏虚的原因就在于气血的濡养功能的失常而致的营卫亏虚失养，所以应当调和营血，从调和营卫的角度来论治。《灵枢悬解》中提到："营卫者，经络之气血，气行脉外为卫，血行脉中曰营。"营卫与气血可看作为体用的关系，营卫为气血之用，而气血为营卫之体。气血营卫本是同源而生，因其作用的不同而划分，《医宗金鉴》中说道："卫即气中之剽悍者也，营即血中之精粹者也，以其定位之体而言，则曰气血，以其流行之用而言，则曰营卫。"所以气血不和而引起的各类疾病也可以应用桂枝类的方剂进行治疗，比如《金匮要略》中提到"血痹阴阳俱微，寸口关上微，尺中小紧，外证身体不仁，如风痹状，黄芪桂枝五物汤主之。"尊荣之人，看似肌肉丰盛，实则是筋骨脆弱，腠理不固，卫外抵抗的功能较弱。若稍稍有外邪侵犯，便会诱发血痹之疾，从而导致阳气运行失调，不能通达四末，不善行于诸身，使全身肌肉筋骨失养，导致疼痛、麻木等症状。本病气血不和，营卫失司，故可用桂枝汤去炙甘草一味，添黄芪一药。一则可以避免炙甘草阻碍阳气通达，二则黄芪偏补善行。再合桂枝等药调和内营外卫，则气足通达，血行无滞，可除四肢不仁之患，再加姜枣二味，补益中焦，使得中焦健运，气血生化有源，营卫之气得到不断的补充，使得气血和合，营卫无患，则卫外之力充足，机体得到濡养，内外无病。

5. 标本和合，先后相应

标，《说文解字》中释曰："标，木杪末也。从木、票声。"即树木的末端，引申为表面的，非根本的。而本在《说文解字》中释曰："木下曰本。从木，一在其下。"指树根之所在，所以在中医学之中，可将标指代为表现在外在的症状，但本却可以从不同的角度来看待，一是"本"可以看作这个疾病发生的根本原因，正如明代张景岳在《景岳全书》中云："起病之因，便是病本。"二是"本"可以看作先后天之本，即脾肾，正如明代李中梓在《医宗必读》中说："经曰'治病必求于本'。本之为言，根也。世未有无源之流，无根之木。澄其源而流自清，灌其根而枝乃茂，自然之经也。故善为医者，必责根本，而本有先天、后天之辨。先天之本在肾……后天之本在脾。"三是"本"可以看作疾病的病机，正如刘完素在《素问病机气宜保命集》中说："察病机之要理，施品味之性用，然后明病之本焉。治病不求其本，无以去深藏之大患。"四是认为"本"是"证"，即治病必须先辩证，当明晰证的类型之后也能给患者最佳的治疗方法；五是认为"本"是阴阳，源于《素问》："阴阳者，天地之道也，万物之纲纪，变化之父母，生杀之本始，神明之府也。治病必求于本。"综上，我们在治疗时就需要明确好标本辨证。而标本背后的哲学内涵是阴阳五行学说，阴阳学说的核心是阴阳"统一、互根、对立、消长、转化"的关系，而标本之间同样也存在着以上几种关系。其外，标本观中所涵盖的运动变化性与五行本质所具备的运动性在哲学上是一致的，都可以相生、相克、相乘、相侮。而用唯物辩证法的思维来看待，"标"为疾病的次要矛盾，"本"为疾病的主要矛盾。而在疾病的治疗中应当抓住疾病的主要矛盾，去除疾病发作的根本原因，疾病的外在表现也会随之而消失。此外，治疗也应当注意先后缓急，《金匮要略》中就提到"夫病痼疾，加以卒病，当先治其卒病，后乃治其痼疾也。"急则治标，缓则治本，有表当先解表，以防出现先治里证，而导致表邪被郁遏，甚至表邪深入诱发其他病症的情况出现。《伤寒论》第164条就体现出了这样的治疗方法："伤寒大下后，复发汗，心下痞，恶寒者，表未解也，不可攻痞，当先解表，表解乃可攻痞。解表，宜桂枝汤；攻痞，宜大黄黄连泻心汤。"当外有伤寒，又被大下、大汗伤及津液正气，已从单纯的表证发展成了表里同病，故应当遵循先解表而攻痞的治疗方法，先用桂枝汤除去外表之寒邪，再用大黄黄连泻心汤解除热痞之困，先后有序，标本并除，此处虽无阴阳调和的具体体现，但却能窥视出和合文化思想。当表证与里证俱存之时，该如何做出取舍，是许多医家需要面对的问题。本解之后则标易祛，表解之后则痞易攻，可达先后相应的目的，亦是和合思想的集中体现。

6. 阴阳和合，虚者建中

阴阳学说是构成中医学理论的重要哲学基础，贯穿于中医学理论体系中的各个方面，无论是藏象、经络、治疗等，都能从中窥见阴阳学说的身影。在甲骨文中，阴阳指的是日、月，向日为阳，背日为阴；《说文解字》中说："阴，暗也，水之南，山之北也。""阳，高明也"，朝向日光、明亮者为阳；背向日光、晦暗者为阴。而在《周易》中记载到："一阴一阳之谓道，继之者善也，成之者性也。"将阴阳两个单独的概念提升到哲学的高度进行了概括，将二者对立的属性和运动变化的规律与自然界中万事万物的发生和运动变化联系起来，如日月、男女、水火、动静等。但二者不是完全对立的关系，二者相互依存，相互转化，《淮南子·天文训》曰："阳生于阴，阴生于阳。"在气一元论与阴阳学说的结合之下，天地万物都是由气构成的，而气又可分为阴阳之属性，构成不同的物质。《道德经》云："万物负阴而抱阳，冲气以为和。"构成万物的阴阳之气，如果二者能互根互制，能在长时间内保持二者质与量的基本不变，那么就会达到一种相对平衡的稳定状态。但阴阳二气又不是一成不变的，二者总是处于一种持续的运动之中，《素问·六微旨大论》云："非出入，则无以生、长、壮、老、已；非升降，则无以生、长、化、收、藏。"世界的不断变化、不断更新，就是由于阴阳的不断运动变化，但若一方受损或一方运动太过，则会破坏这种平衡，破坏原有的平衡的阴阳体系，此即《素问·六微旨大论》所谓"亢则害，承乃制，制则生化"。所以阴阳二者之间最重要的，就在于平衡二字。

平衡是中国古代的哲学中一个重要的观点，但平衡也不是静止的，是在相对运动的状态之下，非固定的静止的平衡。《中庸》中提到"致中和，天地位焉，万物育焉"。其中"中和"二字便是一种平衡的状态，达到这种平衡的状态之下，天地间的万物才会归位，万物才能正常生长。反之，若是失去了平衡的状态，事物就走向一种异常的极端，正如《老子》中所提到的"反者道之动，弱者道之用"。而这种反面的案例我们在中国古代的历史之间也可以窥见一二，就如唐代的安史之乱，在开元盛世的背景之下，本应是在国力最为强盛的状态下却突然开始走下坡路，原因就在于地方藩镇的权力过大，打破了中央和地方的权力平衡，再加上长期社会安定、平步发展的前提之下，政治权力的内部已经出现了腐败，所以繁荣而华丽的大唐一去不复返，取而代之的就是国力日渐衰弱，逐渐走向灭亡。再比如宋朝，本应是中国古代的历史上经济最为发达的朝代，人民相对富足，在这样的背景之下国力是强盛的，应该也能再次创造大唐的辉煌，但是由于宋朝重文轻武之风盛行，朝堂之上都是文弱书生主持大局，总是畏惧战争，所以总被周边的国家打得不敢反抗，只能不断地赔款割地，最后甚至出现令宋人痛苦蒙羞的靖康之耻。这些都是由于打破了平衡而造成的严重后果，所以平衡二字，无论在哪个方面来说都至关重要。在阴阳学说中亦是，阴与阳的平衡也代表了自然万物的平衡，只有二者保持平衡，世界万物才能处于正常的运动状态之中。

在中医学中，阴阳，是构成人体无形之气和有形之质的基本物质，阴包括躯体、血肉、食入的水谷精微等一切能看得见的有形物质，而阳是指推动人的生理功能，五脏六腑运动的动力，即我们肉眼看不到的无形的存在。《内经》云："阳气者，卫外而为固也。"说明阳气的作用是保护我们人体不受外邪侵犯，而阴气则是供养阳气不断抵御外邪的来源，二者总是能处于一种相对平衡的动态演变之中，万一一方失衡破坏了二者的平衡就会出现紊乱，这体现在中医学之间就是出现人体的生理功能异常，出现病症，正如《内经》中记载的"阴平阳秘，精神乃治，阴阳离决，精气乃绝"。因此与自然界中的阴阳一样，人体的阴阳也需要追求平衡的状态，阴阳是否平衡和合，关系着人体是否能够保持健康稳定的状态，若阴阳失和，就会出现许多疾病证候，虚劳病便是其中之一。《金匮要略》虚劳病篇13条写到"虚劳里急，悸，衄，腹中痛，梦失精，四肢酸疼，手足烦热，咽干口燥，小建中汤主之"，该条文中所出现的症状就是由于阴阳两虚而导致的寒热错杂之证，阳虚阴不内守会出现梦失精、衄，阴虚容养不足则会出现四肢酸痛、心悸等症状。而出现这些症状的根本原因是脾胃两虚，运化无力，升降失常，气血阴阳难从饮食物中得到补充，故虚以致病。方用小建中汤治疗，小建中是桂枝汤倍芍药加饴糖所得，酸甘的芍药可化阴以补阴虚，辛温的桂枝助阳以补阳虚，姜草枣和饴糖健脾胃，气血阴阳得以生化补充，从而使阴阳调和。虚劳者阴阳两者皆病，以建中州取之，此处建中州尤其体现"和合"文化在仲景治法中的运用特点。若虚劳病且偏气虚者，加一味黄芪称为黄芪建中汤，《金匮要略》虚劳病篇14条中写道："虚劳里急，诸不足，黄芪建中汤主之。"两者方剂殊途同归，均以调和阴阳、建设中州为主要目的。建中的原因就如清代尤在泾在《金匮要略心典》所言："欲求阴阳之和者，必于中气，求中气之立者，必以建中也。"中焦得和，则气血和，则阴阳和，这些都无一不体现出和合观的思想。

从以上几点中我们不难得出，仲景《伤寒论》中开篇之方"桂枝汤"体现"和合"思想的治法分别是和营卫、和胃气、和津血以及和阴阳。但是桂枝汤在运用的过程中也有它的禁忌之处。如《伤寒论》第16和第17所条中提到的"若其人脉浮紧，发热汗不出者，不可与之也""若酒客病，不可与桂枝汤，得之则呕，以酒客不喜甘故也"等。总结来看，伤寒表实证、湿热内蕴者、和里热壅盛者这三类情况下应该禁用桂枝汤解肌发表。

总结前文来看，仲景在使用桂枝汤时的根本目的，一则调整人体自身阴阳，二则调节病邪与人体阴阳，三则调护人体与自然之间的阴阳平衡，三者之间分别代表了自身、外邪和自然与人之间的和合。与"和合"文化中象征着人体自身、人体与自然、人体与社会之间的阴阳平衡关系的思想有着相同的含义，这一特点与中医治疗疾病的两大特点之——"整体观念"，有着异曲同工之妙。而桂枝汤更是仲景体现出"和合"思想文化的代表方剂，它不似麻黄汤类的峻猛之性，亦不似四逆汤类的力挽狂澜之品。它更符合中医所论平调阴阳的"和合"文化，如《黄帝内经》所论："因而和之，是谓圣度。"也许这就是仲景将此方作为《伤寒论》开篇第一方的根本原因。由此可以看出，"和合"文化可与桂枝汤中的"和"思想具有高度一致性。

但仲景的"和合"思想不仅仅体现在桂枝汤之中，他的和合思想贯穿于他的大量记载与方剂之中。这种"和"的思想，仲景在《伤寒论》和《金匮要略》中多次提及。在仲景看来，"和"之一字是对正常天人关系和人体状态的描述，而"失和"则是人体产生疾病和死亡的原因，只有恢复天人之和、人本身的阴阳之和，才能使患者痊愈。而为了实现这个"和"，仲景提出六个方法，分别是：第一：虚实夹杂者，用消补兼施之法令其和，如《伤寒论》提到"发汗后、腹胀满者，厚朴生姜半夏甘草人参汤主之。"此病是由于脾虚所致，又有腹胀之实证，故用厚朴和半夏去其实证，人参和甘草补其虚。第二：升降痞涩之患者，使其生姜相因而达到和，如治疗寒热错杂之痞证的半夏泻心汤，此病是由脾胃升降失常所致，故用生姜、半夏辛开，用黄芩、黄连苦降以恢复脾胃之生姜而达到"和"的状态。第三：温燥并存的患者，需用润燥相济之法从而达到和的状态。譬如《金匮要略》中提到"大逆上气，咽喉不利，止逆下气者，麦门冬汤主之"，用人参、麦冬、甘草、大枣甘味之品以润之，取半夏的辛味以燥之。第四：表示里虚者，用敛散相成之法调节以达到"和"的状态，如《伤寒论》中"伤寒表不解，心下有水气干呕发热而咳，或渴，或利，或噎，或小便不利、少腹满，或喘者，小青龙汤主之"，此证是由于内有水饮加外感风邪所致，故用麻、桂、姜、辛、夏散其邪，再用五味子、白芍敛其阴而不致温燥太过，辅助正气，双管齐下，解表又能散去水饮，从而达到"和"之态。第五：病势急迫者，用刚柔相济之法，如《金匮要略》中言："肺痈，喘不得卧，葶苈大枣泻肺汤主之。"此证为痰热郁肺之急症，仲景以葶苈子急泻肺中之痰热，再加以大枣顾护中焦，防止葶苈子太过峻猛而伤到脾胃。第六：肾气不足者，皆以阴中求阳之法，如《金匮要略》："虚劳腰痛，少腹拘急，小便不利者，八味肾气丸主之。"此证为肾阳虚，气化不利所致，方中用熟地、淮山等滋阴之品，配伍少许桂附等补阳之品以阴中求阳，滋补肾阳以达"和"的状态之中。以上便是仲景方药中"和"思想的部分体现，与桂枝汤所求相同，都是求机体能达到一种和谐、平衡的状态。

在以上大量的总结与论述中，我们看到桂枝汤虽然只有五味药，却包含了太多太多的中国古代的哲学智慧与中医智慧，仲景用简单的几个药方告诉我们后人，医者不该仅仅学习医理，更应仔细学习古代的优秀思想文化，从不同的理论中汲取精华，才能更好地学好中医，更好地将中医这一块中华文化的瑰宝传承下去！

三、白虎汤类方的方义精神

BAIHUTANG LEIFANG DE FANGYI JINGSHEN

　　白虎汤出自《伤寒论·辨阳明病脉证并治篇》，功效清热泻火，除烦生津，被后世称为清热祖方。主治伤寒阳明热盛证，或温病气分热盛证。症见高热面赤，腹满身重，难以转侧，口不仁，面垢，汗出恶热，脉洪大有力或滑数。关于方剂的命名后世有不同观点，一种观点是，仲景以四方之神名（青龙、朱雀、白虎、玄武）来命名方剂，如王孟英认为："白虎者，西方之金神，司秋之阴兽。虎啸谷风冷，凉风酷暑消，神于解热，莫如白虎。"（《温热经纬》），恰如暑热之气遇秋风，而暑热遁消，谷明白虎；一种观点认为，仲景是以主药石膏色白量大、清热之力迅猛如虎命名。

　　白虎汤证是由于阳明热盛，而未见阳明腑实，所以不宜用釜底抽薪法，同时，由于燥热伤阴，所以又不宜用苦寒直折，以免更伤其阴。故只能投甘寒苦润的白虎汤。方中石膏辛寒，寒能泻胃火，生津液，辛能走经表，解肌热，具有清解透热的作用，故为君药。知母苦润，苦以泻火，润以滋燥，故用为臣。甘草、粳米调和中宫，且甘草能于土中泻火，二者配合既可缓寒剂之寒，又能平苦剂之苦，使苦寒不伤脾胃，故用为佐。石膏清肺而泻胃火，知母清肺而泻肾火，甘草和中而泻心脾之火，或泻其子，或泻其母，不专治阳明气分热，四味合用，共收清热生津之功。

白虎加人参汤由白虎汤加人参而成，为攻补兼施，清补并用之剂。白虎汤清肺胃热盛而津伤；人参甘温益气生津，气足以津回，与知母相伍，气阴两补，阳生阴长也。故而本方用于阳明经证，热盛气津两伤者。主治"四大症"，包括身大热，烦渴引饮，舌上干燥而烦，或大烦渴不解，喜冷饮，汗大出，背微恶寒或时时恶风，脉洪大等。

竹叶石膏汤为白虎汤去知母加味而成，能清热生津，益气和胃。方中竹叶、石膏清热；人参、麦冬补气养阴；半夏和胃降逆；甘草、粳米和中养胃。诸药合用，清热而不伤胃，补虚而不留邪。主治热病后余热未清，气虚津伤，胃气失和见虚羸少气，气逆欲吐，久热不退，神倦心烦，不思饮食，咽干唇燥，烦热口渴，或消渴善饥等，舌象多见舌红少苔，脉象多见细数、数而无力。

白虎加桂枝汤为白虎汤加桂枝而成。方中白虎汤清热除烦，生津止渴。桂枝通阳化气，活络蠲痹，解肌和营。诸药同用，共奏清热解肌，和营蠲痹之功。主治温疟，但热不寒，骨节烦痛，时呕，或热痹，关节疼痛，得冷则缓，发热，汗出，脉数。亦治疗夏季高热烦渴，汗出怕风等。

1."预防"思想

纵观白虎汤类方，清邪热，存津液，祛邪兼以扶正，始终体现了仲景"防治结合"的思想。

（1）防热聚成实

阳明从生理上来讲，是一个多气多血之经。抗邪能力强，当邪气到达阳明，正邪交争剧烈，病理上呈现亢奋的、积极的、变化的状态。此时，无形燥热充斥体内。同时，阳明属胃，胃是水谷之海，燥热内聚，损伤胃中津液，与肠中糟粕互结，邪热就从无形弥漫转为凝结而难以排出体外，腑气不通，肠实而胃满，就变成了阳明腑实证，重者预后不良。仲景曰："伤寒，若吐，若下后，不解，不大便五六日，上至十余日，日晡所发潮热，不恶寒，独语为见鬼状，若剧者，发则不识人，循衣摸床，惕而不安，微喘直视，脉弦者生，涩者死……"故在邪热伤未成实的治疗中，仲景防治结合，以免邪热化燥成实。

无形邪热充斥内外，忌用苦寒沉降、甘寒滋腻之品。因为苦寒沉降如黄芩、黄连等，其性下行，不达病所，其味苦燥伤阴液，且有凉遏冰伏，使邪不外达且易耗伤阴液。甘寒滋腻之品如麦冬、生地黄等受邪热煎熬，其膏液即化为胶涎，结于胸脘，反致邪热不得从里而外达。正如蒲辅周所说："到气才可清气，清气不可寒滞，如生地、玄参之类，若之反使邪不外达而内闭；若用白虎证，亦不可加三黄解毒泻火。"寒之药使方的性质由辛凉变为苦寒，反不能清透其热，或导致由"热中"变"寒中"。既要清气，当展气机以轻清，早用滋腻，阻滞气机，热邪则不得外达；白虎汤证中若加入苦寒，药直趋下行，则无达热出表之力。《温热经纬》曰："清气热不可寒滞，反使邪不外达而内闭，则病重矣。"

因此，方中不用苦寒之药，而是重用石膏，其性甘寒，善清肺胃之热，清热泻火止渴；其味辛而利于邪热的发散。石膏质重气轻，利于将体内的蕴热缓缓从毛孔排出。配伍清热泻火，滋阴润燥的知母，既能清泻阳明气分之热，又能滋阴润燥而止渴，可谓一清一补，退热生津，清热泻火而生津，专攻阳明无形之热。邪热顿消，迅如猛虎，防热邪结聚成实，截断病势而向愈。

（2）防伤胃气

脾胃为水谷之海，气血生化之源，气机升降之枢纽。人体五脏六腑，都必须通过脾胃及其经脉的作用，而获得气血营养的补给，所谓"五脏六腑皆禀气于胃""脾胃为后天之本"。脏腑功能往往都是由脾胃功能来决定的，所以，李东垣认为，脾胃是心肺肝肾四脏生理活动的中心，所谓"人以胃气为本""胃气壮，五脏六腑皆壮也。""故凡欲察病者，必须先察胃气，凡欲治病者，必须常顾胃气，胃气无损，诸可无虑。"可以说，无论急性、慢性、外感、内伤，还是热病、寒病的治疗都应处处、时时照顾到脾胃这一重要环节，治疗兼顾脾胃，既可增强患者抗病能力，又可辅助治疗主药发挥作用，促进疾病向好转或痊愈的方向发展。

因热病常汗出多，热迫津液外泄而伤胃津；治热病常用苦寒之品，或误用攻下，容易败坏脾胃阳气。因此，张仲景在治疗伤寒热病中，也时时注意到顾护脾胃的功能，如小柴胡汤之用人参，十枣汤之用大枣等。可见调理脾胃在治疗热性病中的作用和地位是不容忽视的。

胃为水谷之海，后天之本。因此，临证制方遣药中，需时刻不忘固护胃气。苦寒之药最易伤胃，所以清胃热时定要谨慎。石膏辛甘大寒，易伤胃，粳米能够顾护胃气，使石膏清热而不伤胃。再者，粳米能够养阴生津，对于气分实热证的伤津具有预防作用。张锡纯对本方有理解深刻，他说此方在大剂量石膏、知母的基础上加入了粳米、甘草，可使"猛悍之剂，归于和平，任人放胆用之"，可见粳米、甘草在该方中的重要性。因此，白虎汤方中的甘草、粳米，既可充实中气，又可防止石膏、知母寒凉伤胃。

（3）防下劫肾阴

生理状态下，胃肾关系密切，尤其表现在水谷的代谢方面。胃属阳明，"阳明为阖"，是水谷汇聚之处；肾属少阴，"少阴为枢"，乃水谷分理之所。胃纳入之水谷，在肾的主宰下变为糟粕转运出体外。二者一主水谷之入，一司水谷之出，上下相应。《素问·水热穴论》将胃与肾的这种关系形象地比喻为"肾者，胃之关也"，张介宾注曰："关者，门户要会之处，所以司启闭出入也。肾主下焦，开窍于二阴，水谷入胃，清者由前阴而出，浊者由后阴而出，肾气化则二阴通，肾气不化则二阴闭，肾气壮则二阴调，肾气虚则二阴不禁，故曰肾者胃之关也。"正因为生理上胃肾相关，所以病理上常相互影响，《灵枢·病传》篇就有"病先发于胃，五日而之肾"的记载。因此，当胃中有实热，病情久者，可能下劫肾阴。清热生津之药甚多，何以选用知母？

知母苦、甘，性寒，归肺、胃、肾经。清虚热又退实热，归胃经兼入肾则能滋肾阴、肾火，故白虎汤还有仲景清阳明热兼预护少阴不足的思想体现，其护肾贵在知母。如叶天士言："或其人肾水素亏，虽未及下焦……如甘寒之中加入咸寒，务在先安未受邪之地，恐其陷入易易耳。"中焦阳明热盛，易煎熬肾水，截铄阴液，故选用入肾之咸味配甘以养下焦之阴。知母性甘质润入肾经，于清泄肺胃之白虎汤方中，亦有预护下焦真水不足之意。若阴伤程度已较重，则加人参益气养阴，或加麦冬清热滋阴。

总之，白虎汤类方的配伍，既以石膏、知母相配辛寒清热治病之本，并用甘草、粳米护中防伤正，更可防止病久胃热劫夺肾阴。防治结合，攻守兼备，方可万无一失。

2. "存津液"思想

白虎汤类方原文：

服桂枝汤，大汗出后，大烦渴不解，脉洪大者，白虎加人参汤主之。（《伤寒论》第 26 条）

伤寒，若吐若下后，七八日不解，热结在里，表里俱热，时时恶风，大渴，舌上干燥而烦，欲饮水数升者，白虎加人参汤主之。（《伤寒论》第 168 条）

伤寒无大热，口燥渴，心烦，背微恶寒者，白虎加人参汤主之。（《伤寒论》第 169 条）

伤寒脉浮，发热无汗，其表不解，不可与白虎汤，渴欲饮水，无表证者，白虎加人参汤主之。（《伤寒论》第 170 条）

伤寒，脉浮滑，此表有热，里有寒，白虎汤主之。（《伤寒论》第 176 条）

三阳合病，腹满身重，难于转侧，口不仁面垢，谵语遗尿。发汗则谵语，下之则额上生汗，手足逆冷。若自汗出者，白虎汤主之。（《伤寒论》第 219 条）

若渴欲饮水，口干舌燥者，白虎加人参汤主之。（《伤寒论》第 222 条）

伤寒，脉滑而厥者，里有热，白虎汤主之。（《伤寒论》350 条）

太阳中热者，暍是也。汗出恶寒，身热而渴，白虎加人参汤主之。（《金匮要略·痉湿暍病》第 26 条）

温疟者，其脉如平，身无寒但热，骨节疼烦，时呕，白虎加桂枝汤主之。（《金匮要略·疟病》第 4 条）

渴欲饮水,口干舌燥者,白虎加人参汤主之。(《金匮要略·消渴小便不利淋病》第12条)

白虎汤类方,是张仲景《伤寒论》《金匮要略》书中药物以石膏为主所形成的以辛寒清热为治法的一系列方剂,包括白虎汤、白虎加人参汤、竹叶石膏汤、白虎加桂枝汤。

白虎汤为治疗阳明气分热盛的代表方,后世《温病条辨》谓之为"辛凉重剂";若阳明热盛而气阴两伤,渴欲饮水数升,则用白虎加人参汤,若热病后期形体羸瘦,虚烦少气,气逆欲吐,则用竹叶石膏汤;若治外寒里热,骨节疼烦的温疟、热痹,则用白虎加桂枝汤。

关于白虎汤的命名,后世有不同的观点。一种观点是"四象说",张仲景以四方之神名(东青龙、西白虎、南朱雀、北玄武)来命名方剂,"白虎"为二十八星宿中奎、娄、胃、昴、毕、觜、参七宿,以此七宿合看其形像虎而得名。春分之日黄昏,此七宿位于正西,而西方在季节应属于秋,其色曰"白",故名曰"白虎"。"白虎"乃四象之一,西方之金神,象秋气之凉降肃杀以退烦暑。另一种观点认为,张仲景是以主药石膏色白量大,清热之力迅猛如虎而命名。

其实这两种说法各有道理,张仲景实际上是结合了古代中国的四方之神名以及方剂的药物组成和功效特点来命名"白虎汤"。

白虎汤由知母、生石膏、炙甘草、粳米组成。石膏,始见于《神农本草经·中品》。辛、甘,微寒。归肺、胃经。功效清热泻火,除烦止渴。生用治热病壮热不退,心烦神昏,谵语发狂,口渴咽干,肺热喘急,中暑自汗,胃火头痛、牙痛,热毒壅盛,发斑发疹,口舌生疮。煅石膏外敷生肌敛疮,外治痈疽疮疡,溃不收口,汤火烫伤。石膏辛寒解肌,清热护津,《神农本草经》言其治"中风寒热",《本草思辨录》称其"体质最重,光明润泽",可"随击即解,纷纷星散，而丝丝纵列，无一缕横陈"，故而能"解横溢之热邪，此石膏解肌之所以然"。石膏是白虎汤中用量最大之药，实为白虎类方之君药。

知母，首载于《神农本草经》，列为中品。味苦、甘，性寒质润。归肺、胃、肾经。具有清热泻火，滋阴润燥，止渴除烦之功效。主治温热病，证见高热烦躁，咳嗽气喘，燥咳，便秘，骨蒸潮热，虚烦不眠，消渴等。清热泻火宜生用知母，滋阴宜盐制用知母。

石膏与知母相须为用，知母助石膏以清热生津，佐以粳米、炙甘草和中益胃，并可防君臣药之大寒伤中之弊，炙甘草兼以调和诸药为使。

津液是人体的重要组成部分，维持人体的生理平衡，既不能泛滥，也不能损伤，否则，成为病态，甚至危及生命，尤其是津液虚损，为害更烈。故张仲景在治疗各证中，非常注重"存津液"，体现了仲景的"固本观"。

《伤寒论》的扶正固本思想，是非常明确的，尤其是"存津液"更是固本扶正思想的体现，正如清代陈修园《医学三字经》所说："长沙论，叹高坚，存津液，是真诠。"他接着说："存津液是全书宗旨，善读书者，读于无字处。""保胃气，存津液"就是陈修园从《伤寒论》中总结出来的一条重要治疗原则，这条原则体现了整体观念，符合辩证唯物主义"外因是变化的条件，内因是变化的根据，外因通过内因而起作用"的基本观点，对中医学学术的发展和中医临床实践的指导均有重要的意义。

疾病的发展过程，可以说是正气与邪气双方互相矛盾斗争的过程，邪胜于正则病进，正胜于邪则病退。因而治疗疾病就是要扶正祛邪，改变邪正双方的力量对比，使之有利于疾病向痊愈方面转化，以达到"邪去正安""阴阳自和"的目的。在临床时是祛邪还是扶正，或祛邪扶正同时兼施，要根据正邪在矛盾双方斗争中的所处地位来决定，但祛邪的目的也是顾护正气使不受损伤。因此，必须掌握祛邪不伤正的原则。如果不注意这个问题，就会很可能先伤正气，则抗邪的能力下降，于是导致邪气滋长，使治疗处于被动的地位。

从现代医学的观点来看，"保胃气，存津液"主要是指在治疗时要注意保护消化系统的功能，以及保存和补充体液，使人体各组织器官能得到充分的营养，并维持体液的平衡，更好地抵抗疾病，以利于治疗和健康的恢复。

《伤寒论》对阳明病的治疗最能体现出仲景的"存津液"的思想。阳明病分"经证"和"腑证"，其病机总缘邪热炽盛，津液耗伤。若证见身热，汗自出，不恶寒，反恶热者，乃无形实热弥漫阳明经中，此时，发汗则伤津，攻下则邪陷，仲景对此投以清热之剂白虎汤。选用辛寒之石膏，既解肌热，又可清胃火，助以苦润的知母，意在润燥生津，二药合用，可清肺胃之实热，甘草、粳米，调和中宫，益气养胃。四味合剂，煮汤入胃，直折其热，使邪热去而气阴生，津液得以保存。若兼见脉洪大无力，背微恶寒，是汗多伤津之象，仲景于白虎汤中加人参，其目的是以白虎汤清阳明之燥热，加人参以益气生津。这样既清除了肺胃之邪热，又使被邪热耗伤的津液得以生复。

张仲景的"存津液"的原则，对后世温病学很有启发，他们把"滋阴生津"作为重要的治疗方法，并且提出"存得一分津液，便有一分生机"之说。从现代医学的观点来看，"存津液"是防止体液丢失和适当补充体液以保持水液代谢的平衡，有利于治疗和健康的恢复。中医学虽然没有明确提出"补液疗法"，但实际上早就已经有了与"补液疗法"性质相同的"存津保阴"的治法了。体液的主要成分是水，其中含有许多有机物和无机物，如蛋白质、脂肪、糖、激素、维生素、钠、钾、钙、镁等，是维持人体生命活动不可缺少的营养物质。临床上如患者大汗、大泻、高热等，就可丧失大量体液引起脱水，并使电解质和酸碱平衡紊乱，所以张仲景强调防止过汗、过下，同时采取清热生津，急下存阴等措施来保存体液，是有积极意义的。

医案举隅：

倪某，男，25岁。失眠半年，近两天持续发作，彻夜不眠。颜面红赤，发热汗出，心烦多梦，口渴，或话多声高，或萎靡不语，舌质淡，脉洪数有力，查体温39.2℃。证属气郁热盛，扰乱神明。治宜清热泻火、解郁安神。

方以白虎汤加味：生石膏（先煎）60克，知母、粳米、合欢花、玄参各10克，甘草5克。2剂后发热明显减退，烦躁症状减轻。夜间能睡数小时，但入睡仍困难。

二诊：前方生石膏减至（先煎）30克，加芦根、香附各10克，酸枣仁15克。4剂后，发热、颜面红赤、烦躁消退，失眠缓解，但仍口微苦，胸胁不舒。后拟疏肝解郁安神之剂，调治而愈。

该案为学者王天中临床验案，案中患者年轻气盛，因情志不遂，忧思过度，致心脾阴血耗伤，血不养心，则神不守舍，久则病情迁延。复感受寒邪，留而未去，入里化热，致使病情错杂。以气分热盛为病之标，气血津液亏耗、神失所守为病之本。故以白虎汤为主方，方中石膏、知母攻其热盛；合欢花、枣仁解郁安神；玄参、芦根、粳米活血生津。使热邪得除，津液得养，心神疾病逐渐康复。可以说，本案非常典型地展示了仲景名方"白虎汤"的灵活运用。

四、小柴胡汤中"仁和精诚"价值观

XIAOCHAIHUTANG ZHONG
RENHEJINGCHENG
JIAZHIGUAN

　　北京中医药大学国学院张其成教授将中医药文化核心价值凝练为"仁、和、精、诚"即医心仁，医道和，医术精，医德诚。仲景"勤求古训，博采众方，撰用"素问""九卷""八十一难""阴阳大论""胎胪药录""并平脉辨证"，总结前人经验，并结合自己实践以阐述疾病发生发展变化规律，不断地体会、感悟、总结，终于参悟医道，否定有神论，独创辨证论治，著成《伤寒杂病论》，无疑是"仁术"之作，几千年来从古至今，许多医案都能证明《伤寒杂病论》中经方是有效的。西医采用生物医学模式，而中医则采取大生态、大生命的医学模式，每首经方的巧妙配伍，并非实验下的药理研究能解释全部，深刻理解从条文到方义所包含的古代朴素的哲学思想和人文关怀精神，从中挖取中医药文化核心价值观，方可体会到两千多年前这位医家的用心良苦，更能提高临床诊疗效果、传承中医文化、让中医更好地与现代化接轨，本文从《伤寒杂病论》"和法"第一方小柴胡汤条文及方义入手阐述其中所体现的仁心仁术、道法平和、精诚等中医药文化核心价值观。

1. 仁心仁术

"仁"是"术"的前提，"术"是"仁"的体现。从《伤寒论》小柴胡汤的条文中可窥见医者的仁心与仁术，如《伤寒论》230条："阳明病，胁下硬满，不大便而呕，舌上白胎者，可与小柴胡汤，……身濈然而汗出解也。"此条"不大便"属阳明，"胁下硬满"属少阳，此乃少阳病和阳明病的并病，参考103条："呕不止，心下急，郁郁微烦"治用大柴胡汤，但仲景这里不用大柴胡，因为大柴胡证的邪已经入里化热，则舌见黄苔，故此条"舌上白胎者"是关键，说明邪还在少阳尚未入阳明化热，仍有半表之邪未解，不能下，诚如"其外不解者，尚未可攻，当先解其外"所言。由此条文可体现仲景辨证"以人为本"为基础，身为中医人应深刻认识到我们的治疗的对象不是"物"而是"人"，对患者从四诊合参、辨证论治，到处方用药，每一步都精雕细琢，不可以有任何差错，如此才能效如桴鼓，把患者变成健康的人。条文中"不大便"并非全是阳明燥热，此乃少阳经肝胆郁热、上焦不通所致，因此仲景认为小柴胡汤也能够通大便，黄元御在《伤寒悬解》中说："柴、芩泻少阳经邪，松其郁迫，故上焦通而津液下，胃气和而汗出解也。"小柴胡汤能调整、和解、调理三焦之气，使得阳明之气可降，太阳之气可升，由是中无所结，阳气外散，乃濈然汗出而愈矣。

身为医者比"仁术"更重要的是"仁心"。正如孙思邈所言："见彼苦恼，若己有之。"医者需推己及人，视患若己，如第100条："伤寒，阳脉涩，阴脉弦，法当腹中急痛，先与小建中汤，不差者，小柴胡汤主之。"我们均知"弦脉"主寒主痛，更是少阳病主脉，"阳脉涩"是气血不足之象，由第97条知柴胡证也可见于"血弱气尽"，所以"依法腹中当急痛"，既可能是荣血不足（小建中汤证）也可能是邪入少阳（小柴胡汤证），那么怎么治呢？仲景建议先予服小建中汤缓急止痛，所谓急则治标，解决患者急痛，服后若其余病证未好转，再选择小柴胡汤和解少阳。后有先清代医家柯琴总结仲景治法治则规律言："麻黄继桂枝，是从外之内法；先建中继柴胡，是从内之外法。"若非医者怀仁者之心，视患若己，深知患者之痛，又怎能知常达变？

2. 中和之道

"和"是中国传统文化及中国哲学的核心精神，而中医经典与中国文化一脉相承。"致中和"等观念被医经之首的《黄帝内经》所吸纳，并广泛运用于自然、生理、病理、治疗及养生等各个领域。张仲景继承并丰富了《黄帝内经》中的"和"理论，"和"字在《伤寒杂病论》中频繁出现，常用"和"曰"安和""自和"表示人体健康或疾病向愈的状态，如《金匮要略·脏腑经络先后病脉证》："若五脏元真通畅，人即安和。"并且《伤寒》与《金匮》中大量提及"津液自和""荣气和""阴阳自和""脉调和"以表人体之常态；而用"不和""未和"来表示人体病理或疾病加重的状态，如《伤寒论》29 条："胃气不和"、54 条："卫气不和"、93 条："里未和"等。由此可见张仲景是我国第一个用"和"来系统阐述其健康观、疾病观、诊断观、治疗观的医家，强调人体的身心健康均是以"和"为目的与归宿。《伤寒论》虽未明确提出"和法"二字，但其吸取了《内经》中有关"和"之精神并发展和创新贯穿于伤寒六经辨证中，可谓"谨察阴阳所在而调之，以平为期"。金代成无己《伤寒明理论》言"小柴胡汤"是为和解表里剂第一方。并明确地提出了"和解"的概念，论述了和解法的机理为和解表里，作用部位为半表半里，此论对后世影响深远，对"和法"的形成具有重要的意义，自此后世咸称小柴胡汤为和解表里之定法。小柴胡汤的组方中均体现仲景用药"和平"的思想。小柴胡汤由柴胡（半斤）、黄芩（三两）、人参（三两）、炙甘草（三两）、半夏（半斤）、生姜（三两）、大枣（十二枚）组成，方中柴胡为解表药，能解少阳经邪还能疏肝解郁，黄芩清热泻火又兼清腑热，二者配伍，经腑同治，为和解少阳的药对；少阳经气不利则三焦不畅，易生痰饮水湿，生姜、半夏配伍，二者辛散，疏通气郁，既能助柴胡解郁，又能化痰、消饮、去水，生姜还能和胃降逆止呕；参、草、枣可看作半个六君子汤，也可以是半个理中汤，外能助少阳正气以祛邪，内能补太阴脾气，防止少阳之邪内传太阴。从小柴胡汤全方来看，祛邪清热之药与扶正补虚之品同用，全方和解表里，调和阴阳，达到少阳气机和畅、三焦内外上下通达的功效，无一不体现"和"的思想，故其既可治伤寒外感热病，也能治疗杂病，正如陈修园称其不愧为"左右逢源，左宜右有"之方。此外，在此基础上加减化裁的柴胡剂、泻心剂在临床上治疗范围更广泛。"三部六病"创始人刘绍武先生就选小柴胡汤加味为主方加减变通，"宣畅气机，和解阴阳，协调整体"，创立了调心汤、调肺汤、调肝汤等一系列药方治疗临床疑难杂症，刘老认为一切杂病的病因均可归于"气机升降出入失调"，治疗欲燮理其阴阳，小柴胡汤攻补兼施，寒温并用，在临床上有整体协调的作用，这些极大地丰富了和剂的治疗范围。无论是和解中焦半上半下枢机的泻心剂，还是和解少阳半表半里枢机的柴胡剂，煎服均要求"去滓重煎"之说，也是为达和解之效。以小柴胡汤为基础再到加减化裁的柴胡剂（柴胡龙骨牡蛎汤、柴胡干姜汤、柴胡桂枝汤）、泻心剂（半夏泻心汤、生姜泻心汤、甘草泻心汤）于临床的广泛运用均彰显了仲景集理、法、方、药于一体的"中和之道"

儒学是湖湘文化的来源，岳麓书院讲堂所悬的"道南正脉"匾额，显示着湖湘文化所代表的儒学正统，无论是周敦颐还是王船山、曾国藩，他们的学术思想、学术追求，都是以正统的孔孟之道为目标。在这片土地上也孕育出独特湖湘中医特色，湖湘名医程丑夫程教授擅长灵活运用小柴胡汤加减治疗心脑血管疾病以及各种内科疑难杂病，程教授在《伤寒杂病论》论述小柴胡汤的基础上认为，胸痹作为一种阵发性疾病，与小柴胡汤在病症上类似，均可使用。临床中程教授治疗冠心病多从痰、郁论治，采用小柴胡汤、柴胡陷胸汤等方剂，认为胸痹心痛病、胃脘病、头痛等痛症均因脏腑之气不和而导致，应用小柴胡汤多以"和"法论治，和气血，和脏腑，和阴阳，以达人体气血调和之功。湖南省中医院大内科主任毛以林教授擅长经络辨证，运用小柴胡汤治疗少阳经病变导致的胸痹，临床疗效佳，证明了手少阳三焦经、足少阳胆经与胸痹的发生密切相关，为"从胆治心"提供了有力的依据。

3. 精诚之要

药王孙思邈在《大医精诚》中提到医道是 "至精至微之事" 不可以"求之于至粗至浅之思"，从这两句化中可以总结出"精"和"诚"是药王孙思邈提出的成为一个"大医"必备的两方面的价值要求，行医要"精益求精，臻于至善"。《伤寒论》397 条，条条是法，法中有法，通篇贯穿着张仲景严谨的辨证思维和无神论观念，这种理通自然、司外揣内、见微知著、辨证体"道"的认识与应对疾病的方法，决定了他治疗疾病的有效性。少阳主枢位于半表半里，经脉内系胆及三焦，经别入季胁、布胸腔、过心脏，这些特点使小柴胡证的病位较为广泛，也决定了小柴胡证的复杂性，病情变化莫测，给临床医家的辨证造成了一定的困难，易造成误诊。故张仲景在指出小柴胡汤的主证后，又在 101 条提出了辨少阳柴胡证应遵循"但见一证便是不必悉具"的原则，实是用心良苦，体现"上工"医者的精神。西医采用生物医学模式，中医则采取大生态、大生命的医学模式。而中医诊断辨证是否高明与医生认知、感悟能力高低有密切关系。虽然仲景提出"但见一症便是"，但也不能够从现象来看问题，要从病机上看问题。如原文第 98 条："得病六七日……手足温，医二三下之，不能食，而胁下满痛，面目及身黄，颈项强，小便难者，与柴胡汤，后必下重……柴胡汤不中与也，食谷者哕。"第 99 条："伤寒四五日……颈项强，胁下满，手足温而渴者，小柴胡汤主之。"两条均有颈项强、胁下满、手足温，也具备小柴胡汤治疗少阳病的两个根据，一个是胸胁苦满，一个是喜呕，但是第 99 条可以用小柴胡汤，第 98 条不可以，若从现象上看问题，都有胁下满、呕，看着都像小柴胡汤证。从病机上来看，第98条"小便难者"是湿热，小便不利，面目及身黄，吃小柴胡汤，虽然方中有参、甘，但不禁柴、芩、瓜蒌之寒就要伤脾助湿，后必下重。"本渴，而饮水呕"是水饮未化，这种呕是水饮上逆，应当治水饮，若辨证马虎，错用了小柴胡汤，就要伤胃阳，使饮气更逆，发生食谷则哕的问题。仲景条文均有上下对称、连贯之性，程知曰："前言柴胡证，但见一证便是。此更言下满痛，亦有不宜柴胡者，以为戒也。"

中医药的科学研究和人文研究并不是截然对立的，而是相辅相成的。讲中医"现代化"而不是"现代科学化"，小柴胡汤的功效不单是建立在这七味药上，而是这七味药形成了一定的结构，通过结构产生了效能，用现代科学手段、西医标准研究中医药的同时，也应该重视人文研究，在小柴胡汤现代药理拆方分子实验中，了解小柴胡剂与临床应用基础研究外，更应当立足于从小柴胡汤原文和方义去吸取其中所体现的中医药文化核心价值观，归根结底，中医文化研究才是中医发展的动力。

五、附子汤类方的医学人文精神

FUZITANG LEIFANG DE YIXUE RENWEN JINGSHEN

　　附子，味辛、甘，性大热，有回阳救逆，补火助阳，散寒止痛等功效，为历代医家临床常用要药。在附子的临床应用上，历代医家意见不一，有极其推崇者，见证必重剂大量；亦有小心翼翼者，用之谨慎量少。而古今论述附子应用的书籍不计其数，现存的著作中以东汉末年著名医学家张仲景在《伤寒论》与《金匮要略》中的论述最早且临床应用频率最高，对后世影响也最为广泛。《伤寒论》与《金匮要略》统称为《伤寒杂病论》，是我国历史上第一部理、法、方、药俱全的医学巨著，其集秦汉以来医药理论之大成，并广泛应用于临床，其所确立的辨证论治原则，以及书中所收录的著名方剂，被历代医家奉为经典，对后世医学发展影响极大，故尊称为"方书之祖"。其在医术上具有至高地位外，其创作者所具有的医学人文精神也时时激励着后背杏林学子不断砥砺前行，据此我们以附子类汤方分析其所承载的具体医学人文精神，并探讨其对现代医学人文精神培养即湖湘医学文化继承的价值。

1. 以人为本

《素问》生气通天论篇有提到："阳气者，若天与日，失其所则折寿不彰，故天运当以日光明……"该篇反复强调了阳气对于人体的重要性，而仲景在《伤寒论》中继承并发扬了这一思想，纵观《伤寒杂病论》全书，涉及附子的方剂共 40 余条，虽方药不一，却均有以附子顾护人体阳气之效。同时《伤寒论》又曰："夫阳盛阴虚，汗之则死，下之则愈。阳虚阴盛，汗之则愈，下之则死。夫如是，则神丹安可以误发，甘遂何可以妄攻？虚盛之治，相背千里，吉凶之机，应若影响，岂容易哉！况桂枝下咽，阳盛即毙，承气入胃，阴盛以亡。死生之要，在乎须臾，视身之尽，不暇计日。此阴阳虚实之交错，其候至微。发汗吐下之相反，其祸至速。"以此告诫后人在处方用药时须慎重，注重以人为本，纵使素体阳虚，也不能为求速效而过用猛烈之药，以免酿成恶果。

其中最能体现仲景以人为本的代表性方剂当为四逆加人参汤，该方原文为："恶寒脉微而复利，利止亡血也，四逆加人参汤主之（四逆加人参汤方，甘草二两，炙附子一枚，生，去皮，破八片，干姜一两半，人参一两，上四味，以水三升，煮取一升二合，去滓。分温再服）。"该方承上条，知霍乱吐利导致阳亡液脱，阳虚阴盛则见恶寒脉微；复利到利止，为无物可下；此处亡血当为亡津液。其方义可知患者阳气已亡，但行医诊治时在顾护阳气之时，也应深刻把握患者情况，以人为本，加以人参，防其津液失脱。此外与此相似的还可见通脉四逆汤一方（原文：吐已下断，汗出而厥，四肢拘急不解，脉微欲绝者，通脉四逆加猪胆汁汤主之。通脉四逆加猪胆汁汤方，甘草二两，炙干姜三两，强人可四两，附子大者一枚，生，去皮，破八片，猪胆汁半合），患者吐已下断，不见四肢转温，脉象缓和等阳复之象，而兼汗出而厥、四肢拘急、脉微欲绝，为无物可吐、无物可下。吐利过甚致阳亡液脱，阳虚不能固表见汗出，温煦不能、津液亏虚则见肢厥、拘急。脉微欲绝为津亏血虚、阳虚无力推动所致。

四逆加人参汤与通脉四逆加猪胆汁汤两方均属霍乱所致阳亡液竭之证，前者症状轻，后者症状重。故治疗时加大附子用量，配伍干姜以回阳救逆，加猪胆汁引阳入阴，以防格拒。此中其防格拒之义，即为以人为本，从患者出发，深刻考虑到患者具体情况（亡阴亡阳，恐阳药入中，阴盛格拒，故以猪胆汁苦寒从阴之性，引领阳药从心通脉，先和阴而后复阳）。

而此仲景方义之精神，在当代湖湘五大名老中医中有了深刻体现，如李聪甫其医德医风之首则为赤诚地接待患者。李老认为："急患者之所急，想患者之所想。"这样，在诊治过程中，才能做到详询病情，细察脉色，辨证认真，处方周密，医嘱详尽，态度谦和。刘炳凡老先生认为仲景以人为本的具体体现是全心全意为人民服务。刘老认为，在应诊中，应该要做到：耐心地倾听主诉，详细地询问病史，专心地进行四诊，精心地求出诊断，细心地组方用药，详尽地交代服药宜忌，而不可仅仅局限于猪胆汁的应用。

2. 和合思想

所谓和合，即阴阳协调，道法自然之义。亦是仲景行医精神中的重要组成，其既包括与外部环境的和合（天人合一，治病要因时、因地、因人制宜），同时也强调了人自身的和合（即五脏六腑的整体观和自身的阴平阳秘、阴阳谐和）。具体的组方则表现为认识到患者阳虚需以附子治，但却不可一味补阳，亦有阴中求阳之道。阴阳均属人身之正气，任何一方有所偏颇都会导致疾病发生。"阴在内，阳之守也；阳在外，阴之使也。"阳热亢盛灼伤津液，或阳气不足阴液失固而外泄，或扶阳过用辛温之品皆可造成阴液受损。 阴伤阳气生化无源，故阳虚诸证一味强调辛温而忽视固护阴液，非但不能扶阳，反而会导致阳随阴竭。"善补阳者，必于阴中求阳，则阳得阴助而生化无穷。"张仲景扶阳擅用辛热之附子亦不忘救阴存津。如汗下失度、阴阳两虚燥烦之茯苓四逆汤证（原文：发汗，若下之，病仍不解，烦躁者，茯苓四逆汤主之。茯苓四逆汤方，茯苓四两，人参一两，附子一枚，生用，去皮，破八片，甘草二两，炙干姜一两半。上五味，以水五升，煮取三升，去滓。温服七合，日二服），其方解为，汗后病不解，因太少相表里，此时病已传少阴，而用下法，此误也。发汗伤阳，下利伤阴，本条辨为阴阳两虚、心神不安证，治当以茯苓四逆汤回阳益阴、宁心安神。该方在以附姜回阳救逆的同时，配伍茯苓、人参滋液生津、化阳固脱，则烦躁止而外热自除，此为阴阳双补法。同理还可见治疗阳虚漏汗之桂枝加附子汤（原文：太阳病，发汗，遂漏不止，其人恶风，小便难，四肢微急，难以屈伸者，桂枝加附子汤主之。桂枝加附子汤方，桂枝三两，去皮芍药三两，甘草三两，炙生姜三两，切大枣十二枚，擘附子一枚，炮，去皮，破八片。上六味，以水七升，煮取三升，去滓。温服一升。本云桂枝汤，今加附子。将息如前法），观其原文可知发汗后，见遂漏不止，乃发汗太过，阳气受损，卫外不固所致。汗漏不止，腠理疏松则恶风；津液大伤，膀胱化源不足则小便难；津液亏虚则不能濡养筋脉，见四肢微急、难以屈伸。本条辨为阳虚漏汗证，治疗时在用桂枝汤调和营卫的基础上，以芍药酸收敛阴，芍药、炙甘草相配伍，酸甘化阴生津，助附子化阳气护阴液。救阳护阴存津，使阳得阴助而生化无穷阳，终达阴阳平和。

其阴阳和合之义，放置如今，尤其是湖湘医学学子身上，可追求的即为内外因的和合，激励自己成为仲景一样的大医。于内，学医者需做到以下几点：①了解湖湘文化，懂得湖湘文化的精神特质与内涵，只有这样在研究和学习湖湘中医时才能"为有源头活水来"；②必须在读经典上下功夫，要精读《内经》《伤寒论》《金匮要略》《温病条辨》中医四大经典著作；③真正依靠中医的办法解决临床的实际问题，患者疗效最能体现中医药学的生命力，而疗效主要来源于临床实践。国医大师朱良春曾说："中医之生命在于学术，学术之根源本于临床，临床水平之检测在于疗效。"有了扎实的基础知识理论后，必须经过大量临床病案诊治的检验，才能学验俱丰，在诊治疾病时才能得心应手；④在成才的不同阶段向有不同层次的名师学习，中医学是一门实践性非常强的学科，有众多的学派、模糊的定性定量、独特的诊治方法。每一位老中医，通过几十年的实践积累，都各有独到的经验，这些经验是很宝贵的，他们的指点可起到事半功倍的效果；⑤要注意从理论的高度和全局的角度对历经实践积累的临床经验进行梳理、比较、归纳，形成较具规律性的或较有理论性的结论，这样才能从局部经验、分散学说中，得出具有普遍意义的观点，进而举一反三，推而广之地加以运用和提高。而于外则需做到充分利用国家政策，以及要自身主动宣传，要走出去，多到外地去讲学交流，要敢于发表自己的观点。如此即为新一代医学学子所需追求的和合思想。

3. 辨证论治，实事求是

辨证论治是中医的精髓，纵观仲景全书，其摒弃了经验主义，所有方剂均有贯穿辨证论治的思想。如仲景扶阳方法及附子的用法，因患者病证不同，其治则治法亦有不同，并依次建立了不同的组方用药，全书贯彻了重阳的理念，却并非一味峻补，"一刀切"治疗，同时，在取得疗效的基础上，也不一味依靠经验，而是力求分清各类疾病的共性及特性，把握疾病本质，构建了科学的六经辨证理论体系，由此也衍生出了异病同治、同病异治等科学治疗理念。

具体到仲景的组方用药上，则可发现仲景虽以附子扶阳，但其扶阳方法众多，具体用何方，均有具体脉诊，而非凭经验用药。如麻黄附子细辛汤（原文：少阴病，始得之，反发热，脉沉者，麻黄细辛附子汤主之。麻黄细辛附子汤方，麻黄二两，去节；细辛二两附子一枚，炮，去皮，破八片，上三味，以水一斗，先煮麻黄，减二升，去上沫，内诸药，煮取三升，去滓。温服一升，日三服）。此处用附子乃助太阳之表阳而内合于少阴，麻黄、细辛启少阴之水阴而外合于太阳。麻黄发汗解表邪，附子、细辛温里散寒，三者配伍共同发挥温里解表之效，其所对应的病症即为初得少阴病，可见脉沉，但不见恶寒而反发热，可知少阴兼太阳表证也。少阴病始得之，是当无热，而反发热，为太阳表阳外呈，脉沉为少阴生气不升，故以麻黄附子细辛汤行交阴阳之法。又如真武汤（原文：太阳病发汗，汗出不解，其人仍发热，心下悸，头眩，身瞤动，振振欲擗地者，真武汤主之。少阴病，二三日不已，至四五日，腹痛，小便不利，四肢沉重疼痛，自下利者，此为有水气。其人或咳，或小便利，或下利，或呕者，真武汤主。真无汤方，茯苓三两 芍药三两 白术二两 生姜三两，切 附子一枚，炮，去皮，破八片。上五味，以水八升，煮取三升，去滓。温服七合，日三服。若咳者，加五味子半升、细辛一两、干姜一两；若小便利者，去茯苓；若下利者，去芍药，加干姜二两；若呕者，去附子，加生姜，足前为半斤）亦有用附子，但其病证与麻黄附子细辛汤相差巨大。真武汤所治病症中肾阳不足不能化气行水，可见水气泛溢，内及脏腑，外延四肢。水气上凌于心则心下悸；上干清阳则头眩；水饮浸渍，筋骨肌肉失养则身瞤动、振振欲擗地。肾阳虚可见水泛三焦，水泛上焦，寒水犯肺，肺气上逆，可见咳嗽；水泛中焦，寒水泛胃，胃气上逆则见呕吐；水停下焦，阳虚气化不利，则小便不利；水邪泛溢肌表，浸淫四肢，则四肢沉重疼痛，当以炮附子温补肾阳，并配伍生姜散水、白术制水、茯苓利水，芍药制姜附燥烈之性。即所谓阳虚阴水横逆，故以苓、术坐镇中州，宣导玄武之水下行，芍药酸收上逆之阴，姜附补阳而逐水归源，则不驱邪而邪自去，故名真武汤。

仲景辨证论治精神的实质就是告诉世人，医家应当摒弃经验主义，做到实事求是，其实质就是在治病行医中力求实证精神的贯彻，所谓实证，即通过病证才能了解疾病当前及今后的变化。它是反映疾病的证据，亦是治疗疾病的证据，而且要接受愈后疗效的检验。是在疾病发展过程中，某一个阶段的病理概括，它包括病因、病位、病性和邪正关系，反映了疾病发展过程中该阶段病理变化的全面情况，而这些证据则是我们在行医过程中必须探求和揭露的。其具体要求包括以下几点：①做到以精确对照模糊，赢得与现象的性质相协调并符合我们真正需要所要求的精确度，单独的病例是模糊的，但我们必须学会实证性的思维，在众多的病例中把握其共性，从而获得精确的认知；②经过得出的病理生理机制，推断出扭转病理机制为生理机制的具体方法与关键环节，并通过相应的药物配伍应用而达到治疗疾病的实践目的，此点即是一个医家医术最具体的体现，面对疾病时，我们不能只知其然，而不知其所以然；③面对许多的未知，并不反对猜测，但猜测也应当有其事实根据，做到善于自发地在个体中建立合乎逻辑的和谐，并接受实践的检验，仲景的六经辨证即据此而来，当需知道中医并非一成不变，中医理论亦如是，现代医家必须继承和发扬仲景的医学精神，才能努力推动中医理论朝着更优秀更精确的方向进步。

4. 小结

仲景精神内证众多，包括悲天悯人、以人为本的仁爱精神，崇尚圣贤、博采众方的宽阔精神，勤求古训，固守真知的传承精神，追求进步、反对泥古的创新精神，唯真实用、知行合一的实践精神，摒弃浮华、坚守根本的务实精神。而具体到湖湘中医，则是以湖湘五老为代表的先辈名医的传承下，演变为了以医德为先、心忧天下、思变求新、敢为人先、执中致和、道法自然、兼容并举、中西汇通的新时代中医人的精神特质。借附子类方即可管窥一斑，更多的内涵仍需我们在临床中发掘、继承与创新。

六、承气汤类方的"非攻"思想

CHENGQITANG LEIFANG DE FEIGONG SIXIANG

仲景承气汤类方通常指三承气汤，即大承气汤、小承气汤、调味承气汤，出自《伤寒论》阳明病篇，为治疗阳明腑实、热盛燥结的代表方。

1. 承气三方，助胃逐邪

调胃承气汤证可见于《伤寒论》第29、30、70、105、123、207、248、249条。其主要证候：蒸蒸发热、不恶寒、心烦、腹满、大便反溏或先硬后溏，脉调和或沉。此时胃热尚盛，移于肠道，燥结未成，治法应和胃气，缓下热结，用咸寒佐以苦甘，方用调味承气汤。本方由炙甘草、芒硝、大黄三味组成。方中大黄苦寒，酒洗，清热泻火，推陈致新；芒硝咸寒，润燥软坚，通利大便；甘草甘平和中，以缓药性，使攻下而不伤正。三药同用具有泻热润燥，软坚通便之功效。本方先煎甘草、大黄，后入芒硝。其服法有二：一为"温，顿服"，用于热邪偏盛为主的阳明腑实证，意在泻热润燥，即方后所言"调胃气"。一为"少少温服之"，用于温药复阳后胃热扰心之谵语，意在泄热。

小承气汤证可见于《伤寒论》第208、209、213、214、250、251、374条，其主要证候：潮热汗出、谵语、大便秘结、胸腹痞满、舌苔黄，脉滑数。此证治以痞满为主，方用小承气汤"微微和之"。方中以四两大黄为主药，辅以三枚枳实、二两厚朴，大黄用量双倍于厚朴，以气味为臣，味少而性缓，欲微和胃气也。气盛之过，而非亢极，小制而已。小承气汤的服用方法也可分为三种，一是阳明腑实而燥热互结，症见谵语、大便不通，此时初服本方即通，更莫服之，若大便仍不通，可饮尽一剂，以是否通便为标准；二是阳明燥热充斥，大便硬，但病者脉不滑反有弱象，此时应处于里虚状态，便不可再使用峻剂攻伐，只可用小承气汤"少少与服之"；三是对病证所处阶段尚不明确，此时不可妄下判断用大承气汤攻下解之，可用小承气汤"少少服之"，以试探是否存在燥屎，用以清晰病情。

大承气汤证可见于《伤寒论》第208、209、212、215、217、220、238、240、241、242、251、252、253、254、255、256、320、321、322条。其主要证候：大便难且硬、潮热、腹满不减、绕脐痛、手足汗出、谵语，脉滑数，甚者神志不清、脉短。本证属于承气汤类证中病情最严重、最危急的一证，可由邪气直犯阳明得之，也可由他经传入，或由其他承气类证发展而来；或太阳阳明合病后表证已解而里热未除可转为阳明腑实。本证虽有多种致病方式，但主要为阳明本身燥热亢盛，或有宿食，即正阳阳明，若此时误用汗法吐法更会直接伤津，津伤则燥热更盛，其热势远高于调胃承气，燥结程度亦胜过小承气汤。临床上往往可见大便硬而困难且燥结如羊屎，甚者可致十余日不解，同时出现腹痛拒按。里热炽盛本应消谷善饥，此时却因胃肠梗阻而不能食。本方由大黄、厚朴、枳实、芒硝组成，方中酒大黄清热泻火、推陈致新；芒硝咸寒，润燥软坚，通利大便，两药配伍具有清热通便之功；厚朴苦辛温，行气散满消胀，枳实苦微寒，破气宽中消痞，二者同用，具有破气消滞之功；全方相辅相成，具有攻下实热、荡涤燥结之功效。用于实热结聚、痞满燥热俱重之阳明腑实证。本方先煎厚朴枳实，去滓后再入大黄，避免了厚朴枳实吸收大黄的有效成分的不足，芒硝最后入药。分温再服，大便通畅后即停服。

2. 苦寒非折，推陈致新

"承"，《诗·大雅·抑》有曰："万民靡不承。"承作应、顺解。意思是民众没有不顺承的。成无己在《注解伤寒论》中这样说："承，顺也。伤寒邪气入胃者，谓之入腑，腑之为言，聚也。胃为水谷之海，荣卫之源，水谷会聚于胃，变化而为荣卫。邪气入于胃也。胃中气郁滞，糟粕秘结，壅而为实，是正气不得舒顺也。通可去滞，泄可去邪，塞而不利，闭而不通，以汤荡涤，使塞者利而闭者通，正气得以舒顺。是以承气名之。"可见"承"即是使之顺应而通和之意。"气"之含义，自是肇源于中医基础学理之精气、气血、气液诸学说。这里的气，应是泛指人体中下焦之气，如胃肠之气等。承、气合义，即为通导顺达体内之气。故本方虽为苦寒之剂，但并无伤中之虞，承气类方助胃气导积热从肠中而出，热清而津自生，体现中医对邪气的态度，非攻，而是给邪气以出路，反映出中医与西医治病思路的差异，反映出中国人的为人处世之道，给他人留存一线希望。

3. 古为今用，价廉效宏

吴咸中院士根据"六腑以通为用"的学说，将大承气汤应用于各类急腹症的治疗中，效果显著，实验研究证明本方对急腹症发生发展中出现的梗阻、血供障碍等几个基本病理过程都发挥有益的影响，对梗阻病理过程的解除包括直接兴奋肠道平滑肌，使平滑肌电活动增加，胃肠激素也参与胃肠运动功能的调节，胃动素的作用尤为明显；对血供障碍的影响在于大承气汤可增加内脏血流量，且通过对胃肠激素血管活性肠肽、P物质的调控，改善局部血供，减少渗出及氧自由基的产生，增强氧自由基的清除；对感染基本病理过程的影响，已证实大承气汤具有抗菌、减小内毒素池、降低内毒素诱生的肿瘤坏死因子、前列腺素等细胞因子的形成和抗炎等多方面的作用；还具有增强肠屏障和肺防卫机能的效应，提示大承气汤具有"攻防兼备"的双重效应。大承气汤在急腹症中的应用不仅提高治疗效果，还减轻了患者经济负担，开辟中医药在中医急症治疗中的新思路。

4. 疫病祖方，兼容并包

自仲景创制大承气汤后，经后世医家的临床实践，使其治疗范围不断扩展，衍化出不少通下的有效方剂从而形成了大承气汤类方。这类方剂从源流关系来看，大致是：由大承气汤、小承气汤、调胃承气汤（《伤寒论》）→承气丸（《肘后方》）、大黄汤（《刘涓子鬼遗方》）→三黄汤（《备急千金要方》）→三黄丸（《脉因证治》）黄龙汤（《伤寒六书》）→解毒承气汤（《伤寒温疫条辨》）、新加黄龙汤、增液承气汤、导赤承气汤（《温病条辨》）、白虎承气汤（《重订通俗伤寒论》）→复方大承气汤（天津南开医院经验方）。此类方剂，在组成上均以大承气汤为基础加减化裁，但组方法度不拘一格、各具特色，功效主治亦同中有异，各有侧重。如吴鞠通在《伤寒论》三承气汤的基础上，根据温病伤阴的病理特点，结合温热之邪所袭脏腑部位的差异，经过加减化裁，制定了七首加减承气汤剂。不但处方用药有了新的发展，其适应证也不断扩充，拓展了《伤寒论》应用下法的范围。如：宣白承气、导赤承气、牛黄承气、增液承气、新加黄龙、护胃承气、桃仁承气等7方；又如清代医家俞根初，著《通俗伤寒论》，主张"以六经铃百病，当确定之总诀"。归纳出六经病正治之法："太阳宜汗，少阳宜和，阳明宜下，太阴宜温，少阴宜补，厥阴宜清。"其中"阳明宜下"法，将仲景承气汤衍化为诸方，以应病变之百端，既继承了仲景之学，又自出新意，可法可师，颇切临床实际。体现出中国文化的博爱，兼容并包。

5.疠气千变，承气不变

"湖湘中医五老"之一谭日强教授，治李某某，女，7岁，患流行性乙型脑炎，其证高热汗出，口噤齘齿，项背反张，手脚痉挛，大便七日未解，曾经灌肠，排出粪便不多，指纹青紫，脉沉弦数。此阳明燥热、腑实不通，当急下存阴，再议其他。用大承气汤：枳实3克、厚朴3克、大黄6克、玄明粉6克，水煎如法，鼻饲一剂，大便得通，高热稍退。彰显出大承气汤在疫病治疗中的作用。体现出谭日强教授高尚的医德及丰富的临床经验，远近闻名，求医者络绎不绝，由此而经常牺牲了休息时间，有时甚至连饭都顾不上吃，热情接待，从不厌烦，遇病家有困难者，除送诊外，还给病家出钱买药，对外地来的病友甚至还安排食宿等，常使患者及其家属大受感动。并一再强调"医生以医疗为职业，就应医德高尚作风好，要急病家之急，而不要乘人之危，向患者需索财物，患者提出过高要求时，不要投其所好，迁就患者，但要态度和蔼，耐心说服，重患者要给予治愈的希望，帮助其树立治病的信，再者不要为提高自己而贬低同道。"

在新冠疫情防治中，以中医药为特色、中西医结合救治患者的系统方案，成为中医药传承创新的一次生动实践，得到国际社会高度评价，"中西医结合的方式是抗击疫情的重要方案，正为全球抗疫作出贡献。"张伯礼院士指出：这次疫情防控救治中，中西医合作得很默契，用事实证明在疾病救治中中西医是可以很好结合的，对未来我国医学临床和预防结合、中医与西医结合、实践同教育衔接都有很好的启示。如在重症、危重症患者救治中，呼吸支持、循环支持、生命支持至关重要，西医为主，中医配合。虽是配合，但在某些临床关键环节中医药也能够"四两拨千斤"。如有的患者氧合水平比较低，血氧饱和度波动，这种情况下，尽早使用生脉注射液、参麦注射液，服独参汤，往往一两天后患者的血氧饱和度就稳定了，再过一两天氧合水平就上去了。有的患者上了呼吸机，但人机对抗，患者腹部胀满，腹压抬高膈肌，影响氧疗效果，此时采用通腹泄热的承气汤类方药，一两剂药大便泄通，胀满消除，氧疗效果明显提高。

参考文献

CANKAO
WENXIAN

［1］何清湖．湖湘中医文化［M］．北京：中国中医药出版社，2011：06.

［2］梁茂新，王普民，李东安．《本经》诸病通用药对仲景学说的影响［J］．中医研究，1989（2）：10-13.

［3］张建荣．《金匮要略》理法方药渊源及特点探讨［J］．陕西中医学院学报，1991（4）：10-12.

［4］冯世纶．《马王堆汉墓帛书》与《伤寒杂病论》和《内经》［J］．国医论坛，1991（2）：3-5.

［5］程雅君，郝改梅．《伤寒论》的道学根柢［J］．哲学研究，2019（3）：81-88，129.

［6］罗桂青，李磊．《伤寒论》六经辨证体系与《周易》哲学思想的理论渊源［J］．河南中医，2013，33（1）：4-6.

［7］孙丽娜．《伤寒论》与《素问·热论》渊源关系浅析［J］．山东中医药大学学报，2010，34（3）：244-245.

［8］刘耀，马开灵，史兰华.《伤寒杂病论》方药渊源探析［J］.
　　山东中医药大学学报，1997（6）：48-50.

［9］方春平，刘步平，朱章志.《伤寒杂病论》理论源流考［J］.
　　山东中医药大学学报，2014，38（4）：362-363.

［10］张延昌，孙其斌，杨扶德，等.《武威汉代医简》与《伤寒
　　杂病论》方药渊源［J］.中华医史杂志，2006（2）：72-74.

［11］蒋力生.《周易》"卦时"学说是六经辨证的理论渊源［J］.
　　江西中医药，1991（4）：2-5.

［12］李楠，高飞.从《辅行诀》天行病经方管窥张仲景论广汤液［J］.
　　中国中医基础医学杂志，2014，20（1）：18-19.

［13］孙相如，何清湖，陈小平，等.解析张仲景的藏象观特点及
　　其文化思想背景［J］.中华中医药杂志，2015，30（5）：
　　1614-1617.

［14］马凤丽，秦竹，熊洪艳，等.经方的渊源及发展概况［J］.
　　云南中医学院学报，2008，31（6）：65-67.

［15］林树元，徐玉，曹灵勇，等.经方医学理论源流发展述略［J］.
　　中华中医药杂志，2017，32（11）：4873-4875.

［16］马凤丽，秦竹，熊红艳.经方渊源考［J］.辽宁中医药大学学报，
　　2011，13（8）：164-165.

［17］蒋明德，蒋玲玲.《伤寒论》脾胃学说探析［J］.国医论坛，
　　1994（2）：7-8.

［18］伍楚雄.浅述仲景"治未病"的理论渊源与实践［J］.中医
　　药学报，1985（1）：14-16，18.

［19］陈国会，白海燕，李海洪，等.试从《伤寒杂病论·序》分
　　析张仲景医学的理论来源及基础［J］.中医杂志，2013，
　　54（5）：372-375.

［20］孙世安，王文焕.先秦阴阳学说和张仲景辨证施治思想［J］.
历史教学，1996（11）：51.

［21］容小翔.张仲景对《内经》妇科学术的继承与发扬［J］.广
西中医药，1992（6）：37-38.

［22］潘中艺，傅延龄，宋佳，等.张仲景医学源流述略［J］.北
京中医药大学学报，2018，41（11）：894-899.

［23］侯中伟，谷世喆，梁永宣.张仲景与道家渊源考略［J］.吉
林中医药，2007（4）：4-6.

［24］冯康.仲景对脉学的继承与发展［J］.河南中医，
2017，37（7）：1135-1137.

［25］许国敏，张横柳.仲景伤寒经典著述源流探微［J］.浙江中
医药大学学报，2006（4）：324-326.

［26］支英杰.《金匮要略》奔豚气病症治源流研究［D］.北京：
北京中医药大学，2006.

［27］郝日晋.《伤寒论》六经气化理论渊源与发展的文献研究［D］.
武汉：湖北中医学院，2008.

［28］郑玉娇，赵林华，李青伟，等.从《伤寒论》形成渊源探究
伤寒其貌［J］.辽宁中医杂志，2020，47（10）：69-71.

［29］陈天翼，孙宇博，周发祥.《伤寒论》第24条与《素问·评
热病论》渊源浅析［J］.世界最新医学信息文摘，2016，
16（34）：41-42.

［30］孙燕，任廷革，刘晓峰，等.任应秋研究《伤寒论》的学术
渊源［J］.中华中医药杂志，2012，27（06）：1629-1632.

［31］冯世纶.认识经方：《伤寒论》的渊源及其理论体系的形成
［C］//2008北京·第二届扶阳论坛论文集.［出版者不详］，
2008：51-52.

［32］周贤.梅国强教授伤寒学术渊源及其治伤寒学术方法研究［D］.
武汉：湖北中医药大学，2017.

［33］佘贤武，韩哲林.《伤寒论》渊源析微：邹学熹教授伤寒观［J］.
成都中医药大学学报，2005（2）：27-28.

［34］王文蔚.《伤寒论》三阴三阳的文化渊源与本质研究［D］.
郑州：河南中医药大学，2018.

［35］王利勤，陈烨文，张宇燕，等.探讨张仲景运用桂枝芍药知
母汤治疗痹证的理论渊源［J］.中华中医药杂志，2016，
31（12）：4943-4946.

［36］沙恒玉，沙涛.弘扬仲景文化传承医圣精神振兴中医教育事
业［C］.//中华中医药学会医古文分会第二十六次全国医古
文学术交流会论文集，2017：84-87.

［37］贾彩蓉.浅析《伤寒论》教学中的医德教育［J］.中国医学
伦理学，2008，21（2）：38-39.

［38］张德礼.心系百姓的"医圣"张仲景［J］.现代班组，2019
（05）：37.

［39］黄永奎.张仲景的科学精神探析［J］.濮阳职业技术学院学报，
2007（2）：93-94.

［40］医学泰斗：张仲景［J］.首都医药，2003，10（24）：39.

［41］陈宝明.从张仲景治学精神谈张仲景医德医风［J］.大同医
专学报，1994（1）：29-31.

［42］钟玮泽.从科学实践角度对《伤寒论》成书背景与扩展应用
的研究［D］.北京：北京中医药大学，2020.

［43］邱明印.医圣张仲景［M］.北京：中国言实出版社，2007：09.

［44］杨克雅，张喜奎.《伤寒论》著述风格浅析［J］.江西中医
学院学报，2007（4）：13-14.

［45］李克光.金匮要略讲义［M］.上海：上海科学技术出版社，
1985.

［46］李培生，刘渡舟.伤寒论讲义［M］.上海：上海科学技术
出版社，1985.

［47］沙恒玉，沙涛.弘扬仲景文化传承医圣精神振兴中医教育事
业［C］.//中华中医药学会医古文分会第二十六次全国医古
文学术交流会论文集，2017：84-87.

［48］贾彩蓉.浅析《伤寒论》教学中的医德教育［J］.中国医学
伦理学，2008，21（2）：38-39.

［49］张德礼.心系百姓的"医圣"张仲景［J］.现代班组，2019
（5）：37.

［50］黄永奎.张仲景的科学精神探析［J］.濮阳职业技术学院
学报，2007（2）：93-94.

［51］医学泰斗：张仲景［J］.首都医药，2003，10（24）：39.

［52］陈宝明.从张仲景治学精神谈张仲景医德医风［J］.大同医
专学报，1994（1）：29-31.

［53］钟玮泽.从科学实践角度对《伤寒论》成书背景与扩展应用
的研究［D］.北京：北京中医药大学，2020.

［54］邱明印.医圣张仲景［M］.北京：中国言实出版社，
2007：09.

［55］冯康.仲景对脉学的继承与发展［J］.河南中医，2017，
37（07）：1136-1137.

［56］罗伟生，康毅，杨成宁.仲景脉诊方法辨识概要［J］.光明中医，
2015，30（11）：2284.

［57］袁宝庭.简论仲景脉法［J］.河南中医，1982（4）：7-8.

［58］林思慧.《伤寒论》仲景组方规律研究［D］.济南：山东中

医药大学，2011：12-15，27.

［59］张明俊.药简力专是仲景组方特色的研究［D］.杭州：浙江中医药大学，2012：2-6.

［60］郑连雪，刘姝，钟远，孙瑞敏.张仲景"治未病"思想在中医院的临床应用［J］.全科护理，2019，17（19）：2342-2343.

［61］陈美惠.张仲景养生思想及养生方法研究［D］.北京：北京中医药大学，2002：19-62.

［62］米鹏.张仲景医方的文献研究［D］.济南：山东中医药大学，2004.

［63］徐静波，裘秀月.《伤寒论》将息法"中病即止"释义［J］.2020，35（1）：7-8.

［64］唐旭，范俊德，王浩中."中病即止"的医学哲学原理及现代意义［J］.医学与哲学（A），2017，38（11）：79-81.

［65］钟玮泽.从科学实践角度对《伤寒论》成书背景与扩展应用的研究［D］.北京：北京中医药大学，2020.

［66］程雅君，郝改梅.《伤寒论》的道学根柢［J］.哲学研究，2019（03）：81-88，129.2.

［67］施璐霞.《金匮要略》对"治未病"思想的继承和发展［J］.贵阳中医学院学报，2011，33（6）：1-2.

［68］李宇铭.论《伤寒论》之"坏病"［J］.浙江中医药大学学报，2011，35（6）：826-828.

［69］朱太平，朱彦昭，蒋丽娜.学习《伤寒论》"坏病"的体会［J］.光明中医，2010，25（09）：1697-1698.

［70］陈永治.《伤寒论》"坏病"研讨［J］.浙江中医学院学报，1985（5）：20-22.

[71] 王玉玺. 坏病浅识［J］. 北京中医，1984（03）：31-33.3.

[72] 黄宗祥.《伤寒论》"坏病"初探［J］. 国医论坛，1995（05）：7-8.

[73] 余新忠. 医圣的层累造成（1065—1949 年）——"仲景"与现代中医知识建构系列研究之一［J］. 历史教学. 2014（14）：3-13.

[74] 张兼维. 仲景学说核心地位在宋代的确立［J］. 南都学坛（人文社会科学学报）. 2015（11）：11-13.

[75] 米烈汉，任娟莉，谢晓丽. 米伯让先生对《伤寒论》研究的贡献［J］. 西北大学学报（自然科学版）. 2011（06）：1122-1128.

[76] 潘中艺，傅延龄，宋佳，倪胜楼. 张仲景医学源流述略［J］. 北京中医药大学学报，2018，41（11）：894-899.

[77] 陈大舜. 略谈医学流派的产生时期［J］. 湖南中医学院学报，1982（02）：16-19.

[78] 顾漫，柳长华，罗琼. 汉代经方的源流及与医经的融合［J］. 中医杂志，2011，52（08）：633-637.

[79] 胡久略，商健，马欣欣. 仲景扶阳思想探微［J］. 中医研究，2020，33（02）：1-2.

[80] 陈国吉，王健. 从《伤寒论》5 条或然证条文看仲景对《神农本草经》的继承与发展［J］. 中医学报，2021，36（02）：309-312.

[81] 冯康. 仲景对脉学的继承与发展［J］. 河南中医，2017，37（07）：1135-1137.

[82] 李明. 张仲景与陈延之学术思想比较研究［D］. 济南：山东中医药大学，2021.

[83] 曹东义，张相鹏，张培红，等. 仰观医圣张仲景成长之路：华佗对张仲景的启示［J］. 中医药通报，2017，16（5）：1-4，8.

［84］冯世纶，张长恩.解读张仲景医学［M］.2版.北京：人民
　　　军医出版社，2016：27.

［85］易亚乔，葛金文，喻嵘，张炳填，肖碧跃.张仲景瘀血学说
　　　学术思想浅析［J］.光明中医，2014，29（4）：684-686.

［86］赵体浩.张仲景在世界医学史上的十大首创［J］.国医论坛，
　　　2004（6）：5-6.

［87］李珊珊，刘世恩.仲景历法医学的当代价值［J］.国医论坛，
　　　2016，31（5）：4-6.

［88］傅延龄.《伤寒论》的魅力［J］.国医论坛，1996（4）：1-3.

［89］岳美中.岳美中医学文集［M］.北京：中国中医药出版社，
　　　2000：441.

［90］孟玺，季强，杨金萍.两宋伤寒学派快速发展之成因探析［J］.
　　　中国中医基础医学杂志，2022，28（1）：47-49，61.

［91］程汉桥.论宋金元时期伤寒学派的形成与发展［J］.中国中
　　　医基础医学杂志，2004（11）：17-18.

［92］徐斐.论歙人方有执首创《伤寒论条辨》及其治学特点［J］.
　　　湖北函授大学学报，2016，29（6）：114-115，151.

［93］魏嘉弘.清末民初中西医学家对"伤寒论"的继承与发挥［D］广州：
　　　广州中医药大学，2015.

［94］日本汉方医学与《伤寒论》的渊源关系之探讨［J］.养生大
　　　世界，2020（5）：19-21.

［95］李耘州.日本医家大冢敬节仲景学术思想研究［D］.北京：
　　　北京中医药大学，2018.

［96］李恩周.《伤寒论》传入及其对韩医学的影响研究［D］.
　　　南京：南京中医药大学，2006.

［97］姚佳音.《东医宝鉴》引证《金匮要略》内容考［J］.
　　　上海中医药大学学报，2011，25（2）：23-24.

［98］崔馨仁．《伤寒论》在韩国的流传及对韩医学的影响［D］．
济南：山东中医药大学，2003．

［99］高浩军．《伤寒论》六经与韩医四象医学的比较研究［D］．
济南：山东中医药大学，2014．

［100］（清）周慎斋．慎斋遗书［M］．上海：上海科学技术出版社，
1959：2．

［101］刘公望．金元四家与仲景之学［J］．新中医，1983（4）：
45-46．

［102］方药中．评伤寒与温病学派之争［J］．中医杂志，1984（2）：
4-10．

［103］冯英培．试论建安医家张仲景的妇科学术思想及其对后世
的影响［J］．中医临床研究，2013，5（23）：45-46．

［104］岳美中．岳美中医学文集［M］．北京：中国中医药出版社，
2000：441．

［105］张其成．中医药文化核心价值"仁、和、精、诚"四字的内涵．
中医杂志．2018.59（22）：1895-1900．

［106］曹颖甫．伤寒发微［M］．北京：中国医药科技出版社，
2014．

［107］柯琴．伤寒来苏集［M］．上海：上海科学技术出版社，
1959．

［108］陈硕，鞠宝兆．"和"文化理念与《黄帝内经》［J］．实
用中医内科杂志，2016，30（6）：82-83，123．

［109］刘容华，荆国民，崔立辉．《伤寒论》六经之中皆有和法
刍议［J］．长春中医药大学学报，1991（2）：13-14．

［110］马文辉．刘绍武三部六病传讲录［M］．北京：科学出版社，
2011．

［111］辜大为．程丑夫教授运用小柴胡汤经验初探［J］．湖南中医药导报，2004（6）：11-13．

［112］张其成．论中医药文化核心价值"仁和精诚"的凝练［J］．中国医学伦理学，2018，31（10）：1229-1232．

［113］张其成．中医学生命模型的特征和意义［J］．河北学刊，2007（3）：29-33．

［114］（清）吴谦．医宗金鉴心法集要［M］．沈阳：辽宁科学技术出版社，2007．

［115］丁琳译，赵屹，卜德超，等．《伤寒论》太阳病篇药症规律挖掘［J］．陕西中医，2022，43（1）：83-89

［116］侯亚文，杨晶晶，曹卓青，等．浅析《伤寒杂病论》中附子的用法［J］．中国中医急症，2017，26（1）：86-87

［117］梁家祺，李圣耀，史大卓．《伤寒杂病论》中附子应用浅析［J］．环球中医药，2019，12（1）：67-69

［118］刘宁，余秋平，赵进喜，等．《伤寒论》重视扶阳气，亦强调"存津液"；治学崇尚经典，更当结合临床［J］．环球中医药，2017，10（6）：601-603，606．

［119］刘念，尹飞，王伟强，等．从《伤寒论》附子的运用探讨张仲景扶阳之旨［J］．中国中医基础医学杂志，2022，28（1）：50-52．

［120］刘洪波，肖跃红．仲景精神与中医专业学生人文教育浅议［J］．中国中医药现代远程教育，2019，17（21）：1-3．

［121］毕德青．浅述《伤寒论》中的哲学思想［J］．内蒙古中医药，2016，35（5）：158-159．

［122］刘仙菊，潘远根．湖湘仲景学说研究概况［J］．湖南中医杂志，2009，25（6）：110-111．

［123］张恒毅，胡子毅，赖俊宇，易莹，陈丽莎，李人亮．四承气汤思辨［J］．亚太传统医药，2022，18（4）：228-231．

［124］陆用氙．大承气汤临床治疗机理研究［D］．成都：成都中医药大学，2007．

［125］吴咸中．吴咸中院士集［M］．北京：人民军医出版社，2014：340-368．

［126］焦达操，朱清静．大承气汤［M］．北京：中国中医药出版社，1998：9-17．

［127］黄芝蓉．丹心胜似晚霞红：访谭日强教授［J］．湖南中医学院学报，1986（1）：1-3．

［128］北京中医学院．中国医学史［M］．上海：上海科学技术出版社，1978：40．

［129］邓铁涛．中医近代史［M］．广州：广东高等教育出版社，1999：272．

［130］魏嘉弘．清末民初中西医学家对"伤寒论"的继承与发挥［D］．广州：广州中医药大学，2015．

［131］万胜．"湖湘五大名老中医"学术思想研究［D］．长沙：湖南中医药大学，2011．

［132］何清湖．再论湖湘中医文化［J］．湖南中医药大学学报，2009，10（05）：10-13．

图书在版编目（CIP）数据

医圣济苍生 ：仲景精神与湖湘文化 / 何清湖，孙相如
主编. — 长沙 ：湖南科学技术出版社，2023.6
ISBN 978-7-5710-2043-9

Ⅰ．①医⋯ Ⅱ．①何⋯ ②孙⋯ Ⅲ．①张仲景（150-
219）－生平事迹 Ⅳ．①K826.2

中国国家版本馆 CIP 数据核字(2023)第 025087 号

YISHENG JI CANGSHENG ZHONGJING JINGSHEN YU HUXIANG WENHUA

医圣济苍生 仲景精神与湖湘文化

主　　编：何清湖　孙相如
出 版 人：潘晓山
责任编辑：王　李　王跃军
出版发行：湖南科学技术出版社
社　　址：长沙市芙蓉中路一段 416 号泊富国际金融中心
网　　址：http://www.hnstp.com
湖南科学技术出版社天猫旗舰店网址：
　　　　http://hnkjcbs.tmall.com
邮购联系：0731-84375808
印　　刷：湖南凌宇纸品有限公司
　　　（印装质量问题请直接与本厂联系）
厂　　址：长沙县黄花镇黄垅新村工业园财富大道 16 号
邮　　编：410137
版　　次：2023 年 6 月第 1 版
印　　次：2023 年 6 月第 1 次印刷
开　　本：710mm×1000mm　1/16
印　　张：19.25
字　　数：222 千字
书　　号：ISBN 978-7-5710-2043-9
定　　价：98.00 元